「自」らに「閉」じこもらない自閉症者たち

「話せない」7人の自閉症者が指で綴った物語

Autism and the Myth of the Person Alone

編著　ダグラス・ビクレン

著
リチャード・アトフィールド　ラリー・ビショネット　ルーシー・ブラックマン　ジェイミー・バーク
アルベルト・フルゴーン　ティト・ラジャルシ・ムコパディヤイ　スー・ルビン

監訳　鈴木真帆　　訳　日向佑子　金澤葉子

Autism and the Myth of the Person Alone

By Douglas Biklen

With Richard Attfield, Larry Bissonnette, Lucy Blackman, Jamie Burke, Alberto Frugone, Tito Rajarshi Mukhopadhyay, and Sue Rubin

Originally published in English by New York University Press.

©2005 by New York University

All rights reserved

Chapter 4, part Ⅱ, "Reflection on Language" ©2005 by Lucy Blackman

Chapter 7, part Ⅱ, "The Colour of Rich" ©2005 by Richard Attfield

Japanese translation rights arranged with New York University Press

日本語版によせて

　日本語版『「自」らに「閉」じこもらない自閉症者たち』（原題：*Autism and the Myth of the Person Alone*）をお手に取っていただき、ありがとうございます。この本の出版が実現するまでに、多くの方のお力を頂きました。この本を日本の読者の方々に届けるために協力して取り組んでくださった、エスコアール社の鈴木敏子さん、鈴木弘二さん、監訳者の鈴木真帆さん。そして翻訳者として多大な時間と労力を注いでくださった、日向佑子さんと金澤葉子さん、まずこの方たちへの感謝の気持ちを述べたいと思います。

　1993年に、日本の落合俊郎教授から手紙をもらいました。彼は現在は広島大学の教授ですが、当時は国立特殊教育総合研究所（訳注：現、国立特別支援教育総合研究所。以降「特総研」）の研究者でした。手紙の内容は、彼が「Soft Touch Assistance: STA（表出援助法）」と呼ぶコミュニケーション手段についてで、彼のSTAの描写は私が研究する「ファシリテイティッド・コミュニケーション（FC: Facilitated Communication）」と重なるものでした。

　FCとは、話し言葉に代わる代替コミュニケーション手段のひとつで、指さし・筆記・文字のタイピングなどの手段を通じて意思疎通することを可能とするコミュニケーション法です。自閉症やダウン症などその他の発達障害をもつといわれる人たちの中には、FCを用いてコミュニケーションが可能となる人々がいることが示されてきました。他の代替コミュニケーション法同様、FCが目指すものも「自立したコミュニケーション」ということなのですが、本書『「自」らに「閉」じこもらない自閉症者たち』に当事者視点からの文章を寄せてくれた7名のFCユーザーたちは、1名を除く6名が、身体的な援助なしに自立したタイピングでコミュニケートできるか、もしくはタイプする最中かその前に言葉を口頭でも発することができます。

　落合教授からの手紙の中には、以前そんなことは不可能であると信じられていたレベルでコミュニケートできるようになった子どもたちの様子が書かれていました。つまりその子どもたちは、隠れた言語能力を現したのです。それから15年が経った今、私たちは「自閉症」と呼ばれる人たちの言葉を読み、

彼/彼女らがどのように世界を知覚しているのか、また彼/彼女たちが主流な文化により完全に参加できるようになるために教育者・親・研究者たちは何ができるのか、そのことについての当事者視点の考えに触れることができるのです。最初に私に連絡を取り、そしてその後私が日本を訪れて研究を行えるように手配をしてくれた落合教授に、私は深く感謝しています。また、私の研究に興味をもたれて、1996年の『発達障害研究』に私の論文が出版された際に手助けなどしてくださった慶応大学の故冨安芳和教授にも、私は感謝しなければなりません。

1994年に特総研を訪れた際、STAでコミュニケートする若い学生さんに出会いました。それから数年後には、東田直樹さん（訳注：千葉県在住の高校生作家。「自閉症」者で筆談やパソコンで意思疎通と創作活動を行う。訳者あとがき参照）の素晴らしい文章にも出会いました。これらの出会い、また世界各国 ── フィンランド、イギリス、ドイツ、イタリア、オーストラリアなど ── での多くの出会いを通じて、私は「自閉症」という分野、そして「障害学」の世界は、今新しい〈能力〉観の可能性の最先端にいるのだと確信するに至りました。

『「自」らに「閉」じこもらない自閉症者たち』に収められた当事者たちの文章は、自閉症という世界を共有する人々の中にも、社会全体の中に見られる多様性と同じく幅広い違いがあるのだという、ごく当たり前のことですがそのことを豊かに彩ってくれています。共著者たちがそれぞれの文章の中で、自閉症・教育・多様性と共に生きることなどについての実用的な示唆を提供してくれていますが、それをここで私が予告することは控えようと思います。ただ読者の皆さんに、独特で、独創的で、かつ色彩豊かに共著者たちが描く、豊富な示唆との出会いをお約束します。

本書の中心を貫く信念を1つあげるならば、それは『能力存在の前提（Presume Competence）』という考え方であるといえるでしょう。篠原睦治氏が提唱した『人間である思想』（篠原、1980）と同じく、この考え方は"障害者と呼ばれる人たちの成功には、まずその人の可能性を認め信じるというチャンスが与えられなければならない"ということの認識に立っています。「自閉症」という概念は1943年に最初に紹介されましたが、もちろん現在私たちが「自閉症」と呼ぶ状態を呈する人々はそれ以前からいつの時代にもいたわけで

す。しかし残念ながら、少なくとも20世紀初期以降自閉症やその他の発達障害があると見なされた人々は、話し言葉の障害や欠如が「知能に障害がある」もしくは「遅滞している」ことの証拠であると解釈され、そこに起因する不幸な結果を負わされてきました。本書は「話し言葉と知能の相関」というあまりに容易に受け入れられた常識に挑み、話せないことは思考の欠如を意味しないのだということを、私たちに深く思い出させてくれるのです。

　日本語版の本書を読む皆さんが、自らの行動の礎（いしずえ）として、この『能力存在の前提』の考え方を心に留めてくださることを、心から願っています。自閉症やその他の発達障害をもつといわれる人々が「無能力」と切り捨てられることが二度とないように、私たちは心に強く刻まなければなりません。誰しもが、コミュニケーションを学ぶ機会と、内なる感情や思考を表現する機会をもてなければならないのです。私たちは『能力存在の前提』という立場を取ることで、教育者に与えられた使命を実践に移すことができます。つまりそれは「どの子どもにも学びの欲求と可能性がある」と信じること。この構えで臨む教師は、成功が容易に得られない時、子どもではなく自分を問うでしょう。「まだ見ぬこの子の能力が現されるために、私は何を変えれば良いのだろう？　他にどんな教え方ができるだろう？」と。

　東田直樹君のお母さんが最初に彼の内面を知ろうと取り組み始めた時、あるいは落合教授が最初にSTAを研究しようと思った時、おそらく『能力存在の前提』が2人の行動を導いていたのではないかと思います。そして本書に収められた7つの物語が明らかにするように、共著者一人ひとりにも、この『能力存在の前提』の態度で彼女/彼たちの教育に関わろうとした周囲の人間の存在がありました。皆さん方がこれから出会うこれらの物語の基礎を築いた先見の明のある教育者たちに、私たちは大きく感謝をしなければなりません。

　最後に「インクルージョン」「インクルーシブな教育」ということについて一言付け加えさせてください。日本のご家族、研究者、教師、そして障害のある人々との私のこれまでの関わりは、インクルーシブな教育を追い求め創造するという共通の目標がその中心的なテーマでした。再びここで落合俊郎、鈴木真帆両者の取り組みに触れることになるのですが、この2人も「インクルーシブな教育こそが、自閉症やその他の発達障害をもつといわれる人々に望まし

い、質の高い教育の目指すべき形である」という私の確信を共有してきました。本書『「自」らに「閉」じこもらない自閉症者たち』が、インクルーシブ教育に関する日本の文献の1つに加えられ、役立てられることを願っています。共著者たちの言葉が指摘するように、インクルージョンなしには、障害がある人々の教育に本当の進歩はあり得ないのですから。

ダグラス・ビクレン
シラキュース、ニューヨークにて
2009年4月

文献

篠原睦治（1980）「『人間になる』思想から『人間である』思想へ ── 金井君親子の自主登校運動が提起するもの ── 」、子供問題研究会編『子どもに学び子どもと共に』、154 ─ 184

目次

日本語版によせて	ダグラス・ビクレン	3
序 章 「研究法」について	ダグラス・ビクレン	10
第1章 「自閉症」概念をつくるもの	ダグラス・ビクレン	40
第2章 Ⅰ．スー・ルビン Ⅱ．レオ・カナーとの対話	 スー・ルビン	 118 120
第3章 Ⅰ．ティト・ラジャルシ・ムコパディヤイ Ⅱ．質問と応答	 ティト・ラジャルシ・ムコパディヤイ ダグラス・ビクレン	 154 163
第4章 Ⅰ．ルーシー・ブラックマン Ⅱ．言葉について考える	 ルーシー・ブラックマン	 200 202
第5章 Ⅰ．ラリー・ビショネット Ⅱ．タイピングが綴る文字が自閉症の島に打ち上げられた 　芸術家の物語を語る	 ラリー・ビショネット	 232 236
第6章 Ⅰ．アルベルト・フルゴーン Ⅱ．アルベルトの人生、その記憶	 アルベルト・フルゴーン	 248 249

第7章
　Ⅰ．リチャード・アトフィールド　　　　　　　　　　　　　　　266
　Ⅱ．リックのカラー　～その豊かな色～
　　　　　　　　　　　　リチャード・アトフィールド　　　267

第8章
　Ⅰ．僕が望む世界　　　　　　ジェイミー・バーク　　　326
　Ⅱ．「孤独の人」という神話　　ダグラス・ビクレン　　　332

参考文献一覧　　　　　　　　　　　　　　　　　　　　　　372

監訳者あとがき　　　　　　　鈴木真帆　　　　　　　　　384

編著者・共著者紹介　　　　　　　　　　　　　　　　　　390

監訳者・訳者紹介　　　　　　　　　　　　　　　　　　　392

序章

「研究法」について

「自閉症」と名付けられた当事者の語りの研究をまとめるこの本は、研究に参加してくれた7名の「自閉症」者による文章や語りを中心に構成されています。つまり既存のどの自閉症研究とも大きく異なり、「自閉症」や「知的障害」と見なされた側の人間の視点から語られた本だということです。また、障害の意味を批判的に問い直す「障害学」と呼ばれる視点にも立つ本書は「自閉症」と名付けられた人々を、話せる／話せないにかかわらず、自分自身の人生について、そして自分が置かれた社会的な位置や社会との関係性について、様々な知見と深い考察をもった〈能力のある存在〉としてとらえる姿勢を基本に据えています。私はこのような考え方を『能力存在の前提』(presumption of competence) と呼んでいます。この考え方に立つことの賢明さは、7名の共著者たちが「自閉症」と呼ばれる現象を"社会と個人との間の複雑多重な関係の中で形作られる社会的な産物"として記述している各章を読むことで、明らかになるでしょう。

本書は「自閉症」の多様な意味と、そして「自閉症」と呼ばれる人たちと共に生きる可能性と現実を示す楽観的な思索の書です。また「自」らに「閉」じこもるという語源にも象徴され、既存の自閉症理解の根幹となっている"孤独を愛する自閉症者"という常識に挑む書でもあると、私は考えています。

この本の土台となった研究は、2年以上かけて行われました。当事者記述の収集、インタビューやその他の会話、電子メールによるやりとり、そして「場への参加を伴う観察 (participant observation)」(Spradley 1980; Bogdan and Biklen 2003) などの方法を通じてデータが集められました。（訳注：このように数量的なデータではなく記述されたものをデータとして集め分析する研究を「質的な研究」といいます）全8章のうち2つの章は、インタビューをそのまま書き起こしたものが元になっています。また4つの章は、ある特定のテーマについてそれぞれの共著者に書いてもらったものです。私と共著者で話し合ってテーマを決めるだけで数ヶ月、時には数年を要しました。これらの研究過程やそこで生まれた語りには、エスノグラフィー（記述民俗学）としての側面もあるといえるでしょう——当事者である共著

者たちが〈自閉症〉という社会的区分について、また各々が属する文化的文脈（インド、イギリス、イタリア、オーストラリア、アメリカなどの「国」という文化；入所施設や学校などの「社会的な場」としての文化など）の中での自分自身の経験について振り返り語っているのですから。しかし、そういった共著者たちの分析や言葉が「自閉症文化」というものや特定の文化圏における自閉症の意味を、絶対的に定義づけるものであるとも私は考えていません。共著者たちの語りが、ウィリスが「エスノグラフィーのパンとバター」と呼んだ「経験と日常」（Willis 2000, p. viii）に焦点を当てているのはその通りですが、異文化理解を目的とするエスノグラフィーとしてそれらが書かれたわけではなかったからです。むしろ本書は、第1に日々の生活と転機となった出来事を振り返る〈当事者の語り〉を集めた本なのです。そしてそれらの語りを通じて、いかに共著者たちが「自閉症」「障害」「正常／異常」「インクルージョン」「排除」などの文化的概念に対する鋭い認識を深めていったか、共著者たちの解釈が綴られるのです。

　共著者が寄せてくれた各章の大枠は、編集者的な役割を果たした私と共著者との共同作業で設定しましたが、実際に書く作業はそれぞれの共著者自身が行いました。以前執筆したものに加筆修正を加えるという形で、本書掲載の文章が作成された場合もありました。それらの章に加えて、自閉症概念の変遷をたどる章を私が執筆担当し（第1章）、一般社会ならびに専門家の間で、どのように自閉症がとらえられ表現されてきたかをまとめました。その他、私と共著者たちとの出会いや、執筆に至る経過と編集過程などについて短くまとめた各章導入部分と、本書の中で共著者たちが示した新たな自閉症理解に基づく実践のあり方を探る最終章（第8章第Ⅱ部）を私が担当しました。

　従来の自閉症研究の主流は、準実験科学的なものや生理医学・神経学的アプローチからなされるものが多く、従って当事者の語りを自閉症理解の基盤に据える本書は、自閉症文献の主流と大きく質を異にするものだといえます。とはいえ、例えば運動プラニングに関わる困難さ、知的活動、こだわりや強迫観念、強い不安感、そして過度な神経過敏さなど、これまでの自閉症研究が指摘してきたことと（支持、発展、あるいは矛盾という形で）重複する内容も、本書の中に多く見てとれるでしょう。

しかしそれ以上に重要なことは「単語・短文程度の発話レベル」「日常会話への参加が困難」「社会的場面への参加要支援」などと見なされてきたが故に、これまでその視点が出版物となるほどまでに真剣に取り上げられることがほとんどなかった「自閉症」と呼ばれる人々の視点や世界観に焦点を当てているという点において、本書は、当事者自伝も含む既存の自閉症文献に、新たな次元を持ち込んでいるということなのです。
　この研究に取り組むに当たり、私は「現象学」と呼ばれる視点に立ちました。つまり何の現象もそうであるように、自閉症を完全に客観的に"知る"ことは不可能であるという前提から出発したということです。例えば、30歳のとある「自閉症」者が数冊の本と雑誌をわしづかみにした後、あたかも周囲の人間や出来事に全く無関心であるかのように終始鼻歌を口ずさみながら速い速度でページをめくる様子を私が見たとしましょう。その行動観察を元に、私は自閉症について一体どのような結論に至るべきなのでしょうか？　その人は緊張していたと取るべきなのか？　それとも単に無意味な常同行動にふけっていたと考えるべきなのか？　わしづかみにした本や雑誌を"安定剤"に心の安定を保とうとしていた？　雑誌のページに素早く目を通しながらも、実はしっかりとその内容を読み取っていた？　ページをめくる音に聞きふけっていた？　鼻歌を歌うことで、自分の心の中に不安をあおりかねない様々な刺激を遮断しようとしていた？　彼にとって本をわしづかみにすることは、喫煙者が立て続けにタバコを吸うことや、教授会で教授が神経質そうに指で膝を繰り返したたく行動と似たものである？
　要するに「自閉症」とは、一群の症状や行動や表象の集合であって、それらを研究したり議論したりすることはできても、ただ１つの真実として知ることはできないのです。なぜなら、それは常に誰かに解釈されなければならないものだからです。質的研究に取り組む研究者は、多様な視点に基づく〈異なる真実〉が存在することに意識的です。私も、あくまでも現時点での、ある特定の状況にある特定の人々にとっての「自閉症」の意味というものしか、知り得ないのです。またさらにその限られた理解も、別の視点と出会うことで変化する可能性を常に秘めています。私自身が新しい状況に身を置き新しい経験を得たならば、それらの影響を受けて再び私の理解も変わるかもしれません。質的研

究者として、矛盾ということまでも含めた複雑さに対してオープンであるという義務が、私にはあるのです。

　要約すると、私はこの本の中で、多層で主観的な「自閉症」というアイデンティティーの検討を試みています。そして何よりも、「自閉症」と名付けられた人々自身がどのように自分と自己を取り巻く世界を解釈しとらえているのか、その理解を深めることが私の一番の目的でした。

　多くの自閉症研究や自閉症描写は、初めに仮説ありきの「演繹的な分析」に基づいています。それとは異なる流れを指し示すこの本は、質的な手法を用いた「帰納法的」アプローチを採用し、研究の過程には次のような様々な活動や作業が含まれました。まず第1に、実際に人々が生活する現場（フィールド）に出向き、そこで多くの時間を過ごしました。そこで系統的にデータ（ex. インタビュー、様々な文書など）を収集しながら、様々な人と関わり人々の多様な解釈を探り、同時に集めたデータの分類・整理・分析を行い、文化的概念との関連の中でデータの解釈を試みました。そうして仮説とおぼしきものを組み立てつつ、さらなる理論的理解の成熟に向けて、仮説を繰り返し問い直し再検討を重ねました。その過程で焦点を当てたことは、概念や出来事（ex. 自閉症、能力、自立と依存、知覚に関する気づき、コミュニケーションなど）に対して人々が付与する〈意味〉でした。

　共著者たちが語った内容には、心理学や医学の分野でなされた自閉症研究の指摘と重複するものもありました。しかし私自身がこの研究の中で重きを置いたのは、「自閉症」当事者である共著者たちの語りそのものであり、また出版され世に出回った「自閉症」当事者の言葉を他者がどのように解釈したかということ、そして自閉症にまつわる文化的表象と認識という点でした。そういった視点からの分析に基づいて最終章では、教育や各種セラピー、その他のヒューマン・サービスの実践に対して、さらにはより一般的な社会的関わりをもつことに対して、共著者たちなどの言葉からどのような示唆が得られるかを検討しまとめました。

　私は「自閉症」と名付けられた人々の言葉を単に"優先"させるつもりも、そうするべきだとも思ってはいません。確かに、そのように分類された人たちこそが自閉症という概念によって最も影響を受ける立場の人間であり、ま

たそうでありながら、専門的な文献の中で「自閉症」当事者の声がこれまでずっと置き去りにされ、聞かれてこなかったという事実は見逃せない重要な点です。だからこそ、本書の中では当事者の言葉が「背景」から「前面」へと押し出されるように努めましたし、そのこと自体が重要な意味をもつと思っています。けれどもそうすることの一番の目的は、当事者の言葉をその他の解釈や言説に優先させることではなく、これまで聞かれなかった当事者視点からの話を聞き、それらを自閉症に関する社会一般的な認識と比較対峙させること、さらには、そういった検討から実践に繋がる学びを引き出し提言する、ということにありました。

　質的研究法が社会科学における1つの研究方法として発展したその初期に、グレイザーとシュトラウスという人が『*The Discovery of Grounded Theory*（グラウンデッド・セオリーの発見）』(Glaser and Strauss 1967) という著書の中で、質的研究法を「グラウンデッドな研究法」と呼びました。この"グラウンデッド"という表現には、研究の取り組み方に関わる次のような本質的特徴が込められていました。まず、日々の自然な生活環境や日常の中にデータを求めるということ。そして収集したデータを〈人々の語り〉という文脈の中で分析し仮説を立てること。さらに仮説を鋭く検証し修正を加えるような新たなデータを追い求め、次第に理論として組み上げていくこと。つまり「グラウンデッド理論」とは、研究者が少しずつ下から積み上げるようにして理解を"グラウンド・アップ"する、という研究の志向と可能性を提案するのです (Strauss and Corbin 1998)。

　「グラウンデッド・セオリー・アプローチ」を用いた最近の研究は、次のような様々な社会現象の理解に迫っています。例えば、周産期におけるコカイン使用 (Prusley-Crotteau 2001)；エルサルバドル共和国における市民戦争がソーシャル・ネットワークに及ぼした影響 (Oakes and Lucas 2001)；AIDS感染患者に対する女性のケア・ギビング (Bunting 2001)；ボスニア難民のアメリカ合衆国への定住 (Matsuo, Garrow, and Koric 2002)；そして、養子を実子にしようとする養父の経験 (Marsiglio 2004) など。扱われるテーマは実に多様です。

　クリーヴァーというアメリカの質的研究者が、グラウンデッド・セオリー・アプローチでは、仮説ありきでなされるトップダウン方式の研究からはしばし

ば置き去りにされてきた人々の声に代表される、「日常に根ざした知識（local knowledge）」に焦点が当てられることを指摘しています（Kliewer 1998 など）。また日常の様々な実践やその背景にある文化的文脈をとらえることができるという意味で、グラウンデッド・セオリー・アプローチはエスノグラフィー (記述民俗学) とも呼ばれたりします（Atkinson 1990; Willis 2000）。グラウンデッド・セオリー・アプローチを用いる研究者がフィールドに出向いて観察と記録を行う際、観察する場に能動的に参加し関わるため、「参加を伴う観察（participant observation）」という言葉も関連用語として用いられます（Bogdan and Biklen 2003）。すでに述べたように、この本にはこういった研究的流れの要素が含まれていますが、本書の最も本質的な性質は、自閉症と呼ばれる障害カテゴリーを7名の共著者一人ひとりがとらえ直す〈当事者の語り〉の書である、ということです。

　共著者たちの自閉症解釈は、日常という文脈の中でなされます。つまりヒューマン・サービスのシステムや社会政策といった組織的な制限の中で、社会一般あるいは専門家や科学者らが「自閉症」や「障害」をどのように認識し描写するかの影響も受けながら、さらには家族や友人そしてその他の見知らぬ人たちとの社会的な関わりを通して、かつ自分自身のパーソナリティなども振り返りながら、それぞれの自閉症解釈が生み出されるのです。そういう意味で、彼女 / 彼らの語りは、アイデンティティーに関する文献の蓄積にも貢献するといえるでしょう（Vryan, Adler, and Adler 2003）。

　質的研究者は、他者を客体化し、他者の主体としての言葉を奪って代弁することなく現象を記述し解釈することの難しさを、常に意識していることが求められます。当事者自身が自分の言葉で語る場を作っているという意味で、少なくとも表面的には、この本がその問題を回避できているように見えるかもしれません。しかし、話はそんなに単純ではありません。どの質的研究にも付きまとう様々な難しさと、この本も向き合っているのです。

　まず第1に「自閉症」と呼ばれる当事者たちの言葉が、特に"本物"であるとは私は考えていません。なぜならば、当事者と呼ばれる人たちもこの同じ社会に生きる人間であり、社会に広まった一般的な概念や言説の影響を受けているからです。つまり彼 / 彼女たちも、隣の誰とも変わらず社会的な文脈の影

響から自由ではないのです。本書に収められた文章が、共著者たちの実際の経験に基づいた極めて私的な語りであるからといって、それこそがある意味客観的な（つまり主観的でない）"真実"であるとか、「外部者的」で「公的」な理解とは一線を画した「内部者的」な理解（Atkinson, Coffey, and Delamont 2003, p. 139）であることにはならないと私は考えています。アトキンソン、コフィー、デラモントが述べたように「"経験"の語りは、社会に共有された文化的な枠組みから逃げることはできない」（2003, p. 140）のです。だから、当事者と呼ばれる人の言葉を、独特な"正当性"をもつとか本質的なものであるかのように祭り上げないことが重要です。しかしそれと同時に、これまで抑圧され世に発表される機会の少なかった当事者の視点に耳を傾けることは、社会に広まった考え方を改めて問い直す対話の輪を広げるという意味において、また公平さという観点からも、欠かすことのできないことです。まさにそれこそが、権利運動に携わる障害当事者コミュニティが掲げた「私たち抜きに私たちのことを決めるな！（Nothing about us without us）」という呼びかけの意味に他ならないのでしょう（Charlton 1998）。

　同じく、私が書いた第1章と第8章、それに共著者たちの各章の導入として書いた私の言葉が、何かしら中立なものであるとも私は考えていません。まぎれもなく私自身も、この社会で特定の位置を占める人間なのです。だから、例えば自分と共著者たちとの関係性などについて、私は自問しなければなりません。医者と患者、教師と生徒、研究する者とされる者、それらの間に存在する不均衡で不平等な力関係を再生産することなく、自閉症という概念について考えることなど果たしてできるのでしょうか？　そうできることを願い、またそのように努めてきたつもりです。しかし例えば、文化的に優勢な自閉症概念をあたかも真実であるかのように無批判に受け入れてしまっていることはなかったか？　そういった問いを常に自分に突き付け続けなければならないことも、私は知っています。共著者たちの言葉を私はどのように解釈しているか？　何の文献をどのように引用することで、どんな文脈と論の流れを作り出しているか？　共著者たちの言葉からどのようなテーマを抽出し、そしてどういった結論を提起するのか？　自分の議論に権威をもたせるために、どのような論理的装置を用いているか？　そして私が本書の共著者たちを選んだ時、何によっ

てその決定を下したか？

　さらには、共著者たちの語りがどのような形を取るかということに関する問いもあるでしょう。例えば共著者たちが書くテーマは誰が決めたのか？　共著者と編集者（私）との間でなされた編集の過程はどのようなものだったか？　さらに、読者は一体どのように共著者たちの文章を解釈するだろうか？　この本の企画制作に関わる間、こういった様々な問いが私の頭から消えることは決してありませんでした。読者の皆さんの頭にも、これらの問いが疑問として思い浮かばれるのではないかと思います。それらの問いに対する私なりの答えを明らかにするために、私が用いた手続き——これを「研究法」と呼ぶ人もいるでしょう——をここで簡単に説明したいと思います。

　まず初めに「共著者たちの言葉は誰の声を代表するものなのか？」という明らかな疑問が浮かびます。これについて私は、この本の共著者たちが、いわゆる「自閉症スペクトラム」と呼ばれる人々全般の典型であるとも、それよりも狭いある特定の下位カテゴリーの代表選手であるとも主張するつもりはありません。と同時に、私が他にインタビューしたかもしれない他の「自閉症」者たちと今回共著者として参加してくれた人たちが、何かしら根本的に違っているとも思ってはいないのです。ただ、このプロジェクトの参加者を募った時に私の頭にあった一定の要件を、彼女／彼たちが満たしているのは確かです。それぞれの共著者たちのことは、次に続く第1章と各章の導入部分で詳しい紹介を述べましたし、また、共著者たち自身も各々が担当する章の中で、自分の言葉で自己紹介をしています。ただしこれら7名の共著者には、私がみんなに会う前から参加要件として想定していた幾つかの共通項があるのです。例えば、自分のことを「自閉症者」として見なしているか、もしくは自閉症という診断名を正式に受けた人であること、そしてまた過去に、障害の程度が重く教育的予後も知的活動に参加できる可能性も非常に望みが薄いと見なされた経験をもつ人（多くの専門家が知的能力を認めなかったにもかかわらず、能力の存在を認識することができた数名の専門家、そしてもちろん家族たちがいたことは注目に値します）の話を聞きたいと私は思っていました。

　共著者たちの背景や経験はそれぞれの章の中で明かされていくことになりますが、後にも述べるように、例えば作家、講演者、芸術家など、クリエイティ

ブな道である程度基盤ができあがった人、ということも私の中のもう 1 つの参加要件でした。そういうわけで、どの共著者もある面では非常に達成された人たちでしたが、と同時に、日常生活の様々な面でいまだ多くの困難と直面していました。

　私がこのプロジェクトに期待していたことは、自閉症に関する何らかの"真実"を発見することではありませんでした。むしろ、共著者たちとの直接の関わりを通じて、また共著者たちの書くという作業を通じて、「自閉症」と呼ばれる人々がいかに世界と関わり折り合いをつけながら自分の居場所を作り上げているか、その過程と方法をこの本が示してくれるだろう、というところに私の期待感はありました。またそういった分析が「自閉症」「インクルージョン」「他者描写」について、全く新しい、もしくは部分的に既存のものと異なった見方を提示してくれるのではないか、そういったことを期待しました。

　このように共著者たちはランダムに選ばれたわけではありませんでした。彼/彼女たちは、特定の目的に沿って抽出されたサンプルだったのです。私が課した参加要件は限定的なものだったので、要件を満たせる母集団自体も比較的小さいものでした。何人かの共著者とは、学会などで以前に会ったことがありました。1人の共著者とは他の研究プロジェクトに取り組んでいる時に出会い、またその他の共著者のことは、自閉症分野に関わる同僚などから聞いて知りました。

　書き手というものが誰しもそうであるように、この本の共著者たちも、ある特定の歴史的瞬間を生き、様々な伝統や習慣の中に位置づけられた存在です。よって、彼女/彼らの発する言葉が絶対的であるかのような幻想を抱くことはできません。ギャラガーが言ったように、「語りが生まれる場には目には見えない複雑で様々な背景要因が存在する」（Gallagher 1999, p. 76）のです。とするならば、鋭い問い直しが果たすべき役割は、それらの背景要因を明らかにし見えるようにすることでしょう。共著者たちが書く文章が、障害そして障害というレッテルと生きてきた経験についての語りであるというのは確かにその通りですが、加えてこれは、それぞれの共著者が今いるその場所で、日々直面する社会的な力と文化的文脈の中で生きる現在とこれまで生きた過去に関する、

共著者自身の理解と解釈の語りでもあるのです。例えば何人かの共著者は、10代のはじめに文字をキーボードで打って他者とコミュニケートできるようになったのですが、もしも彼/彼女たちがもっと早く他者と会話をすることができるようになっていたら、今語られる物語もまた別のものとなっていたでしょう。また7名中6名の共著者が、初等教育時代に地域の普通の学校に入ることを拒絶された経験をもつのですが、共著者もそして私たちもこんなことを考えるかもしれません。もしもインクルーシブな学校に受け入れられ支えられながら学ぶことが許されていたら、彼女や彼が語る物語はどのように違っていただろうか、と。つまり、当事者たちの語りに映し出されているものは、障害の特徴の様々な側面というよりもむしろ、そういった偏見や差別やステレオタイプという背景要因にまつわる経験であり、それが共著者たちの語りに含まれる社会正義的要素なのです。

　共著者たちのことを紹介するという作業は、私にためらいをもたらします。もちろん彼や彼女の章を紹介しながら、一人ひとりのイメージ（e.g., 共に過ごした時間など）を容易に思い浮かべることができるのですが、そのイメージを、いかにして彼女/彼を客体化せずに伝えるかというジレンマに悩まされるのです。

　このプロジェクトへの参加要件の中で私が最も重要視したものが、スピーチ（口で話すこと）か文字を書いたりタイプしたりすることを通じて、援助者の手を借りることなく他者とのコミュニケーションが取れる人、ということでした。本書に収められた共著者たちの言葉が、私や他の誰かが解釈したものではなく、まぎれもなく「自閉症」と呼ばれる共著者たち本人の言葉であることを、読者の皆さんに確信してもらいたかったのです(注1)。

　7名中2名の共著者は、幼少期に単語や短文を鉛筆で書くことと、指示に応じて文字を指したり単語を言ったり読み上げたりすることができました。また1人の共著者は、プラスチック製のアルファベットを並べて単語を作ったり、単語カードを並べ替えて文章を作ったり、アルファベット・数・単語などを指さして宿題の答えを示すことができたと報告しています。残りの4名の共著者も、後に単語やアルファベットを指さしたり、コンピューターやその他のコミュニケーション補助機器のキーボードをタイプしたりすることで他者とコ

ミュニケーションすることができるようになりました。そういった拡大・代替コミュニケーション手段（AAC: *Augmentative and Alternative Communication*、単に「拡大コミュニケーション」と短く呼ばれることもあります；Beukelman and Mirenda 1998; Crossley 1994）を用いることで、それまでは伝えることのできなかった、あるいは口だけで言っても伝わらなかった複雑なメッセージを、共著者たちは他者に伝えることができるようになったのです。共著者の何人かが、各自の章の中で『ファシリテイティッド・コミュニケーション』（*Facilitated Communication*、以後「FC」）を用いてコミュニケートすることを学んだ過程について書いています。FCとは、「自閉症」者や「発達障害」者と呼ばれる人たちの中で目標物を確実に指さしすることが難しい人に対して、身体的な援助を提供するコミュニケーション支援法です。その他の共著者たちは、カードに書かれた文字や単語を指さすなどの、両親や教師が独自に開発した方法を用いてコミュニケーションを習得しました。指で示して何かを選んだり、あるいはコミュニケーションボードの文字や単語を正しく指さしたりできたこと、そしてその後コンピューターやコミュニケーション機器（ex.「ライトライター」と呼ばれる機械など）のキーボードで文字を打つことやひとりで文字を書くことが上達していったことなどを、それらの共著者は思い出して語ってくれました。

　FCというコミュニケーション支援法については、これまで様々な批判と論争が繰り広げられてきました。というのも、文字を打つ当事者の手や腕に（訳注：不安定な指さしを安定させるために）添えられるファシリテーターの身体的接触がタイピングに影響を及ぼす可能性があることが示され、またFCの信頼性を検討した数多くの研究がその証明に失敗したからでした（Bebko, Perry, and Bryson 1996; Bomba et al. 1996; Cabay 1994; Crews et al. 1995; Eberlin et al. 1993; Klewe 1993; Montee, Miltenberger, and Wittrock 1995; Moore et al. 1993; Regal, Rooney, and Wandas 1994; Shane and Kearns 1994; Smith and Belcher 1993; Szempruch and Jacobson 1993; Wheeler et al. 1993）(注2)。

　ここに並べたどの研究も、ある1つの方法で信頼性を評価しました。それは「伝言方式（message passing）」と呼ばれる方法で、ファシリテーターが知り得ない情報を被験者に伝言させるという実験でした。それに対し、いろい

ろな方法の実験を用いたり、ファシリテーターの身体的援助がない状態でなされた FC ユーザーのタイピングを細かに記録したり言語学的分析を行ったりした研究なども数多く存在し、それらは FC で打ち出された言葉が確かに FC ユーザー当事者の言葉であったことを示すことに成功しています（Broderick and Kasa-Hendrickson 2001; Calculator and Singer 1992; Cardinal, Hanson, and Wakeham 1996; Emerson, Grayson, and Griffiths 2001; Janzen-Wilde, Duchan, and Higginbotham 1995; Niemi and Karna-Lin 2002; Rubin et al. 2001; Sheehan and Matuozzi 1996; Tuzzi, Cemin, and Castagna 2004; Weiss, Wagner, and Bauman 1996; and Zanobini and Scopesi 2001）。

　例えば、カーディナル他が行った研究（1996）、シーハンとマツオッジによる研究(1996)、それからウェイス、ワグナー、バウマンによる研究（1996）は、いずれも伝言方式を採用しましたが、FC の信頼性が証明されなかった多くの研究とは違い、実験を一度きりでなく繰り返し行いました。このことは、被験者（FC ユーザー）が実験場面に慣れ、テスト場面により引き起こされる極度の緊張と不安を和らげる効果をもたらしたのではないかと考えられています。また FC ユーザーの著者性を証明することに成功したその他の研究では、打ち出された文章を言語学的に分析したり単語選択傾向に関する統計的分析を行ったり、身体的援助ありでのタイピングの期間を経てひとりで文字を打てるようになった事例について研究したりと、あまり強制的でない控えめな評価法が用いられました。

　FC をめぐる論争は現在もなお、続いています。害こそあれ利益なしと主張する人（ex. Mostert 2001）もいれば、FC に対する批判は、スピーチの問題と知能の障害をイコールで結びつけようとする障害関連分野の傾向を反映するものだと論じる人（Borthwick and Crossley 1999; Mirenda 2003）もいます。さらには、信頼性に関する議論が持ち上がったコミュニケーション訓練法や教育法に対して、家族や実践家がどのように対応すべきかについてのアドバイスを提示する人たち（Duchan et a. 2001）もいます。これらの論争と関連して言えばこの本の共著者たちは、身体援助なしでひとりでタイプできるか、文章を打つ前あるいは打ちながら、または打ち終わった後に打った文章を口頭で読み上げることのできる人たちです。ビューケルマンとミレンダ（1998）は次のように

述べました。「身体援助が皆無か、または肩に軽く手が触れられる程度の最小の身体援助でタイプすることができるようになった世界各地に存在する少数のFCユーザーたちに関して……FCによって初めてコミュニケーションの扉が開かれたという意味で［編著者注：FCが］"有効"であったということに疑いの余地はない。……それら少数のFCユーザーたちにとっては、FC論争は終結を迎えたといえるだろう」(p. 327)。

　この本の共著者のうち何人かは、ひとりでタイプできるようになるまでの自らの経験を文章にまとめ出版していますし（Blackman 1999; Mukhopadhyay 2000; Rubin et al. 2001）、また1名は、タイピングができるようになった後にさらに口でも話せるようになった経験に注目する研究論文の中で、大きく紹介されました（Broderick and Kasa-Hendrickson 2001）。「身体援助なしでタイプできるか口で話せること」という参加要件の唯一の例外は、画家として活躍するラリー・ビショネット氏でした。本書掲載原稿執筆時のラリーは、ファシリテーターの手が彼の肩に軽く触れ衣服の一部を軽くつまむという ── これが彼に必要な自信と集中を与えるのですが ── 身体援助でタイプすることができました。しかし絵は、身体援助なしで描くことができ、これらの作品がラリーの章（第5章）の中核をなしています。絵の題名と、自伝的な内容も含む作品に対する短いコメントをラリーが書き添えてくれました。

　共著者選びのもう1つの要件は、地理的条件でした。様々な国に住む人の文章を載せたかったのです。自閉症という現象を様々な社会的・文化的文脈の中でとらえたかったということもありましたが、自閉症に関する言説は国境により分断されない、ということを確認するためでもありました。オーストラリア、イギリス、インド、イタリア、アメリカといった、異なる5カ国の出身者を共著者として集めました。7名中2名が大学生、1名が大学入学待機中、1名が高校生、1名は通常の学校教育を拒まれ続けたために家庭でのホーム・スクーリングを受け、また大学卒業後大学院に進学した者が1名、そして成人の画家が1名という内訳でした。

　本書に寄せられた文章を関連づけることができるようなその他の出版物等がすでにある人、ということも共著者探しに当たって私の頭にあったことでした。ビショネット氏を含む4名の共著者が、これまでに様々なドキュメン

タリー・フィルムで取り上げられています（Wurzburg 2004; Kasa-Hendrickson, Broderick, and Biklen 2002; Terrill 2000; Mabrey 2003; Biklen and Rossetti 2005）。つまり、彼/彼女たちのコミュニケーション能力を映像で見ることが可能だということです。また共著者全員が、専門家向けの学会やその他の集会等で講演を行った経験があり、おそらくは今後もそういった活動を続けていくだろうと思われるので、読者の中には共著者たちの講演や発表を今後実際に見たり聞いたりする機会がある人もいらっしゃるかもしれません。

　共著者の選択が目的的であったことはすでに述べた通りですが、加えて私は「楽観的なアプローチ」（Bodgan and Biklen 1998, pp. 220-221）と称される方法論にも従いました。このアプローチでは、「成功事例」といわれるケースに注目し、そこから学ぼうとします。多くの研究者たちは、「すべての自閉症者が学習可能なのか？」「学校や社会のインクルージョンとは本当に良い考えなのか？」などの問いをしますが、楽観的アプローチに立つ研究者は、まずこういった問いに実証的に答えることは不可能であると考えます。また、たとえ何らかの実証的証拠と関連づけられたとしても、問いそのものについて「問うべきことは他にある」（Bogdan and Biklen 1998, p. 220）と考えるのです。なぜならば、それらは基本的にできるかできないかを問う"疑いの問い"だからです。楽観的アプローチに基づくならば、むしろこんな問いを考えるでしょう。「『自閉症』と呼ばれる人々はどのようにしてインクルーシブな生活を実現しているのか？　そしてそれが実現している場合、その生活はどのような様相を呈するのか？」「『自閉症』と呼ばれる人たちにとって、読むことや会話を学ぶ過程とはどのように経験されているのか？」

　今回のプロジェクトを通じて私が掲げた問いは、極めて大きくシンプルなものでした。「学校やその他の社会場面への参加において様々な実現を成し遂げることができた『自閉症』当事者たちから、参加のあり方や『自閉症』について、私は何を学べるだろうか？」多くのことを成し得た7名を共著者として招くことで、新たな自閉症理解もしくはそのヒントが、当事者の言葉で語られるのではないか。それが、私がこの研究にかけた期待感でした。

　共著者が決まった後は、質的研究者がなすべき仕事、つまり積極的参加を伴うフィールドでの観察（participant observation）と詳細多岐にわたるインタ

ビュー、そしてそれらデータの書き起こしと解釈という作業に私は取り掛かりました。共著者たちが以前に書いた文章、私とのやりとり、また共著者たち以外の「自閉症」当事者の文章、さらには自閉症を臨床カテゴリーとして最初に記述した初期の自閉症研究者たちの観察記録（例えばカナー 1943/1985 やアスペルガー 1944/1991）などを素材に、そこから読み取れるテーマを系統的に発掘・分析しました。この作業は、既存の理解を押しつけるのでなく、むしろ共著者たちの言葉の中から浮かび上がるトピックやテーマを拾い上げること、そしてそれらを、例えばその他の自閉症研究、自閉症理論、あるいは自閉症の文化的イメージなどとの関係性の中で解釈する、ということを本質とする作業でした。

　自閉症ほど医学的な解釈や介入が高度に発展した分野において質的研究を行うことには、内在的な困難が伴います。なぜなら、そういった専門分野で使われる言葉の大部分が、観察可能な現実と、その現実に関する広く共有された標準的理解というものを想定しているからです。自閉症に関する科学的な記述が、自閉症を多かれ少なかれ比較的安定した固定的な概念として扱うのはよくあることです。例えば研究者たちは、社会性・コミュニケーション・想像力の「障害の三つ組み」（Frith 1989）という枠組みで自閉症を記述したり、あるいはアメリカ精神医学会出版の診断基準である DSM-IV の定義を用いて、自閉症が何たるかを次のように説明したりするかもしれません。

> 自閉症とは（1）「社会性の質的な障害」である。これは、顔の表情、視線、社会的な物のやりとり、興味や楽しみの他者との共有などの非言語コミュニケーションの障害として現れる。（2）「コミュニケーションの質的な障害」である。これは、話し言葉の欠如あるいは遅れ、他者との会話開始の困難、同じ言葉の繰り返し、年齢に見合った「ごっこ遊びや社会的な模倣遊び」の欠如あるいは異常などとして現れる。そして（3）「制限的、反復的、常同的な行動・興味・活動のパターン」である。これは、単一あるいは複数の常同行動への没頭、ルーティン変更の際の非柔軟性、無意味なルーティンや儀式的行為への固執、手をひらひらさせるなどの常同行動、そして「身体部位への固執」などとして現れる（引用部分の抜粋元は American Psychiatric Association 2000, p. 75）。

これらの定義を形作る言葉は、単に記述的であろうとしながらも、その実一定の価値判断を含んでいます。例えば、誰かの行為を「儀式的」と呼ぶことは「一環性がある」と呼ぶこととは違いますし、またある行為に「固執」というレッテルをはることは「強い興味がある」と記述することとは違うのです。それにも増してさらに問題なのは、この自閉症定義が"想像力"の欠如や障害について言及しているということです。なぜなら、それは自閉症定義の作成者が、他者が内面で考えていることを知る能力をもつということを意味してしまうからです。誰かを「自閉症」と呼ぶこと自体、もしもその人が「自閉症」という名を自分に当てはめることを選択しないならば、また自閉症というレッテルが実体のある現実を意味してしまうならば、それは問題であるといえるかもしれないのです。このように、エスノグラフィー（記述民俗学）という観点から意味を問い直すということは、ただ自閉症を語ることすらも難しくしてしまうのです。

　私はこの本を書く過程で、そのことを学びました。それは共著者のひとりが、私が「自閉症者（people with autism）」「自閉傾向のある人（autistic persons）」という表現を用いることに強く反対した時のことでした。代わりに彼は「自閉症と分類された人（classified autistic）」「自閉症スペクトラムに入ると診断をされた人（diagnosed as being on the autistic spectrum）」といった表現を好みました。つまり彼は、「自閉症」とはあくまでも人の手により作られ、特定の特徴をもつ人間に当てはめられた概念であって、科学者により発見された客観的真実ではない、という認識が前面に保たれた表現を求めたのです。その時私はすでに原稿編集の後半に入っていましたが、自分が書いた部分の原稿を見直して表現に変更を加えました。身体障害がある人の中には「クリップ（crip）＝不具者」という一般的には差別用語ととらえられる表現を主体者の主張としてあえて用いる人がいるのと同じように、人によっては「自閉的（autistic）」や「自閉っ子（autie）」などの表現を好んで用いる当事者がいることも知っていますので、最適な表現について一致する意見があるわけではないことは分かっています。しかしとにかく、私自身が他者にレッテルをはることはしない、という選択肢を私は選びました。代わりに私が「自閉症」と言う

時、誰かを名付けるのではなく、あくまでも他の人たちが用いたレッテルや用語を指す意味で用いることにしました。誰でも、また社会が名付けたレッテルが侮辱的に作用する可能性がある場合は特に、自分自身を名付ける権利をもてるべきだと感じたからです。

この研究に取り組む間ずっと、様々な出来事や行動を自閉症の特徴として解釈しないように自分を戒める必要を私は感じていました。しかしそのような決定論的障害還元主義は、医学的解釈が優位な位置を占める自閉症分野において、かつてないほどに広く流通しているようでした。ギャラガー (Gallagher 1999) が述べたように、鋭く問い直しに挑む観点をもつためには、「語りが生成されるコミュニティにおける主流なテキスト」は「社会的加工品」であり、従ってそのコミュニティに属する私たち自身にも確かに受け継がれた「意味生成システム」の一部であることを、認識しなければなりません。私たちの役割は、これらの主流なテキストを自然なものとしてでなく社会的に作られたものとしてとらえることなのです。またエスノグラファー（記述民俗学者）に課された義務は、人々の生き様やそこに付与された意味を「個別の文脈と全体としての文脈の中で」理解すること、そしてその理解の理論化を試みることなのです（Cole and Knowles 2001, p. 11）。

他者の視点や理解のあり様を探求するという質的研究者のあるべき役割に徹することで、観察された出来事や他者の行動に対して、私の視点からの解釈や、さらに悪いことに自閉症分野の中で優位に流通する解釈を抑圧的に押しつけるという事態を、ある程度避けられたように思います。その危険性を完全に回避できたなどとは主張しませんが、それは常に私の目標として意識されていました。

例えば、共著者のひとりのティト・ムコパディヤイ（第3章）と交わした会話でこんなことがありました。その時ティトは、車に乗った時に彼が感じる恐怖について話してくれていました。車に乗ることの一体何がティトを怖がらせるのか ── 歩く時と車に乗る時の身体の動きのルーティンの違いなのか、あるいは車の速度か、それとも対向車の恐怖か ── 一生懸命想像してみようとするものの、彼自身がその現象についての理解を深めて私に説明してくれるまで、私には分かりようがありませんでした。特に私が困惑したのは、そんな風

に車を非常に怖がる彼とは裏腹に、彼と彼の母親と3人で屋根なしの三輪スクーターに乗ってバンガロー市内を走り抜けた時には、彼は全く平気そうだったということでした。私からするとあの乗り物の方が、車よりもよっぽどもろくて危険性が高いように感じられました。しかし、車に乗るということをティトが実際どのように経験し感じているか、ということについて私ができることは、あれこれ仮説を立ててみるということで、その通り、私が到達しうるものはまさに単なる仮説にしかすぎないのです。

　生徒の行動を分析したギャラガー（Gallagher 1999）が述べたように、仮説を立てることよりもっと始末が悪いことは、アウトサイダーである観察者が、例えば学校心理学者が用いる語りや関連する研究文献など、語りが生成されるコミュニティにおいて支配的な言説に起因する解釈を抑圧的に押しつける傾向があるということなのです。ギャラガーは次のように表現しています。「ある行動がその生徒にとってどのような意味をもつかということは、全く無視されるか、重要ではないものとして周縁に追いやられてしまう」(p. 79)。

　このギャラガーの言葉は、高校を「中退」した学生たちの視点を探ったフィン（Fine 1991）の分析とも重なります。この研究の中でフィンは、なぜ学校を去ったかということに関する生徒たち自身の説明が、学校側の理解に対して大きく不利な立場に追いやられ、しばしば生徒たちは、望まれない存在として締め出され、そして「強制的に辞めさせられた」(p. 79)とさえ感じていたことを見出しました。さらにフィンは、いわゆる優等生、もしくは研究に参加したある教師がそう表現したように「静か」(p. 137)な生徒として見られている、学校に残留する生徒たちにも心配の目を向け、次のように述べました。「生徒としての全体的利益のために発言することを恐れ、口を閉ざす」(p. 137)ところまで至ってしまったのかもしれない、と。

　車に乗ることに対するティトの恐怖については、反対方向から車が速い速度で向かってきた時、深さに関する認識の感覚が混乱したのだと彼が最終的に説明してくれました。また車の外から流れ込む空気の音にも、不安にさせられたのだそうです。

　記述民俗学の定義に基づくエスノグラファー（記述民俗学者）の役割は、ある出来事に対する他者自身の解釈を抑圧したり無視したりするのでなく、それ

らをただひたすら丁寧に収集することにあります。この姿勢を自閉症研究に当てはめるとどういうことを意味するか。デュシャーン (1998) が次のように説明しています。「行動を記述する時、それが唯一の"真の"解釈であると考えてはならない」(Duchan 1998 p. 108)。観察する人間は「世に広まった理論的枠組みや語りの焦点に応じて、記述するべき事象を選んだり解釈したりする」のだから、単なる行動の記述ですら「客観的な報告」(p. 102) ではないのだと、彼女は警鐘を鳴らしました。自閉症の意味とは、「その他の障害同様、ある特定のかつ部分的な現実認識に基づき、よって、目的、聞き手、解釈の枠組み、そして視点によって大きく変動する」(p. 108) のだとデュシャーンは指摘します。

　自閉症についての議論を文脈に位置づけるために、主流な自閉症理論の分析を第1章で行いました。そこでは自閉症概念の歴史的起源を確認すると共に、比較的自由に話し言葉を用いることができる「自閉症」当事者たちの自伝などにも触れています。また準実験的記述やエスノグラフィーの質的な記述なども参照し、さらに官僚的手続きにより産出される診断情報も含めた様々な自閉症の公的定義についても確認をしました。これらの歴史や流れを分析するに当たり、批判的検討の姿勢で、それらに埋もれた社会的前提の検討に努めました。自閉症という概念がどのように作られ用いられてきたかだけではなく、それと関連してどのような比喩表現（メタファー）が用いられてきたか、またどのように、そしてなぜ、自閉症概念が変容してきたかを私は知ろうとしました。現在用いられている用語や定義が正しいという想定に抗い、またそれらが客観的に現実をとらえるものとして扱わないように努めました。よって、自閉症関連の文章を読む時、著者が自閉症を形容するために用いる言葉一つひとつに注意を払いました。例えば、ある専門家が「多くの自閉症児にとって理解は不可能なようだ」(Baron-Cohen 1996, p. 77) とか、「自閉症」と呼ばれる子どもたちについて「心情を表す言葉」が「悲劇的に」欠損している (p. 84) などと述べた時、そのことの意味を考えながら読み進めました。

　自閉症にまつわる様々な記述を検討するうちに、1つのことが明らかになりました。それは、自閉症について語る研究者たちが、しばしば「自閉症」と名付けられた人の代弁までをしてしまっているということでした。このことは、

自閉症を定義づける最初の試みにもすでに明らかに見て取れます。例えばカナー（1943/1985）は、自閉症を以下のように記述しました。その子どもは「人が出入りしているという事実に気づかず」(p. 12)、「他者に全く注意関心を払うことがなく」、その子どもが発する言葉は「コミュニケーションとしての価値をもつことが意図されなかった」(p. 24)。また「他者との情緒的な結び付きは皆無」(p. 24) であり、「自分がした悪い行いと与えられた罰とを関連づけて認識することができず」(p. 12)、そして「孤独を侵害する、あるいは侵害しそうな音や動きを恐れた」(p. 44)。同様にアスペルガー（1944/1991）も、彼の患者のひとりだったフリッツという少年に関して次のように記述しました。フリッツは他の子どもに「興味がなく」、「誰に対しても本当の意味での愛情をもたず」、そして「尊敬の意味を理解することができなかった」(p. 40)。さらにアスペルガーは、彼が自閉的と分類した人々全般に関して「彼らは他者理解力における真性の欠陥を有する」(p. 81) と結論付けました。

　他者が感じていることや考えていることは、当人自身が内面を表現することができない限り誰も知り得ないのだという認識に基づくこの本は、「自閉症」と名付けられた当事者自身に、彼/彼女たちの経験と世界観を名付け、詳細に語ることを求めました。そして、これらのインサイダーによる語り（つまり「自閉症」または「自閉症プラスその他の障害」と分類された人々の自伝的な語り）を、専門家による自閉症解説と並置するのです。これはエスノグラフィー研究でよく用いられるアプローチなのですが、当事者の語りを掘り起こしそれらを公的な語りと対置することで、いや応なしに矛盾が浮かび上がり、さらにはフィクション性（逸話性）までがさらけ出されてくるのです。

　インタビューや当事者の語りを集めて何らかの形にまとめるということは、また新たな語りを構築するということですが、その際ある特定の慣習に沿うこともあれば、いずれかの伝統に挑み変化を誘うようなこともあるでしょう。時にその語りは私的なものに感じられ、逆にアウトサイダーの視座へと距離を置いた観察者的な語りであると感じられることもあると思います。例えば起きた出来事が順番に語られたり、自閉症分野でしばしば語られる内容と一見一致するような聞き慣れたトピックの話であったりすれば、読者は先をある程度予測しながら読み進めることができると感じるかもしれません。つまり、こ

の本が新たな示唆を提示する一方で、既存の文献に認められる一定の慣習に従ったり形式を再生産したりすることもあるだろうという事実も、避け難いことなのです。しかしこの本を通じて私は、アトキンソンが『The Ethnographic Imagination（エスノグラフィック・イマジネーション）』という本の中で示したアドバイスに従い、現象学者としての使命、すなわち事象を注意深くとらえること、そして言説を構築する際に特定の形式に従おうとしたり特定のトピックを取り上げようとする、その傾向と動機の裏に潜む想定を問うことに徹するように努めました。

共著者とのインタビューを元に章を構成した場合、当然のことながらインタビュアーである私が共著者の語る場を設定しなければならなかったのですが、その際私は、その共著者が以前に書いた文章の中で触れた話や、他の「自閉症」当事者が書いた文章と関連づける形で質問をするようにしました。質問に応じて共著者が語り出すと、私は追加の質問を投げかけてテーマを掘り下げました。例えば、ある共著者が動きの難しさのせいでしばしば日常的な動作や課題に失敗するのだと話した時、私は彼女にその具体的な例と、彼女の言う「動きの難しさ」とはどういう意味なのか、その詳しい説明を求めました。このように編集者としての私の主な役割は、できるだけ具体的な話を引き出すための質問を共著者たちにすることでした。これは質的研究者に求められる典型的な役割なのですが、できる限り他者が言った言葉の意味を"分かった"と思い込まずに、他者自身に十分で詳細な説明を提供してもらえるように努めるのです。そうすることで読者は、研究者が行き着いた解釈の妥当性について判断することができるでしょう。

それぞれの共著者の章のイントロでも書きましたが、私が編集者として果たした役割がとても限られ、幾つかの説明やちょっとした言い回しの修正を求めるのみに留まった場合もありましたし、あるいは編集者としてもっと深く関わった場合もありました。私には質問がたくさんありましたので、共著者たちが実際に執筆に取り掛かり、再校を重ねるのに2年半かかりました。その過程は各章のイントロ部分で説明されています。ただしどの場合においても、共著者たち自身がそれぞれの原稿を書き、校正を行いました。私は共著者全員と各々が住む場所で会い、今回のプロジェクトについてと、彼/彼女たちの参加

について話し合う機会をもちました。またその後の編集過程を通して、私はそれぞれの共著者たちと電子メールでのやりとりを重ねました。

　プロジェクトが進むにつれて、果たして読者が、共著者たちが語る内容を「自閉症」と名付けられた人々の妥当な姿としてとらえるだろうか、という問いが私の頭に浮かんできました。こういった"妥当性"の問題とは、ある意味「見ていると思っているものを本当に見ているか？」という問いでもあるのですが、これに対して読者は、おそらくさほど多くの疑いを抱かないだろうと思います。共著者たちが語る内容には、他の自閉症文献などでも触れられているものと共通するテーマが多くあるので、この本の共著者たちが確かに「自閉症」と分類された人々であるということについては明白だろうし、また共著者たちの記述が読者にとって有益な情報を含んでいるか、ということに関しても議論の余地はないと思うからです。しかしこの基本的な基準をクリアした先に、現象学における研究の妥当性ということをより反映した、もう1つの妥当性の基準があります。ヴェール（Kvale 1995）が述べたように、質的研究者は妥当性というものを研究の実用性という観点からも考えたりするのです。この場合の「実用性」とは「有用な理解へと繋がったか？」という意味で、またその研究が対話的であるか、人々にとって分かりやすいものであるか、開かれたものになっているか（つまり読者にとって透明性のある研究であるか）、何らかの学派に限定された狭い理解となっていないか、ということを意味します。

　理想的な研究者の姿とは、自分の中にある想定や思い込みを認め、思想的な思惑を押しつけないように努め、代わりに他者の視点と出会い耳を傾けようと探求する姿だといえます。チェリーホームス（Cherryholmes 1988）はこれを〈見る looking〉という言葉で表現しました。この〈見る〉という行為が「コントロールと力の所在を研究者から研究対象者へと移す」(p. 109) のだと、チェリーホームスは説明しています。このようなまなざしのあり方の探求においては、研究者は「観察を強制的に分類するカテゴリー」からさえも「追放」され、代わりに他者、この研究の場合共著者たち、が彼女/彼ら自身の「感じ方や世界の理解」をどのように表現し語るかということに耳を傾けることを学ぶのです（Cherryholmes 1988, p. 108）。このような研究を指す他の用語に「批判的研究法（critical research）」というものがあります。これは、他者の考えを検

討し、時にはそれに異論を唱えると共に、研究者自身の考え方をも問い直すという研究アプローチを指しています。

　私がこの本に望むことが1つあるとするならば、それは、そんなに遠くはない昔、自分の世界観を語ることなど到底できないと信じられ、しばしば他者に代弁され解説されてきた「自閉症」と名付けられた人々が、声を大にして、そして痛烈切実に自分がもつ豊かな知識を発信する存在として見なされるようになるということです。この本に原稿を寄せてくれた共著者たちと私との間の「関係性を平等化・均衡化させる」（Shakespeare 1996, p. 116）のは私の役目ではありません。それは、共著者たち自身の言葉が成し遂げています。つまり、書いた言葉が読まれ、存在が感謝されるべき者としての権威を、共著者たち自身が確立しているのです。

　注釈

(1.P19)「自閉症」者がタイピングによりコミュニケートできるようになるという可能性は、特にタイピングする際に身体的な援助を必要とする場合、歴史的に議論の的となってきました。身体的援助がない状態でタイピングができること、または打った言葉を口で読み上げられることが、文字を打った人間が打たれた言葉の発信者である証拠として、関連分野が見なす2つの基準なのです。この問題に関連した研究とAAC（拡大・代替コミュニケーション）文献の一例として、Beukelman and Mirenda (1998) と Wing (2000) を参照してください。

(2.P20) 本書共著者の中でこれらの研究に参加した人はいませんでした。

　文献

American Psychiatric Association (2000). Diagnostic and statistical manual of mental disorders. 4th ed. Washington, D.C.: APA.

Asperger, H. (1944/1991). "Autistic psychopathy" in childhood. In U. Frith (ed. and trans.), *Autism and Asperger syndrome* (pp. 37-92). Cambridge: Cambridge University Press. Originally Asperger, Hans (1944). Die Autistischen Psychopathen. In *Kindesalter, Archiv. Fur Psychiatrie und Nervenkrankheiten,*

117, pp. 76-136.)

Atkinson, P. (1990). *The ethnographic imagination: Textual constructions of reality.* London: Routledge.

Atkinson, P., Coffey, A., & Delamont, S. (2003). *Key themes in qualitative research.* New York: AltaMira Press.

Baron-Cohen, S. (1996). *Mindblindness: An essay on autism and theory of mind.* Cambridge: MIT Press.

Bebko, J., Perry, A., and Bryson, S. (1996). Multiple method validation study of facilitated communication: individual differences and subgroup results. *Journal of Autism and Developmental Disabilities, 26,* 43-58.

Beukelman, D. and Mirenda, P. (1998). *Augmentative and alternative communication: Management of severe communication disorders in children and adults.* Baltimore: Paul H. Brookes.

Biklen, D., and Rosetti, Z. (producers) (2005). *My classic life as an artist: A portrait of Larry Bissonnette.* Video documentary. Available from Syracuse University, 370 Huntington Hall, Syracuse, New York.

Blackman, L. (1999). *Lucy's story: Autism and other adventures.* Redcliffe, Queensland, Australia: Book in Hand.

Bogdan, R. and Biklen,S.(1998). *Introduction to qualitative research in education.* Boston: Allyn and Bacon.

――――(2003). *Qualitative research for education,* 4th edition. Boston: Allyn and Bacon.

Bomba, C., O'Donnell, L., Markowitz, C., and Holmes, D. (1996). Evaluating the impact of facilitated communication on the communicative competence of fourteen students with autism, *Journal of autism and developmental disorders, 26,* 43-58.

Borthwick, C. & Crossley, R. (1999). Language and retardation, *Psycholoquy,* 10, #38. Viewed on July 13, 2004, http://psycprints.ecs.soton.ac.uk/perl/search?year=1999http://psycprints.ecs.soton.ac.uk/archive/00000673/.

Broderick, A., and Kasa-Hendrickson, C. (2001). "Say just one word at first": The emergence of reliable speech in a student labelled with autism. *Journal of the association for persons with severe handicaps, 26,* 13-24.

Bunting, S.M. (2001). Sustaining the relationship: Women's caregiving in the context of HIV disease. *Health care for women international, 22,* 131-148.

Cabay, M. (1994). A controlled evaluation of facilitated communication with four autistic children. *Journal of autism and developmental disorders, 24,* 517-527.

Calculator, S. and Singer, K.(1992).Preliminary validation of facilitated communication, *Topics in language disorders, 12,* ix.

Cardinal D. N., Hanson, D., and Wakeham, J. (1996). An investigation of authorship in facilitated communication, *Mental retardation, 34,* 231-242.

Charlton, J. I. (1998). *Nothing about us without us.* Berkley: University of California Press.

Cherryholmes, C. (1988). *Power and criticism.* New York: Teachers College Press

Cole, A.L. and Knowles, J.G. (2001). *Lives in context: The art of life history research.* Walnut Creek, CA: AltaMira Press.

Crews, W., Sanders, E., Hensley, L., Johnson, Y., Bonaventura, S., and Rhodes, R. (1995). An evaluation of facilitated communication in a group of nonverbal individuals with mental retardation. *Journal of autism and developmental disorders, 25,* 205-213.

Crossley, R. (1994). *Facilitated communication training.* NY: Teachers College Press.

Duchan, J. F. (1998). Describing the unusual behavior of children with autism. *Journal of Communication Disorders, 31,* 93-112.

Duchan, J., Calculator, S., Sonnenmeier, R., Diehl, S. & Cumley, G. (2001) A framework for managing controversial practices. *Language speech and hearing services in schools, 32,* 133-141.

Eberlin, M., McConnachie, G., Ibel, S., and Volpe, L. (1993). 'Facilitated communication', A failure to replicate the phenomenon. *Journal of autism and developmental disorders, 23,* 507-529

Emerson, A., Grayson, A., and Griffiths, A.(2001). Can't of won't? Evidence relating to authorship in facilitated communication. *International journal of language and communication disorders, 36* (Suppl.), 98-103.

Fine, M. (1991). *Framing dropouts.* Albany, NY: State University of New York Press

Frith, U. (1989). *Autism: Explaining the enigma.* Cambridge, MA: Blackwell Publishers.

Gallagher, S. (1999). An exchange of gazes. In J. L.Kincheloe, S. R. Steinberg, and L.E. Villaverde (Eds.). *Rethinking intelligence* (pp. 69-83). New York: Routledge.

Glaser, B., and Strauss, A.L. (1967). *The discovery of grounded theory.* Chicago: Aldine.

Janzen-Wilde, M., Duchan, J., and Higginbotham, D. (1995). Successful use of facilitated communication with an oral child. *Journal of speech and hearing research, 38,* 658-676.

Kanner, L. (1943/1985). Autistic disturbances of affective contact. In A. M. Donnellan (Ed.), *Classic readings in autism.* New York: Teachers College Press.

Kasa-Hendrickson, C., Broderick, A., Biklen, D. (producers), and Gambell, J. (director) (2002). *Inside the edge.* Video documentary. Available from Syracuse University, 370 Huntington Hall, Syracuse, New York.

Klewe, L. (1993). An empirical evaluation of spelling boards as a means of communication for the multihandicapped. *Journal of Autism and developmental disorders, 23,* 559-566.

Klewer,C. (1998). *Schooling childlen with Down syndrome.* New York:Teachers College Press.

Kvale, S. (1995). The social construction of validity. *Qualitative Inquiry, 1,* 19-40.

Mabrey, V. (producer/director) (2003). *Breaking the silence. Documentary. 60 Minutes II* (United States).

Marsiglio, W. (2004). When stepfathers claim stepchildren: A conceptual analysis. *Journal of marriage and family, 66,* 22-39.

Matsuo, H. Garrow, S., & Koric, A. (2002). Resettlement process of refugee immigrants from Bosnia and Herzegovina in St. Louis: Finding material and emotional niches. Conference Paper: International sociological association, Brisbane, Australia (ISA).

Mirenda, P. (2003). "He's not really a reader⋯": Perspectives on supporting literacy development in individuals with autism. *Topics in language disorders. 23,* 271-282.

Montee, B., Miltenberger, R., and Wittrock, D. (1995). An experimental analysis of facilitated communication. *Journal of applied behaviour analysis, 28,* 189-200.

Moore, S, Donovan, B., Hudson, A., Dykstra, J., and Lawrence, J. (1993). Brief report; Evaluation of eight case studies of facilitated communication. *Journal of autism and developmental disorders, 23,* 541-552.

Mostert, M. P. (2001). Facilitated communication since 1995: A review of published studies. *Journal of autism and developmental disorders, 31,* 287-313.

Mukhopadhyay, T. R. (2000). *Beyond the silence: My life, the world and autism.* London: National Autistic Society.

Niemi, J. and Kärnä-Lin, E. (2002). Grammar and lexicon in facilitated communication: A linguistic authorship analysis of a Finnish case. *Mental Retardation 40,* 347-357.

Oakes, M., and Lucas, F. (2001). How war affects daily life: Adjustments in Salvadoran social networks. *Journal of social work research and evaluation, 2,* pp. 143-155.

Prusley-Crotteau, S. (2001). Perinatal crack users becoming temperant: The social psychological processes. *Health care for women international, 22,* 1-2.

Regal, R., Rooney, J., and Wandas, T. (1994). Facilitated communication: An experimental evaluation. *Journal of Autism and Developmental Disorders, 24,* 345-355.

Rubin, S., Biklen, D., Kasa-Hendrickson, C., Kluth, P., Cardinal, D. N., and Broderick, A. (2001). Independence, participation, and the meaning of intellectual ability, *Disability and society, 16,* 425-429.

Shakespeare, T. (1996). Rules of engagement. *Disability and society, 11,* 115-119.

Shane, H., and Kearns, K. (1994). An examination of the role of the facilitator in 'facilitated communication', *American journal of speech-language pathology,* September, 48-54.

Sheehan, C., and Matuozzi, R. (1996). Investigation of the validity of facilitated communication through the disclosure of unknown information. *Mental Retardation, 34*, 94-107.

Smith, M. and Belcher, R. (1993). Brief report: facilitated communication with adults with autism. *Journal of autism and developmental disorders, 23,* 175.

Spradley, J. P. (1980). *Participant observation.* Orlando, FL: Harcourt.

Strauss, A. & Corbin, J. (1998) *Basics of qualitative research techniques and procedures for developing grounded theory* 2nd ed. London: Sage Publications.

Szempruch, J., and Jacobson, J. (1993). Evaluating facilitated communications of people with developmental disabilities. *Research in developmental disabilities, 14,* 253-264.

Terrill, C. (producer/director) (2000). *Inside story: Tito's story.* Documentary. London: BBC.

Tuzzi, A., Cemin, M. Castagna, M. (2004) "Moved deeply I am" Autistic language in texts produced with FC. *Journées internationals d'analyse statistique des données textuelles, 7,* pp.1-9.

Vryan, K.D., Adler, P.A., & Adler, P. (2003). In L.T. Reynolds & N.J. Herman-Kinney (Eds). *Handbook of symbolic interactionism* (pp. 367-390). Walnut Creek, CA: AltaMira.

Weiss, M., Wagner, S., and Bauman, M. (1996). A validated case study of facilitated communication. *Mental retardation, 34,* 220-230.

Wheeler, D., Jacobson, J., Paglieri, R., and Schwartz, A. (1993). An experimental assessment of facilitated communication. *Mental Retardation, 31,* 49-60.

Willis, P. (2000). *The ethnographic imagination.* Malden, MA: Blackwell Publishers.

Wing, L. (2000). Foreword. In T. R. Mukhopadhyay, *Beyond the silence: My life, the world and autism,* (pp. 1-3). London: National Autistic Society.

Wurzburg, G. (producer/director) (2004). *Autism is a world.* Documentary. Atlanta:CNN

Zanobini, M., and Scopesi, A. (2001). La communication facilitata in un bambino autistico. *Psicologia clinica dello Sviluppo, 5,* pp. 395-421.

第1章

「自閉症」概念をつくるもの

ダグラス・ビクレン

身体の中の〈彼/彼女〉

アルベルト・フルゴーンは、北イタリアにあるゾアーリという町の高台で地中海を眺める一軒家に母と養父と共に住んでいます。24歳になる2003年まで高校に通い続けた後、大学の門をたたくイタリア初の"話せない自閉症者"となるべく、大学検定試験を受験しました。

私が最初にアルベルトに出会ったのは、数年前。ちょうど彼が、タイピングで他者とのコミュニケーションを取り始めた頃でした。彼は今も当時と同じように、一文字一文字ゆっくり打ってコミュニケートします。アルベルトは片目が見えません。右手の人さし指でアルファベットを打ちながら、左目でちらりと見るのです。彼がこの方法で表現し始めた頃は、誰かが彼の腕を支え、1つの文字を打つたびに腕を元の位置へと引き戻す動きを促す必要がありました。今では身体的な援助なしでタイプすることができるようになりましたが、それでも彼は文字を打つ時、母親か教師がそばに座ることを求めます。彼いわく、母親や教師がそばに居てくれることで、集中力を保てるのだそうです。彼の言葉はゆっくりと、しかし明確に打ち出されます。

「自閉症」と名付けられた7名の語りを集めるこの本に彼にも共著者として参加してもらおうと、私が彼を訪れた6月下旬のその日は異様に暑い日でした。アルベルトは小柄で、深い茶色の短くカットされた髪とえらの張った顎（あご）の持ち主です。夏のその日、彼は見事に日焼けした肌に白いTシャツと青い短パン、それにサンダルといういでたちで私を迎えてくれました。アルベルトとはすでに8年来の付き合いでそれまでに何度も会ったことがあったので、彼にとって自分から相手に近寄り握手の手を差し出すという動作が難しいということを、私は知っていました。代わりにそれは、私にゆだねられていました。「やあ」と言いながら掌（てのひら）を上にして差し出すと、アルベルトは私の手の上に彼の

掌を重ね、そして、私が二人の手を握り握手を交わしました。私たちは、エズラ・パウンド通りに面して海を眺めるベランダでテーブルに着き、腰を掛けました。「エズラ・パウンド」とは、その時私たちが座っていた所からも見える、ほんの半マイルほど離れた別荘にかつて住んでいたという作家のことです。アルベルトの母、パトリツィア・カディが彼の電子タイプライターを持ち出し、彼の前にそれを置きました。アルベルトの方にタイプライターが少し傾くようにケースの上に母がセットすると、彼は親指を口の中に入れて吸い始めました。母は、アルベルトに指を口から出すように言うと彼の手の方に自分の手を伸ばし、あたかもそれは確実に素早く行われなければならないと言わんばかりに、彼の手を軽くはたきました。タイプライターが目の前に置かれ、アルベルトはゆっくりながらも一定の速度で文字を打ち始めました。アルベルトがイタリア語で文章を打ち、それを母が英語に訳してくれました。

「あなたとゆっくり議論できるのがうれしいよ」。彼はタイプライターにそう打ち込みました。身震いするように頭を振り、目を細め右の人さし指でゆっくりと次の言葉を続けて打ちました。「文章の間違いだけを検討するのですか？それとも私が書いた動きの話そのものについても一緒に検討するのですか？」彼の母親がそれらのイタリア語を英語に訳してくれるのを聞きながら、私の顔には笑みが浮かんでいました。多分、彼が言葉を綴るその姿に興奮して笑っていたのだと思います。体の動きや見た目からするとこれほどまでに障害が重く見えるアルベルトですが、彼がタイプライターで打つ言葉は、完璧に私との会話を成していました。細身で、文字を打つことから歩くことに至るまで、すべての動きがぎこちなく途切れ途切れになる彼のおぼつかなさとは裏腹に、その日の午後私たちが交わした会話では、進むべき方向性の主導権を握る彼を感じずにはいられませんでした。

　その年アルベルトは、すでに10数ページにわたる文章を私に送ってきており、それに対して私もさらに詳しい説明や具体的な例を求めるコメントを送り返していました。そんなやりとりをメールで数回繰り返して、アルベルトは数多くの修正を彼の文章に加えていましたが、彼と会ったその日、私はさらに詳しい話を引き出したいと考えていました。より詳細な説明を請うようにして彼から引き出そうとするその過程は、普段私が授業の中で大学の学生相手にやっ

ていることを思い出させました。しばしばアルベルトはとても抽象的な文章を書きました。言わんとすることの意味を具体的に膨らませるような例を省略したりおろそかにしたりするのです。「もっと詳しく」。私は懇願しました。「あなたの言うことが頭の中に映像として思い浮かべられなければならないんだ」。アルベルトは私の生徒ではありませんが、あの日、彼はそうだとも言えたかもしれません。何せ私は彼に「詳しく、詳しく、詳しく。私にとって詳しすぎるということはないんだ」。そう言い続けたのですから。私が求める"詳しさ"の基準を説明するためによく使う例えに、「読者が映画監督だと思いなさい」というものがあります。つまり、監督があなたの記述を元にその場面を詳細にわたって再現できる、それほどの詳細さが欲しいということなのですが、アルベルトにも、彼にとっての自閉症の意味というものを読者がイメージできるように書いてもらいたかったのです。

　これはアルベルト自身の記述の中でも説明されているし、また私も観察してきたことなのですが、身体的な動き、例えばコップ1杯の水を取ってくるとか、食べ物を食べるとか、タイプライターを取り出すなどの一連の流れがある行動はとりわけ彼にとって難しいのです。アルベルトの体のどこかに麻痺があるというわけではありません。実際彼には麻痺はありません。ただとにかく彼はゆっくり動き、そしてぎこちなく見えるのです。スプーンを握る時、アルベルトはそれを指で手の平に押しつけて持ちます。人さし指や親指を使ってスプーンを扱うことはしないのです。もし夕食に一切れの肉が出されたなら、ディナー・パートナーは彼のために肉を切り分けてあげなければなりません。お鍋の中でスプーンを回すなどはできますが、料理などの複雑なことはできません。順序立てが求められる動きはほぼ何でも、彼を苦境に陥れます。歩く時もアルベルトはゆっくり歩きます。彼は言いました。「ひとりで歩く時には機械的な歩き［編集者注：歩幅の狭い歩き］になりますが、手や腕をつかんでもらえれば普通に歩くことができます」と。人の手を借りずに素早い動きをすることなどもありません。彼の歩き方は、暗闇の中を手探りで少しずつ進む人の歩き方に似ています。時々左目のそばで指を鳴らし、呼吸が浅くなることもよくあります。不安な時にそれが始まります。彼いわく、それは「過呼吸」なのだそうです。

第1章 「自閉症」概念をつくるもの

　アルベルトは、自閉症専門家の多くが、そしておそらく世間一般の人たちも"最も重いタイプの自閉症"と記述するであろう人間です。彼が動くことに非常な困難を抱えているのは誰の目にも明らかだし、彼が言葉を話さないのも明白です。また、彼とほんの少しの時間でも過ごしたことのある人なら誰でも、目の前にタイプライターがなければ彼が意志を伝える手段は非常に限られているということに気が付くでしょう。母親か誰かの手を引っ張って欲しい物を示すとか、簡単なジェスチャーを使うことくらいしか、彼が意志を伝える手段はないのです。彼はこのように言っています。「24歳といううら若さで、僕はうなずいて『はい』と示すことを覚えました。必要な時にやり方を思い出すのが難しくて、うなずくために大きな努力を払います」。つかえがちで、ぎこちなくて、本心を反映しない動きやジェスチャーで表現することの難しさは、一体何を意味するのでしょうか？　多くの人はアルベルトを見て、身体的なぎこちなさと知能の欠陥の間に何かしらの相関があると推定するかもしれません。しかしその推測は誤りだと言わなければなりません。「自閉症」者にありがちであるようなこの〈矛盾〉を体現する人がこの世に1人だけいるとするならば、アルベルトがその人と言えるかもしれません。

　自分が抱える困難は思考と理解の問題ではなく、行為の実行あるいは動作の難しさなのだとアルベルトは言います。彼がタイピングで綴った文章を読めば、スピーチ、動き、行為における身体的困難が、彼の知的能力の欠落を示す証拠とは取れないことを認めざるを得ません。彼の困難は、〈パフォーマンス〉つまり行動や動作を実行に移すという側面にあるようです。彼にとって難しいことと簡単なことの具体例をアルベルトに尋ねると、彼はイタリア語でこう答えました。「Elementare Watson（すべてだよ、ワトソン君）」。彼にとっては文字通り「すべてのことが難しい」のだとタイピングで説明を加え、それを母親が英語に訳してくれました。ほんの幾つかの例外を除いては、1つ以上の行動や段取りが関わることが彼はできないのです。確かに彼は歯を磨くことを覚えましたが、それは何度も何度も練習を重ねたからでした。それに今でも「歯磨き粉のフタを取って」「歯磨き粉をブラシに乗せて」「歯ブラシを取って」など一つひとつ促しが必要なのです。

　高校を終え大学進学を目の前にする彼ですが、いまだに彼にとって最も気が

遠くなることは日々の身体的なやりくりだといいます。実質上、生活すべての面において彼は誰かに頼らなければなりません。例えば、母親が用事で家を空けなければならない時、いつも自分も付き合わなければならないことに彼は不満を抱いていました。つい最近も、母パトリツィアが買い物に出かけなければならず、彼女はアルベルトにも一緒に行くようにと主張しました。金曜の午後で、アルベルトと一緒に家にいられる人が誰もいなかったのです——アルベルトの養父は仕事中で、彼のケア・ワーカーはその日の午後非番でした。「どうしようもなかったんですよ」とパトリツィアは言いました。「彼と一緒に留守番する人がいなかったんですから」。彼の不満に同情しつつも、母は彼に言いました。「あなたが家で自分を守る術を身に付けるか、そうじゃなければ一緒に来なさい」と。当然、彼は怒りました。その次の日曜日、彼は母をタイプライターがある場所に引っ張り、そしてこう打ちました。「母さん、話そう。あなたが出かける時、1つ窓を開けてテープレコーダーを置いて行きなさい」。「テープレコーダーを何に使うの？」母は聞きました。「助けを叫ぶ声をあなたが録音するのです。録音した声を再生する方法を教えてください」。彼は続けてタイプしました。少しどころではない懐疑心を抱いた母パトリツイアは、即座にアルベルトを問いただし反論しました。「そんなパニック状態であなたがそれをできるですって？　どうしてそんなことをしたいの？　そんなの複雑すぎるでしょ」。彼女は私にこう言いました。「単にこの人は現実的な面が欠けているんですよ」。動きの困難を考えればあまりに奇抜なことを彼は時々言い出すと、彼女は感じていました。しかし話し合いの結果、電話に取り付けられたワン・プッシュの非常事態アラームの使い方をアルベルトが覚えるという案で、双方が納得し一件落着しました。彼の提案は複雑すぎたけれども、問題を解決しようと真剣に考えたことについては、彼女も感心したといいます。そして現在アルベルトは、数時間ほどひとりで留守番をするのです。

　アルベルトほどの動きの困難をもつ人はいないにしても、この本の共著者全員が著しい動きの問題をもち、そのために"舌足らず"（tongue-tied）どころか自分の体全体が縛られた（body-tied）ように感じたり外見がそのように見えたりする状況を多く経験しています。このことは重要な問題を提起するのですが、例えばアルベルトに出会った人は、彼をどのように解釈するべきな

のでしょうか？　彼の行為が彼の思考を反映することは全くないのでしょうか？　もし動きが彼の意図を時折反映するのだとしたら、観察する人間はどうやってそうである時とそうでない時を見分けられるのでしょうか？　このような実践的な問いが、さらに大きな理論的問いを導きます。例えば、もしも動きが必ずしも思考を反映しないのだとしたら、学者たちが作り上げた「精神遅滞」や「知能」の意味に対して、それはどのような疑問を投げかけるのでしょうか？「能力」とは何なのか？　自立した行為の遂行は知能の1つの要素なのか？　いわゆる"正常"な方法とは違う形で社会参加を求める人たちにとっての公平性や正義とは、一体何なのか？

共著者たち

　ドナ・ウィリアムズ（Williams 1989, 1994）、テンプル・グランディン（Grandin and Scariano 1986）、ション・バロン（Barron and Barron 1992）など、今日までに出版された「自閉症」当事者による著書は、そのほとんどすべてがいわゆる「高機能」と呼ばれる人々によるものです。「高機能」という言葉は、専門用語ではありません。話し言葉（スピーチ）を介して口頭で会話する能力を示す「自閉症」者を指す言葉として、専門・非専門問わず用いられています。話し言葉で会話することができる人は知的能力が高く、話せない人間は知能が低いということを暗に示唆するこの用語は、大きな問題を含んでいます。例えばスティーブン・ホーキングを「低機能」などと人は呼ぶでしょうか？　誰かを「低機能」と分類することは、その人の人生を台無しにする可能性のある前提なのです。なぜなら「低機能」という分類が故に、その人が学校で主要教科を学んだり地域生活に参加したりすることを援助する努力を、先回りで諦めることに容易に繋がってしまうからです。

　アルベルトをはじめこの本の共著者たちは、「自閉症」スペクトラムの反対側の端（つまり「低機能」）に位置すると見なされてきました(注1)。またどの共著者も発達過程のどこかの時点で悲観的な予後を宣告されています。個々人の教師やコンサルタントや診断医の中には彼女/彼たちの能力と可能性について楽観的であった人もいたかもしれませんが、2人を除く共著者全員が、成長

期の大部分において通常教育へのアクセスを拒否されました。1人は9歳の時に州の算数試験に合格し、学年相当の読力があったにもかかわらず通常学校の普通クラスに入れてもらえませんでした。普通教育への法的アクセスがあったアルベルトの場合でさえ、教科学習は彼にとって何の利益も無いと大半の教師たちが考えたといいます。

　概して共著者たちが出会った教育者たちは、彼/彼女たちにとっては読み書きを学ぶことも、基礎的な身辺自立スキル以上のものを学ぶことも、自分の将来を決められるようになることも、おそらく無理であろうと信じていたのです。共著者の中にはその頃すでにそういった能力を示していたにもかかわらず、です。少数の教育者・診断医・コンサルタントなどが共著者たちの能力に気づくことができていたにもかかわらず、そういった個人の評価は、教育システムの惰性に押しつぶされ、発達期にあった彼女/彼らは"教科学習を与える価値の無い存在"として排除され続けました。1名を除く6名の共著者は、各々の発達期において周りの人間と同じようなスピードで複雑な文章の会話を交わすことができませんでした。しかしそんな彼/彼女らの中にも、スピーチ（口で話すこと）とタイピングを組み合わせればそうすることが後にできるようになった人たちも何人かいます。共著者のうち1名は、ゆっくりと――文字通り1音節ずつ――話すことができれば、また聞く側の人間が彼の発音に慣れていれば、タイピングなしでも会話を口で交わすことができます（聞き取りにくい単語を繰り返してもらったり、単語の綴りを読み上げてもらったりすることが時に必要ですが）。

　アルベルトもそうであるように、この本の共著者たちはそれぞれの道で、一般社会においてある程度の受容と尊敬を得るような「ブレイク・スルー」を成し遂げたと認識されている人たちです。ティト・ラジャルシ・ムコパディヤイ（第3章）はインドで生まれ、彼の母親、スピーチ・セラピスト、その他の人たちから多くの熱心な援助を得て、話すことと書くことを学びました。11歳になるまでに『*Beyond the Silence*（沈黙を越えて）』（Mukhopadhyay 2000）という著書をイギリス全国自閉症協会から出版し、BBCドキュメンタリー番組（Terrill 2000）でも取り上げられ、また2003年にはアメリカの『60分Ⅱ』（Mabrey 2003）というテレビ番組にも出演しました。普通学校が彼を受け入れ

なかったため、ティトは家庭で教育を受けました。

スー・ルビン（第2章）はアメリカの南カリフォルニア育ちです。今は大学生ですが、13歳までは重度の精神遅滞を伴う自閉症であると診断され、教科学習は不可能であると考えられていました。カリフォルニア州公立放送局作成のドキュメンタリー番組数本で取り上げられ、またロサンゼルス・タイムズ紙にこれまでに二度論説を発表しました。

リチャード・アトフィールド（第7章）はイギリス在住で、執筆活動のかたわら自閉症に関する講演なども時折しています。カレッジへの入学を果たし、また15歳の時には「若い作家コンテスト」（1993）で3万件もの応募の中から選ばれて人生初の文学賞を受賞しました（注2）。10代後半になるまでのリチャードは、地元の乳児学校に通った以外は障害児だけの特別な学校にしか通ったことがありませんでした。そこには、リチャードにとっていわゆる健常の子どもたちと共に学ぶことは無意味である、という人々の暗黙の認識がありました。隔離教育時代のリチャードは、彼曰く「時計の読み方、簡単な算数、読み書き、科学などの基礎的な教科学習を習いました」が、それらは彼が「すでに家で学んだことの繰り返しだった」といいます。15歳の時には「生活スキル」の授業を受けさせられ、この時彼はまっとうな教科学習の授業を要求しました。学齢期を通じて、彼の母親がリチャードのコミュニケーションを援助しました。

ジェイミー・バーク（第8章）はニューヨーク州シラキュース市に住む高校生です（訳注：共著者に関する更新情報は巻末「著者紹介」のページを参照）。3歳の時からずっと通常の学校教育と教科学習を受けることができました。2002年には、ジェイミーのドキュメンタリー映画が作られ、その中で彼は、タイピングでコミュニケーションを取れるようになった後に、口でも話せるようになった自身の経験についてナレーションを書き、またその声も担当しました（Kasa-Hendrickson et al. 2002）。さらに同じテーマに関する学術論文の主題としても取り上げられています（Broderick and Kasa-Hendrickson 2001）。

ラリー・ビショネット（第5章）はアメリカ東部に住む画家です。タイピングと絵を描くことを通じてコミュニケートします。ラリーの作品はCNNニュースでも取り上げられ、ニューヨーク市、ヨーロッパ、また彼が住むバー

モント州などの様々な展覧会やギャラリーで展示されています（Sellen 2000）。

ルーシー・ブラックマン（第4章）は、オーストラリアのクイーンズランドに住む大学院生兼作家です。1999年に『*Lucy's Story: Autism and Other Adventures*（ルーシー物語：自閉症とその他の冒険）』という自伝を出版しました。

共著者の章では、スピーチ（口で話すこと）や他者との関わりにまつわる多くの側面、そして身体的にできること／できないことに対して自閉症がどのような影響を及ぼすかなどが語られています。それぞれの共著者が何ができて何に困難を感じているかを、ここで簡単にまとめることはしないでおこうと思います。7名の共著者一人ひとりは複雑多様な個人であり、また各章に書かれている通り、様々な場面でできること／できないことも複雑に変化するからです。

現在、話す内容を最初にタイプすることなく口頭の会話でやりとりをすることができる共著者は1人だけです。タイプする前や打っている最中に、その言葉を口で言える人も数名いますが、7名の共著者全員に共通して言えることは、普段よく耳にしたり応答しようとしたりする会話の流れと比べると、彼女／彼たちにとってコミュニケーションはゆっくりとしたものであるということです。例えばリチャード・アトフィールドは、文章レベルの言葉を口で言うことができるし、実際口でも話します。彼は2歳の頃からずっと口で話すことができました。しかし彼がタイプする内容はそれよりさらにずっと複雑なのです。タイピングでならリチャードはより複雑で豊かな会話を持続することができますが、彼が口で話した言葉の例をいくつか挙げると、「本当に嫌だ」「母さんに聞いてみよう」「もちろん好きだよ」「お昼ご飯頂けますか？」「僕は構わない」「ぶどうをください」「それはすべて僕のせいだ」「話したかったんだ」「電話が鳴った」「もしかしたら玄関のベルだったかも」といった感じなのです。これらは彼が数週間の間に言った言葉です。「でもあなたが言うように」と彼は私にタイプしました。「それは会話じゃない」。上に並べたような発話は「話しかけられたことに反応して」発しているにすぎないと、リチャードは言いました。

共著者たちの輝かしい業績を述べることで、彼／彼女たちが「自閉症」と名

付けられた人の中で特別な存在であるなどと主張をするつもりは全くありません。この本の共著者たちが、自閉症という、さもなくば整然一貫とした障害カテゴリーの中の例外的存在であるとは思っていませんし、読者の皆さんにもそんな風に思っていただきたくはありません。もし彼女／彼たちの存在がユニークだとしたら、そのようなユニークさは、おそらくむしろ典型的なものなのです。つまり共著者たちの間に何かしら共通項が見られるならば、それは「自閉症」概念の解釈のあり方に他の可能性を示唆するものかもしれません。例えば、後の章で明らかになる通り「自分の意志に従わない体」というアルベルトの表現は他の共著者たちの語りの中でも様々な形で繰り返されています。

共著者たちは次のようなトピックやテーマにも触れています。口で会話ができるようになる方法、意味のある発話と意図せず"無意識"に口から出る言葉の見分け方、不安、決まった手順へのこだわり、想像力、感覚的気づき、自虐的行動、そして動きの困難など。私が担当した最終章では、こういった共著者たちの語りが教育実践にどのような示唆を提供するかについて論じました。ここではまず初めに、「自閉症」という概念の起源をたどってみることにしたいと思います。

障害カテゴリーとしての「自閉症」の起源と〈能力〉観

ジョンズ・ホプキンス大学のレオ・カナー医師が、最初に自閉症を記述した人でした。「自閉症」と名付けたのも彼です。『情動的交流の自閉的障害 (*Autisitic Disturbances of Affective Contact*)』(Kanner 1943/1985) と題する論文の中で彼は、1938 年から 1943 年にかけてジョンズ・ホプキンス医療センターで観察した 11 人の子どもたちに関する臨床所見と親の報告を元に、「自閉症」という概念を構築しました。これらの患者たちには「これまでに報告の例を見ない特異な『症候群』」を形成する特有の性質が共通して観察されること、そしてそれは「精神薄弱」とも「統合失調」(Kanner 1943/1985, p. 41) とも異なることをカナーは結論として述べました[注3]。これら 11 人の子どもたちに観察された特徴について、カナーは次のような記述と仮説を提示しました。「自発行動の顕著な制限」、「指を空中で交差させる……などの常同行動」、物を回

転させることへの興味、能動性の欠如、促しの必要性、「私たちの会話への無関心」、「協同遊びの困難」、「掃除機……エレベーター……独楽(こま)」などの機械的な物に対する怖れ、物事を決まった順番に並べることの欲求など (pp. 13-19)。この子どもたちの最も重要な「『特徴』、つまり根源的な障害」は「生後すぐに見られる人や場面と通常のやり方で関わる能力の欠如」[p. 41、編著者注:強調は原文のまま]であるとカナーは主張しました。カナーがこれを「生得的な情動的交流の自閉的障害」[p. 50、編著者注:強調は原文のまま]と呼び、ここに「自閉症」概念が生み出されたのです。

　海一つ隔ててはいますが、オーストリアのヴィエナに住むアスペルガー医師の自閉症記述も、多くの点でカナーのものと類似しています。例えば「歩き方と粗大運動がぎこちない」(Kanner 1943/1985, p.47) と患者の幾人かについて記述したカナー同様、アスペルガーも彼が観察した子どもの患者たちに運動面の困難を認めました。アスペルガーはフリッツ・Ｖという1人の患者に関し「運動領域における発達指標の獲得」(1944/1991, p. 39)に遅れがあると記述しています。体育の時間のフリッツの様子についてアスペルガーは、動きがぎこちなく、「身体的な緊張が緩むことなく」、リズムに欠けているとその特徴を述べました。それらの観察に基づきアスペルガーは、フリッツが「自分の体に対する統御力を有さない」(p. 44)という結論に至りました。

　彼はまた、ハロという別の子どもに関しても「全体的な不器用さからも予測可能なように」(p. 55) 書字が苦手であることに気が付きました。ハロは「意識的な意志の力」(p. 57)が直接注がれた筋肉しか動かせないようであると、アスペルガーは推測しました。さらに別の子ども（エルンスト）についても動きの問題があり、そのため体に痙攣(けいれん)があるわけでもないのに表現が限られ「固い」と記述しています。アスペルガーが自閉的であると呼んだ子どもたち全般に関して「顔の表情やジェスチャーを用いた表現の不足」(p. 69)が認められると彼は結論付けました。「先導されて体を動かした時でさえエルンストの動きは」、アスペルガー曰く、「醜くぎこちなく……決して……自然でなく……また自発的でもなかった」(p. 57)と記されています。さらにエルンストは全体の指示に従うことが全くできなかったようで、体育の時間「あり得ないほどに悪い振る舞いだった」と記述されています——現代であれば彼は統合運動障

害（dyspraxic）と見なされたかもしれません。エルンストは不器用で、わがままだとアスペルガーは結論付けました（p. 61）。

同様にヘルムートという名前の患者についても「投げられたボールをつかむのがどうしてもできない」こと、そしてボールを取ったり投げたりしようと試みると、彼は「非常に滑稽」（p. 66）に見えたとアスペルガーは記述しています（注4）。彼が観察した子どもたちにとって、自動的な運動スキルレパートリーを獲得することは特に困難であるようだとアスペルガーは考えました。果たしてエルンストはとても賢い（アスペルガーの言葉では「特に有能である」）のか、それとも「精神遅滞」（p. 63）なのかとアスペルガーがその悩みを言葉にした時、彼のいら立ちがうかがえるようです（注5）。

人によって周辺視野の使用が見られること、物を特定の順番に並べるなどのこだわり行動や強迫観念があること、話し言葉でのコミュニケーションに問題があること、そして無関心に見える外見。アスペルガーはそういった多くの自閉症の特徴を特定しました。カナー同様アスペルガーも、彼の患者が共通にもつ最も重要な特徴は、社会的な関係性における障害であると信じました。「自閉症児は自分だけの世界に閉じこもっている」。アスペルガーはそう宣言し、さらに「彼に影響を与え、また彼が影響もする、より大きな生命体組織の能動的一員ではない」（p. 38）と続けました。「自閉症の根本的異常」は「環境全体と活発な関係性をもつことにおける障害」（p. 74）であると彼は主張しました。

しかし、アスペルガーが「活発な関係性」の欠如について語った時、必ずしも子どもたちが内面で感じたり考えたりしているかもしれないことについて言ったのではなく、むしろ外から見える部分について述べていたように思われます。なぜなら彼の観察記録の多くが、子どもたちに強い感情があることや環境に対する知的関わりと応答を明らかに示していることに、アスペルガー自身が気づいていたことを示しているからです。また彼は子どもたちの学業成績に見られるばらつきを見逃しませんでしたが、そのばらつきも、彼にとって複雑な論理的思考能力の欠如を意味しませんでした。

カナーにとってもアスペルガーにとっても、社会性の障害は、必ずしも知能の障害、あるいは米国で俗にいう「精神遅滞」（mental retardation）やオーストラリアで「知的障害」（intellectual disability）といわれるものの産物ではあり

ませんでした。彼らは「自閉症」をもっと詳細にとらえようとしていたのです。まず1つに、彼らが観察した子どもたちが示す行動には常に矛盾が付きまといました。カナーはこのように主張しました。彼が観察した大部分の子どもたちは一度や二度「精神薄弱」という宣告を受けていましたが、その「すべての子どもたちが良好な認知力の可能性をもつことは疑いようがない」（Kanner 1943/1985, p. 41）と。子どもたちは必ずしも、もてる知的能力を周囲の人間に分かりやすい形で示すことはできなかったけれど、にもかかわらず、子どもたち全員に可能性があるとカナーは感じたのです。子どもたちの目を見張るような語彙力や「詩や人の名前に関する驚くべき暗記力」、そして複雑な模様の正確な記憶といった例に注目し、カナーはそれらを知能の証拠として解釈しました（p. 41）。カナーは、観察した子どもたちが"真剣に何かを考えているような顔つき"をしていると、描写しました。

患者たちに見られたその矛盾はカナーを引きつけました。例えば、11名中一番最初に記述されているドナルド・Tは、現在「自閉症」者の典型的な行動と見られている多くの行動特徴を示しました。ドナルドはよく大きな笑みを浮かべて歩き回り、独り言をぼそぼそ言い、鼻歌を口ずさみ、頭を右へ左へと揺らし、そして「手にするもの何でも」（p. 13）回転させたといいます。6歳になっても食事と着替えに援助が必要でした。「はい」と「いいえ」を教えようとした父は、肩車をしてもらいたいならば「はい」と答えるように教え込み、それ以来ドナルドは、父親に肩車をしてもらいたいという意思表示の意味で「はい」という言葉を使うようになりました。それはあたかも、彼が「はい」の一般的な意味を理解できなかったようにも見えるのですが、しかし10-4はいくつかと尋ねられたドナルドは「僕は六角形を書くよ」（p. 17）と答えたのです。「はい」と「いいえ」の使い方すら習得できないように見えたドナルドが、どうしてそのような算数の計算を比喩的に答えることができるのか、カナーは理解に苦しみました。それは、鈍いように見えながら同時に素晴らしい発明の才を発揮するという、まるで相矛盾するものが奇妙にも同時に存在しているようなものでした。

カナーが観察したもう1人の子ども（11名中の9例目）、チャールズ・Nは、生後18ヶ月にして18もの交響曲を識別することができました。ベートー

ベンがかかると興奮で跳びはねたといいます（p. 33）。しかしながらチャールズの唯一のコミュニケーション方法は、他の人が話すのを聞いたことがある単語やフレーズの繰り返しだけだったようです。彼は会話を交わすために言葉を使うことはできませんでしたが「長方形の積み木」「ひし形」「八角形」（p. 33）などの名前を言うことはできました。しかし皮肉なことに、その質問に自分で答えるそばから「これは何？」と言ったといいます。

　このような矛盾や行動のばらつきから、「自閉症」と分類された子どもたちの能力評価において（ビネーテストなどの）知能テストは適さないと、カナーは結論付けました。つまり彼の患者の能力は「ビネーやその他の類似のテスト」（p. 47）では測定不可能であり、そしてそれは、複雑な思考能力の欠如を意味するわけではないとカナーは主張したのです。

　この点についてアスペルガーはさらに詳細に述べています。彼が観察した児童のひとりであるフリッツは、物の相違に関する問題に対して漠然とした答えを返しました。例えば「木と茂み」について彼は単に「違いがある」（Asperger 1944/1991, p. 45）と答え、また「ハエと蝶」については名前が異なるとだけ答えました。しかし 3 − 5 はいくつかと尋ねられると「0 より 2 つ下」（p. 45）と答えることができたのです。複雑な算数の問題を解ける一方で、学校では基本的な算数が全くできない、そんな子どもの姿が指摘されました。誰かの要求に従って決められた方法でなされるものではなく、行動が自発的であるような時にパフォーマンスは最も良好さを呈する、このようなパフォーマンスのばらつきを、アスペルガーは「『自閉的知能』の奇妙な特徴」（p. 62）のひとつと呼びました。要求に応じて行動することがほぼ不可能に近く、だからこそテストされることの難しさも生じるのだと、アスペルガーには感じられたのです。もし問題や質問やコメントが興味を引くものであれば、アスペルガーの生徒たちはたいてい素早く答えることができました。

　また質問や話題は理解できても、表現することができないというケースもあったようです。例えばアスペルガーは次のようなことを言った生徒について触れています。「『僕はそれは口ではできません。頭の中でしかできません』。理解はしたけれども……言葉で表現することができないと彼は言いたかったのです」（Asperger 1944/1991, p. 71）。さらにアスペルガーは、彼が自閉的と定

義する人間は教師の特性に非常に敏感であるようだと、次のように主張しました。「本当の理解と真の愛情を注ぐ教師のみが、彼らに成長と学びをもたらすことができる」(p. 48) と。教師の態度や姿勢が「無意識のうちに」(p. 48) 子どもたちに伝わるのだと彼は主張しました。つまりアスペルガーは、自閉的と分類された人々は他者の意図を理解する優れた洞察力をもつと感じたのです。彼は次のように言いました。「そんな素振りは見せないけれども、自分のことを良く思う人とそうでない人を彼らは見分けることができる」(p. 73)。

1970年代にも、「自閉症」と診断された男の子の母親であるロザリンド・オッペンハイムという人が同様の結論に至っています。自分の息子の援助を通じて教師や他の親たちのコンサルタントになった彼女は、その後「自閉症」と診断された子どもたちのための学校を設立し、『*Effective Teaching Methods for Autistic Children and Youth*（自閉的青少年のための効果的教授方法）』（Oppenheim 1974）という本を書きました。オッペンハイムは、ある生徒が成功を後押しする環境では能力を発揮し、他方できないだろうという予測に基づく環境では完全なる無能力状態に陥るという現象を観察しました。ある年には統計の計算問題を容易にこなしていたのに、別の年には簡単な足し算すらできなくなってしまった、ある生徒のことが書かれています。その差を引き起こした原因を、子どもの中に生じた何らかの変化に求めるのではなく、むしろ教育環境と教師の期待感の差にその違いの原因があると考え、子どもたちに提供するカリキュラムが簡単過ぎないように教師は気を付けるべきだとオッペンハイムは提言しました。カリキュラムに対してこちらが期待するような反応が子どもたちから得られない時、それは子どもの理解力の欠如を意味するよりも、むしろ興味関心の低さを示しているのかもしれないと彼女は説明しています。つまり、より難しく、より複雑で、よりやり甲斐のある課題を用意すれば、子どもたちのより良い反応を引き出すことができるかもしれないということです。

無能力であるように見えることが多い、あるいは大体いつもそんな風に見える人が、にもかかわらず実は大いなる能力をもっているかもしれない——このオッペンハイムの主張は、実証することの難しいポイントです。なぜならその証明の作業は、一人ひとり、一つひとつの場面でなされなければならないからです。話すことができず、さらに知的障害の徴候として長くとらえられてき

たその他の特徴をもつような人の場合、その主張はより一層人を納得させるのが難しいものとなります。反響言語、文脈からそれたような発話、ぎこちない動き方、ベッドメイキング・食卓の準備・着替えなどの一連の行動が連続して行われる課題の困難、そしてこだわりや強迫観念的行動などは、それらの特徴を示す人が、思考にまとまりがなく、"遅れた"人間であるかのように見せるのです。その一方でアルベルト・フルゴーンのような"サクセス・ストーリー"が、他の人たちの可能性をも示すとするならば、話せない、もしくは非常に混乱した反響言語(注6)のある「自閉症」者と関わる上で、『能力存在の前提』という構えは、実は必要条件であるのかもしれません。

カナー、アスペルガー、その後：「自閉症」理解の枠組みを求めて

　現在の自閉症研究がこの『能力存在の前提』に基づいていると言ったら、それは嘘になるでしょう。むしろ共著者たちが経験した自閉症専門分野は、悲観と楽観が相対する2つの異なる理解で意見が分かれているように見えます。一方には、完全にその個人内に起因する状態として「自閉症」を特徴づける専門家たちがいます（行動の原因が「自閉症」者個人の内的特質にあるかのような専門家の語りの分析・議論については Duchan 1998 論文を参照のこと）。そしてその一方で、個人の経験とは複雑な社会文化的文脈の中に位置づけられ、その中で形づくられるものであるという考えの下、様々な特徴の中の幾つかの組み合わせとして自閉症をとらえる見方もあります。

　カナーが 1943 年に最初に発表した「自閉症」記述は、部分的には「個人内に起因する自閉症」視点から書かれていたといえるでしょう。観察された子どもたちが「身体的あるいは知的なハンディキャップをもって生まれてくる子どもたちがいるのと同様に、通常生物学的に備わっている、他者との情動的交流を形成する能力の生得的欠陥をもってこの世に生まれてきた」(Kanner 1943/1985, p. 50) とカナーは述べました。同様にアスペルガー（1944/1991）も、「自閉症」と診断される人間の本質的特徴は、孤立し、勝手気ままで、無意識・無関心であることとして次のように述べました。「自閉症児たちは極端

に自己中心的である。外界が課する制限や規定など考慮に入れず、自分自身の希望・興味・自発的衝動のみに従う」(p. 81)。しかしそれでいてカナーもアスペルガーも、彼らが観察した子どもたちが、たとえそれが一般的な方法やタイミングでなかったにしても、時に教師や親やその他の人間と明らかなやりとりをもったり、他者に応じたり、鋭い他者理解を示すことがあったことも書き記しています。つまり生物学的要因だけでなく、文脈的要素も重要だったということです(注7)。このようにカナーとアスペルガーは、社会的経験なども含む各個人が直面する環境全体と、個体内の病理学的資質が相互に関わりながら作用するという仮説を立てることができたのです。

「自閉症」と分類された人の脳と障害がないと言われる人の脳の間に神経学的な違いがあるということについて、昨今の自閉症研究は基本的な同意に至っています。例えば脳幹や小脳の異常（Hashimoto et al. 1995; Courchesne 1995; Courchene et al. 1994; Bauman and Kemper 1986; and Bauman, Filipek, and Kemper 1997)、大脳辺縁系（Bauman and Kemper 1990)、そして海馬体と扁桃体（Bauman and Kemper 1995）などの違いを指摘する研究があります。クールシェヌは以下のように脳画像研究の結果をまとめています。「脳と行動の相関を示す証拠は、小脳・大脳辺縁領域に広範囲な障害を受けた異常機能構造が存在する、という自閉症に関するより一般的な仮説と一貫するもので、この欠陥が様々な認知的行動的欠陥の根幹にあると思われる」(2002)。しかしこれらの研究結果のどれが「自閉症」を正確に描写するものでどれが乏しい条件統制の結果を反映したものであるか、また「自閉症」の発生時期はいつか（例えば、妊娠中か発達の過程か）、遺伝的要因はどの程度関わっているか、そして「自閉症」発生に影響を及ぼすその他の要因について等、研究者たちの意見は一致していません。けれども今日、「自閉症」に神経学的要因が絡んでいるということに関して反対を述べる自閉症専門家を見つけるのは困難でしょう。

　神経学と行動を結び付けることは、実は曖昧で驚くべきほどとらえどころがないものなのですが、それを直接的であり、明白であり、特定可能であるように扱う傾向は、何のためらいもなく人々の心をすり抜けます。トレヴァーセンと共同研究者たち（Trevarthen, Aitken, Papoudi, and Robarts 1998）の次のような言葉にその例を見ることができます。「子どもの脳の成長と経験からの学習を

統制する、脳発達に関わる"指示"が自閉症の主な原因に関わっている」(p. 4)。さらに研究者らの主張は続きます。「大部分の自閉症児は注意力と知能に顕著な欠陥がある」(p. 2)。そして「他者と関わろうとする動機の中核は常に特徴的に"不在である"か、喚起不能である」(p. 3)。

念のために申し添えると、より慎重な議論をする研究者もいます。例えば、バウマン、フィリペック、ケンパー(Bauman, Filipek, and Kemper 1997)は次のように述べています。

> 感情、行動、学習、そして言語の調節における小脳の重要性を示す数多くの証拠が蓄積されており、自閉症の小脳に観察される神経解剖学的異常が、この症行群を特徴づける非典型的な行動や混乱した情報処理とおそらく関わっていると考えられる。しかしながら、こういった研究結果のより精密な機能的重要性については……今後明白にされなければならない(p. 382)。

上記論文の中でバウマンたちは、トレヴァーセンらの「脳発達に関わる指示」(Trevarthen et al. 1998, p. 4)という言葉に代表される〈メタファーの世界〉へとは、明らかに立ち入ることをしていません。バウマンらが、神経学的な所見と行動の相関の可能性について言及しているのに対し、トレヴァーセンたちは明確な原因─結果の関係性を主張しているのです。

残念ながら、〈メタファー〉は自閉症研究に偏在しています。例えば、多くの自閉症専門家が自閉症と知能を関連づける様に、いかに自閉症という描写が文化的な産物であるかが現れています。知的障害という言葉を用いた自閉症描写はすなわち、それを証明することなく、生得的・生理学的起源を自閉症に想定しているのです。自閉症に関する多くの臨床的文献に、「自閉症」と診断された人の少なくとも半分、あるいは大部分が精神遅滞であるとその特徴を記述する傾向が見られます。例えばウィングは、カナーが1943年に書いた論文の中で観察記述した子どもたちと似た対象児に関して次のように述べました。「およそ1/3が重度か中度の学習困難をもち、もう1/3が軽度の学習困難、そして最後の1/3が平均の下の方かそれ以上の知能をもつ」(Wing 2001, p. 46)

[編著者注:「学習困難」(learning difficulties)は米国の「精神遅滞」(mental retardation)と同義で英

国で用いられる用語]。

　「自閉症」者の 75% は精神遅滞を併せもつと信じるラパン（1997）は、「彼らの認知レベルは自閉症の重症度と極めて関連がある」（p. 99）と述べています。同様にヤコブセンら（Jacobson, Mulick, and Schwartz 1995）は「言語機能における全体的な遅れや欠陥」と「知的発達における全体的な遅れや欠陥」（p. 757）との間に相関関係を認めています。またフォルクマールとコーエンによると、「言語学的・認知的欠陥」の存在は「こういった人々」（Volkmar and Cohen 1985, p. 47）（つまり「自閉症」と診断された人々）にはかなりよく見られることだとされています。カルペンティエリとモルガンも次のように書いています。「大部分の自閉症児は顕著な認知障害を負っている。実にその割合はおよそ 75% である……」（Carpentieri and Morgan 1996, p. 611）。彼らの「負う」という表現が、自閉症が何らかの損傷であるかのような視点を示唆します。さらにカルペンティエリとモルガンの研究によると、認知力と認知力損失レベルが同等である非自閉症者に比べ、「自閉症」と分類される人々は言語による分析的思考能力の障害がより顕著で、また日常の社会性とコミュニケーション能力における障害も著しかった（p. 611）と論じました。

　これらの語り（例えば Rapin 1997; Jacobson, Mulick, and Schwartz 1995; Volkmar and Cohen 1985; and Carpentieri and Morgan 1996）の中に〈メタファー〉が立ち現れます。話し言葉（スピーチ）と行動（パフォーマンス）における問題は知能の障害に基づいていることが想定され、あたかもその人の思考が滞っている（つまり「遅滞」している）かのように表現されているのです。これらの語りは欠陥志向の世界観に沿い、様々な表現をメタファーにゆだねています。ラパン（1997）は「認知レベル」、ヤコブセンら（1995）は「知的発達における遅れや欠陥」、フォルクマールとコーエン（1985）は「認知的欠陥」、そしてカルペンティエリとモルガン（1996）は「顕著な認知障害」という言葉を用いました —— これらすべての用語が確信を装い、本来メタファーであるものをあたかも具体的な現実であるかのように見せてしまっているのです。

　「個人内に起因する自閉症」説から派生し広まった自閉症理論として、マインド・ブラインドネス (mindblindness)、統合的一貫性（セントラル・コヒーレンス central coherence）、実行機能（executive function）の 3 つが挙げられます。

そしてここでも再び、〈メタファー〉が現実として扱われる様子がうかがえます。

心の理論

まず最初に「心の理論（Theory of Mind: ToM）」とも呼ばれる「マインド・ブラインドネス」という自閉症理論について考えてみましょう。マインド・ブラインドネスの基本的な考え方を説明するためにバロン・コーエン（Baron-Cohen 1996）は、パーナーら（Perner, Frith, Leslie, and Leekam）が行った実験を紹介しています。この実験では、まず研究者が被験児に「スマーティー」というキャンディーの容器を見せて「『この中には何が入っていると思う？』と尋ねます。当然その子どもは『スマーティー』と答えるわけですが、その後実際は中に鉛筆が入っていることを見せるのです」（Baron-Cohen 1996, p. 71）。その後実験者は被験児に次の2つの質問をします。1つ目は、中に鉛筆が入っていることを見せられる前、容器の中に何が入っていると思ったか？　そして2つ目の質問は、中に入っている鉛筆を見ていない他の子どもがこのスマーティーの容器を見たら、中に何が入っていると思うか？　この実験を行ったパーナーと共同研究者たちは、障害のない被験児は両方の問いに対して「スマーティー」と答えたのに対して、「自閉症」と診断された子どもたちの大部分は両方の問いに「鉛筆」と答えたと報告しました。このことからパーナーたちは、「自閉症」の子どもたちは「中身を知る前の自分の誤った思い込みや他の誰かがその時もつであろう誤った思い込みを参照にするのでなく、箱の中に何が入っていたかについての自分の知識に基づいて質問に答えたのだ」（p. 71）と結論付けました。これに基づいて研究者らは、「自閉症には、自分の視点と異なる他者の信念を理解する能力に純粋な欠陥がある」（p. 71）という結論を導き出しました。

マインド・ブラインドネス理論を支持する理論家たちによると、非「自閉症」者には「心的イメージを操作するメカニズム」が生得的に備わっており、従って年齢と共に「虚構と信念」（Frith 1991, p. 19）を正しく識別する能力が発達するのだといいます。そして「自閉症」と診断された人々は、それとは対

照的に、この「心の理論」というメカニズムが欠けているというのです。フリスの仮説によると「この特定の心の構成要素に欠陥がある」（Frith 1991, p. 19）のであり、この「メカニズム」が欠如した人々は「社会的想像力とコミュニケーションスキル」（p. 19）を発達させる能力が限定されてしまうのだといいます。また「自閉症」の場合この障害に加えて、社会参加の問題をさらに難しくさせるような「重複するハンディキャップなどの悪化要因」（pp. 20-21）も伴うかもしれないとフリスは付け加えました。

　世間一般に出回っている本などでも、マインド・ブラインドネスという"メカニズム"が人のあり様を決定づけるという考え方が押し進められています。例えばパーク（2001）は、「他者視点から物事を見る」ために「必要な"心の理論"」（park 2001 p. 148）が欠けていると、自分の娘を記述しました。パークの解説によると、そのため彼女の娘は「助手席側、それは自分が座る側なのですが、そちらの窓の雪だけを落として、運転席の窓は見えないままにしておくのです。彼女が見えるものを私も見えると、彼女は思うのです。もし自分が何かを知っていたら、聞き手も同様にそれを知っていると彼女は考えるでしょう」（p. 148）。

「自閉症＝精神遅滞」という自閉症描写と同じく、ここでもまた、マインド・ブラインドネスという「自閉症」描写に含まれるメタファーとしての本質が見落とされています。例えばフリスやその他の研究者たちは、実際にその"メカニズム"なるものを物理的に特定したわけではないのです。つまり"メカニズム"という表現にしても、「心の構成要素」（Frith 1991, p. 19）とか他の誰かが何を「考え」（Park 2001, p. 148）ているかなどの話にしても、それは比喩的な語りでしかあり得ないのです。

　他にも可能な説明を容易に思いつくことができるという事実は、マインド・ブラインドネス理論の説明力を問う重要なきっかけとなるべきだと思うのですが、例えば上記の雪かきの例であれば、パークの娘さんジェシーは、確かにその通り自分のことを考えていたのかもしれません。車の窓から外を眺める自分を、想像していたのかもしれません。だから彼女は、母親が座る席の窓には注意を払わなかったけれど、自分の側の窓の雪を払ってそのことに備えた。けれどもそれ自体は、母親も除雪された窓から外を見られる必要があることを彼女

が想像できない、ということを証明しません。単に、その時彼女はそのことを想像しなかった、あるいは注意を払わなかった、ということにすぎないのです。著書『*Exiting Nirvana*（ニルヴァナを出る）』の最後の方で、パーク自身もこの後者の可能性についてかすかに触れています。それは仲間のひとりのお葬式にジェシーが出席した時のことでした。彼女の個展開催を助け、またニューヨーク市にあるフラット・アイアン・ビルのスケッチに彼女を連れて行ってくれたその友人の思慮深さを思い出して語るジェシーの様子を「静かな悲しみ」(p. 207) にあふれていたと、パークは表現したのでした。

「自閉症」と名付けられた人や「自閉症」者として自己定義する当事者たちは、心の理論概念は曖昧で、誤解を招きやすく、また正確ではないなど、特に批判的です。最初に私にそのことを気づかせてくれた出来事の1つは、ドナ・ウィリアムズとやりとりをした時のことでした。ニューヨーク州のシラキュースで開催される学会に彼女を招待し、講演者として参加してもらうことになっていましたが、学会の1か月ほど前に彼女から電話があり、家庭で緊急の事態が発生したために学会に行けないかもしれないと伝えられました。すでに学会に参加登録していた400名以上の人々の多くが、まさに彼女の講演を聞きたいがために参加を決めていたことや、他のセッションは彼女の講演に比べれば2次的なものであることを知っていたので、その知らせに私は大きく落胆しました。彼女にも、とても残念だと電話口で伝えました。彼女が当時住んでいたイギリスから衛生中継で参加できるかもしれないと彼女は提案してくれましたが、確かにそれは可能だけれども実際に彼女が会場に姿を現し参加してくれることと比べると、それは残念な代替案であると伝えました。彼女が苦境にあることは理解しつつ、それでも何とかして彼女が学会に参加できる方法が見つかることを望んでいますと、私は彼女に伝えました。次の日、ドナが再び電話をよこして、家庭の問題はなんとか解決したから、結局無事講演に行けると伝えてくれました。そしてその時彼女が言ったのです。「ね？　私にも共感する心があるのよ」と。私は思わず笑ってしまいました。彼女はインサイダー・ジョークを言ったのです。「自閉症」者だって、他者が自分と異なる感情をもつかもしれないことをきちんと理解できるし、公的な自閉症定義がどう言おうとも、私たちも他者の感情を想像することができるのだと。

マインド・ブラインドネス理論批判は、彼女以外の「自閉症」当事者たちからも提起されています。自閉症ネットワーク・インターナショナル（Autism Network International）のメンバーであり、いずれも「自閉症」と自己定義するブラックバーンなど4名の当事者（Blackburn, Gottschewski, McElroy, and Niki 2000）がヨーロッパ自閉症会議2000で発表しその中で、彼女/彼らは自身の経験を元に、心の理論の実験は、被験者が非「自閉症」者と同じような言語能力・集中力と注意移行スキル・情報処理、その他の様々な能力をもつことを強要するものだと主張しました。「自閉症」者と非「自閉症」者のもう1つの違いとしてタイミングの問題を挙げ、発表者のひとりが次のように説明しました。「やりとりが終わった後に、何時間も何日も自分の中で考え続けてようやくやりとりのある側面が分かるということもあるので、現実的な意味においては、確かに私には社会性の認知に障害があって、そのために厄介な問題が生じることもあります。ただその一方で、人々に関する優れた洞察をもてているような時もあるのです」。またもう1人の発表者は「僕はその場ではあまりうまく考えられないのです」と言いました。つまり自分の観点と他者の観点を「同時に考えることができなくて、特に自分が話している時や他の人の話を一生懸命聴いている時には、さらにそれが難しい」と彼は説明しました。さらに別の発表者は、人の話を聞く時にしばしばその内容と同時に話し方に気が取られるのだと述べました。「［編著者注：音の振動数が］ゆっくりで太鼓のような音で」話す人もいれば、「けばけばしい感じ」の話し方でそれがひどくなると聞いていて「歯が痒くなる」人もいると彼女は言いました。このようなところに集中が向いてしまうので「話者に関するどの情報を自分が処理しようとしているのか」、それは彼らの「行動」なのか「話者そのもの」なのか、「分からなくなる」のだと彼女は述べました。

　こういった複雑さから心の理論を考えると、世界がいかに様々に経験されうるかという、その多様さをとらえるに不十分な、お粗末な概念であることが見えてきます。発表者のひとりが同情的に、また『盲人の国（Country of the Blind）』（Wells 1911/1997）風に、そのことを次のように指摘しました。「心の理論は、NT［Neurotypical: 神経学的典型人］同士なら成立するだろうし、AC［自閉症やその他の類似の障害のある人］同士でも成立するでしょう。でも

ACとNTとの関わりに対して適用しようとすると、そこで失敗するのです」（Blackburn et al. 2000）。つまり現象学的に説明するならば、「自閉症」と名付けられた人に欠陥があるとか重要な"メカニズム"が欠けているわけではなくて、単に彼/彼女たちが、いわゆる神経学的典型人（注8）とは違って世界を知覚し体験しているかもしれないということにすぎないのです。

統合的一貫性理論

2つ目の自閉症理論は、「自閉症」者は部分を全体に繋げることができないとする説明です。つまり「自閉症」者は、詳細と詳細を関連づけて全体像として理解する能力に欠けていると、とらえるわけです。ウィングとグールド（Wing and Gould 1979）が「障害の3つ組」と呼び、自閉症の特徴として考えられているもの――社会性、コミュニケーション、そして想像力の障害――についてフリス（Frith 1989）は、これらの障害の本質を説明するより根本的なものがまだあるかもしれないと論じました。フリスは、この「3つ組」すべてが中央処理に関わるものであり（1989, p. 97）、従ってこれは、彼女が言うところの「統合的一貫性（セントラル・コヒーレンス central coherence）を志向する弱さ」(p. 107) に由来する、一般化することの価値に対する無関心または認識力不全を反映するものかもしれない、との仮説を提示しました。問題は、「自閉症」者が終わりなき部分への集中に囚われてしまう、つまり「木を見て森を見ず」のことわざ通り「森」より「木」を見てしまうということではなく、はたまた「識別力があり過ぎる」(p. 106) というわけでもなくて、「相違を超えて一般化する"必要性"を認識する能力の欠如」(p. 107) という点にあるのではないか、と彼女は主張するのです。「自閉症」者はひとつのことへの興味を長い時間持続することが見られる一方で、「正常な子どもは、あくまでも全体の中の部分としてのみの興味を注ぐので、部分に集中する時間が短い」(p. 109) とフリスは論じました。

統合的一貫性（つまり一般化）と「末端装置」との間に見られる「遊離」に特徴づけられる「欠陥のある脳」(p. 117) を「自閉症」者はもつと、フリスは述べました。当然コミュニケーションも、複雑に並べられた部分を全体像と

して繋(つな)げる能力に大きく頼っています。1つや2つの細かい部分で詰まってしまったら、ほとんどんな会話であっても全体の筋を見失ってしまうでしょう。とするならば、他者の観点を考慮に入れるなどといったさらに複雑なこと —— それはフリスが「心理化（mentalizing）」と呼び、バロン・コーエンが「心の理論」と呼んだことですが —— に関して、「自閉症」と称される人たちはますます不利な立場に置かれるに違いありません。なぜなら、他者が考えているかもしれないことを想像するためには、たくさんの〈部分〉を入手して、それらを解釈して大きな〈全体像〉を構築しなければならないからです。

「高機能自閉症者あるいはアスペルガー症候群のある大人」を対象に行った「統合的一貫性（セントラル・コヒーレンス）」理論を検証するための3部実験の中で、ジョリフとバロン・コーエン（Jolliffe and Baron-Cohen 1999）は"自閉症者は話し言葉と書き言葉の意味理解ができない"とは結論付けませんでした。代わりに出した控えめな結論は、「自閉症スペクトラムの人間は、言語を処理して意味を理解するために通常以上の努力が求められるため、意味理解を強く求められるかあるいは意識的にそうすることを自身が決断しない限り、意味理解のための完全な情報処理を行わない傾向がある」（p. 166）という可能性の提示でした。

昨今の脳画像技術をもってすれば統合的一貫性（セントラル・コヒーレンス）理論であれ、その他の自閉症理論であれ、それらの適切性を検証することが可能であるように思われるのですが、ではもし統合的一貫性理論を検証するならば、研究者は具体的に何に焦点を当てるのでしょうか？　ベルモンテとユーゲラン・トッド（Belmonte and Yurgelun-Todd 2003）は、これまで数多くの自閉症研究が「聴覚と視覚チャンネルに注意を二分する」（p. 652）ことに困難を示す自閉症者たちを報告しており、また「注意集中の範囲や焦点を更新すること」における困難と、「即座の注意転換不能に起因すると思われる行動の厳密さ」（p. 651）を示す多くの記述が研究者により産出されていることに注目しました。その上で「自閉症スペクトラム」に分類され「精神遅滞がない」（p. 653）6名を対象に実験を行いました。被験者たちは実験中、画面中央のターゲット上に視点を維持しながら「左右2箇所にある刺激提示位置のうちの片方を無視しもう片方」（p. 654）に密(ひそ)かに注意を注いでいるように指示さ

れました。その間被験者は目の動きをモニター追跡され、同時に神経画像撮影（MRI）も行われました。注意を向けている方の刺激提示位置にターゲット刺激（色付きの四角）の出現を察知すると同時に、彼または彼女は反対の位置へと注意を移行させ、再び画面中央に視点を定めたまま新たな刺激提示位置に密(ひそ)かな注意を向けながら次のターゲット刺激を待つように言われました。また注意を移行させる際、同時に「利き手の人さし指で注意を移行させる方向を指す」（p. 654）ことも求められました。実験の結果、「自閉症」診断をもつ被験者グループに、比較グループと異なる脳活動のパターンが認められ、それを元に研究者らは次のような仮説を提示しました。

> 次の3要素に特徴づけられる……情報流通のパターンが見られる。(1) 過覚醒。つまり、異常に強く……また解剖学的領域と機能システムの異常に広い範囲に渡る第1次感覚処理。(2) 関連刺激の早期選択における障害。……これは3つ目の特徴を導く。(3) 高次処理への過負荷（Belmonte and Yurgelun-Todd 2003, p. 660）。

つまり、もし刺激に過剰に反応し、その結果高次な思考をすることができないほどに脳への負担が大きくなり過ぎるならば、発達期にある若い脳は「低次機能の使用を強調する認知スタイルを発展させ」、「一般化された全体的なパターンに依存することを避ける」ようになるかもしれない（p. 660; Belmonte et-al. 2004 も参照のこと）、というのがベルモンテとユーゲラン・トッドの議論なのです。又これらの研究者は、それらの実験結果が「高次機能における欠陥」（p. 661）からトップ・ダウンで下りてきた影響である可能性と同時に、実験場面における不安感などその他の要因が絡んでいる可能性についても検討しました。加えて研究の導入部分では、速い注意移行課題を含まない実験ならば、「自閉症スペクトラム」の被験者グループが「正常あるいは正常に近いレベル」（p. 652）の結果を示したことにも触れられています。

バラ、ブッシアレーリ、とコレ（Bara, Bucciarelli, and Colle 2001）は「統合的一貫性（セントラル・コヒーレンス）」という考え方が極端に広すぎると主張しました。統合的一貫性の弱さと大きく括(くく)られたものが、本当は例えば認知面・注意・文脈などに関わるその他のもっと特化した困難を反映したものであ

るかもしれない、というのです。自身の研究の中でバラたちは、例えば他者の意図に関して情報を一般化させてその本質をとらえる能力が、場面や文脈によって劇的に影響を受けることがあることを見出しました。すなわち、ある場面において統合的一貫性の困難であると見えたものが、他の場面では消失するという可能性が示唆されたのです。またバラたちは"注意集中の困難"などの単一で限定的な障害が広範囲の認知機能に影響を及ぼし、あたかも高次思考能力がないかのように見えながら、しかし本当の問題はむしろ特定の状況下におけるパフォーマンスの困難（2001, p. 219）というところにある、という仮説を唱えました。この主張を唱えることでバラたちは、個人内に起因する全般的な欠陥という仮説を退け、個人が示す特質は常に社会的文脈の中で機能しており、またその社会的文脈は人のパフォーマンスに劇的な影響をもたらすかもしれないという認識に基づいた、より複雑な理解の視点を採用しているのです。おそらく彼らの分析で最も重要なポイントは、例えば彼らの被験児たちが心の理論課題をコンピューターで行ったように、ある環境条件が、注意の移行などの特定の問題を迂回することを助けるかもしれない、という点にあるでしょう。彼らの被験児たちも、コンピューターという手段ではなく口頭で心の理論課題を遂行するように求められていたら、テストに打ちのめされていたかもしれないのです。

　コンピューターが「自閉症」と名付けられた人々を救済する道具であると言いたいわけではありません。そうではなく、この本の共著者のひとりであるスー・ルビンが以前書いた論文の中で説明したように、注意集中という１つの困難が、様々な要因の複雑な絡み合いを巻き込みうるということなのです。スーは自分のことを「強迫観念的なこだわり」があり、「特定の考えや行動に引っかかると、身動きが取れなくなる」（Rubin et al. 2001, p. 421）と記述しています。またエコラリア（反響言語）についてはこのように説明しました。「ある言葉や音を口にして、そしたらもうそれを止めることも他の音に変えることもできないのです」（p. 421）。しかし、授業中スーが「知的に関わっている」場面では、彼女のエコラリアは消失するのです（p. 421）。つまり、首尾よく興味深い授業を展開する教師や、コンピューターを含むその他の要因が注意集中を助け、その結果パフォーマンスも改善されるかもしれないということな

のです。

実行機能理論

　自閉症を説明するために用いられる3つ目のメタファーは、「実行機能」（executive function）という考え方です。実行機能とは、自分の行動を調節しながら第1ステップ、第2ステップ……というように、大体意図した結果に導かれるように一連の行動を計画・実行する能力を意味します（Damasio and Maurer 1978; Welsh and Pennington 1988）。そこには「計画、思考と行動の柔軟性、場面移行、抑制、心的イメージを"オンライン"か作業記憶エリアに留める」（Griffith et al. 1999）などの機能が含まれるのですが、あるレベルでこの用語はおおむね記述的な言葉であるように見えるかもしれません。要約すると「実行機能」とは、目的を遂行するための行動を意味するのですが、しかし果たして、この考え方が自閉症を説明できるのでしょうか？
　（例えばマインド・ブラインドネスや統合的一貫性などの）その他の大きな自閉症理論同様、実行機能が自閉症全体を説明するもの（自閉症の「原因」）であるかのように取り扱うと、〈差異〉や〈困難〉を能力の〈欠陥〉と取り違えてしまいかねません。
　グリフィスと共同研究者（Griffith et al. 1999）は、幼稚園児を対象とする研究において、実行機能の基礎と考えられている多くの領域で「自閉症」児が良好な能力を示したことから、「自閉症に関する実行機能不全仮説には重大な問題がある」と結論付けました。その研究で「自閉症」児が能力を示した領域とは、記憶、課題遂行中の情報維持、情報の使用と操作、異なる情報間の注意の移行、そして反応の抑制（p. 830）などでした。もし実行機能の欠如が自閉症の原因であるならば、この子どもたちはこれらの能力を示すことができなかったはずだというわけです。もう少し最近に行われた研究では、グリフィスたちの研究より若干年長の子どもを対象とした研究でジョセフとターガー・フラスバーグ（Joseph and Tager-Flusberg 2004）が、実行機能スキルとコミュニケーション機能との間に相関関係が認められたものの、それは因果関係ではなかったと述べました。さらに実行機能スキルと「双方向性の社会的機能」（p. 151）

との間にも関連が認められず、これらの結果を受けて研究者たちは「実行機能……と自閉症の重症度……との間には限られた相関関係しか認められない」（p. 152）と結論付けました。

　実行機能と呼ばれる概念を構成すると考えられている各種のスキルは、互いに密接に関連しあっているものなのか？　それとも実は、それぞれがかなり分離独立したものなのか？　また記憶などのある1つのスキルに焦点を当てた研究において、抑制や注意などのその他のスキルの影響が入り込むことはないのか？　このようなより根本的な問いを、研究者たちは自身に投げかけています（Miyake et al. 2000）。ミヤケと共同研究者は、障害がないといわれる大学生を対象とする研究を通じて、「場面移行」「モニタリング」「抑制機能」の3つのスキルは互いに相関するが、同時に「明らかに分離可能」（p. 49）でもあることを認めました。

　ミヤケらによるものとグリフィスら（1999）による研究は、自閉症全体を説明しようとすることの問題を示唆するものだといえます。まず第1に「実行機能」というメカニズムを特定できるわけではなくて、それはメタファーに過ぎないということ。そして第2に、この概念が「自閉症」と名付けられた個人の内部に何らかの機能の全体的な欠陥を想定しているということ。しかし例えば、事前に示された手本に従って順番に穴の開いた円盤を棒に差すといった課題〔編者注：「自閉症」と呼ばれる人すべてがこのような課題に困難を示すわけではありません〕に困難を示した場合、それは本当にその人が認知的メカニズムに欠陥があって、課題を遂行するための行動と手順を考えられないということなのでしょうか？　様々な情報を認識・解釈して自分の行動との関連性を考えることができない、ということを意味するのでしょうか？　それともむしろ、単一や複数の要因が絡んで、望んだようなパフォーマンスが妨げられているということなのか？　またさらに、その問題は様々な場面を通じて一貫しているのか、それともパフォーマンスの差異あるいは困難を強まらせる状況もあるのか？　例えば、注意移行の遅延、環境的に引き起こされたものも含めた不安感、タイミングの難しさ、行動を順番に行うことの問題、固有受容感覚に対する気づきの乏しさ、その他様々な要素がパフォーマンスの成功いかんに影響を及ぼすことが考えられるでしょう。

心の理論、統合的一貫性、実行機能など、自閉症の原因を包括的に説明しようとする概念のいずれもが、自閉症とは本質的にその当事者内部に原因があるものとして理解できる、という想定を含みます。そういった意味でこれらの理論は、知能に関する議論の「自然説」（これの優れた議論は Hayman 1998 を参照のこと）と通じるものがあります。

知能「自然説」は、人の頭の良し悪しは生まれつきのものであると主張します。そう言い切ることで、貧困や貧しい教育機会などの社会的に作られた格差が誰かの成長を妨げている、という罪から免れようとするのです。同じように理論が自閉症を、大きくあるいは完全に個人内に存在する状態や特質として扱う時、意図しているかどうかにかかわらず、それは生物学的決定論を示唆するかもしれません。内的欠陥をもつと想定された人を科学が治すというほぼあり得ない可能性を除けば、このような理論は根本的に悲観的な立場を取ってしまいます。なぜならこういった理論は、多かれ少なかれ当事者を、内的特質に縛られた不変な存在であり、その"改善"（つまりより「正常」に近づくこと）の見込みはほんのわずかか皆無であるととらえるからです。ウィングが書いた次の一文はそういった視点を表しています。「良好な認知能力のいかなる兆候も示さない子どもたちは、たとえどんな方法で教えてもスキル発達の可能性が非常に全くもって低い」（Wing 2000, p. 2）。そしてもし劇的な発達が見られたならば、教育も大切だったかもしれないけれど、その人は特別だったのだと（例えば Wing 2000 はティト・ラジャルシ・ムコパディヤイを「非凡」（p. 2）と称しました）個人内に起因する「自閉症」視点の持ち主は考えるでしょう。自閉症を包括的に説明しようとする"ビッグ・セオリー"の枠組みの中では、劇的変化を遂げた個人は統計的異常値であるか、あるいはウィングがそう呼んだように「非凡」であるとたいがい見なされてしまうのです。そうすることで、矛盾する証拠に混乱させられることなく、自閉症に関する優勢な考えを無傷で保つことができるからです。

（訳注：「自然説」に反する）知能「環境説」の視点は、「自閉症」と名付けられた人々を、他の誰とも同じように弾力的な存在であると見なします。「自閉症」がその個人全体を定義するものではなくなるのです。例えばアルベルト・フル

ゴーンや前述のグラスゴー会議で発表した4名の当事者たちの経験と言葉が、状況や場面によって人のパフォーマンスは変化するという命題を具現していました。

　デ・ロリエ（Des Lauriers 1978）は、最近の一連の自伝書にも先んじてケース・スタディーを報告し、その中でそのことを指摘しています。彼は、カナーが観察した11人の子どもたちのひとり、クラレンスを追跡していました。デ・ロリエは、クラレンスが自分の社会的関わりがしばしば〈正常人〉(注9)たちの期待とはある程度異なるものではあっても、やはり場に規定されることを理解していると気が付きました。クラレンスは、新たな技術の進歩に職を失うのではないか、また自分の妻を性的に満足させることができるだろうか、などと悩んでいました ―― これらは例えば独身者が結婚して生活が変わり「ちょっとしたパニック」（p. 227）に陥るように、非「自閉症」者も頭を悩ませるような事柄であるとデ・ロリエは指摘しました。クラレンスの独自の主観性が自閉症によりある程度説明されるかもしれない一方で、クラレンスは、自分が成し遂げてきたことは、自閉症故ではなく、早い時期に社会的生活と教育の機会に晒されたことのおかげだと考えていると、デ・ロリエは結論付けました。つまりクラレンスは、自分自身についてと自分の可能性を、"機会"という観点から語ったのです。

自伝作家たちと、「自閉症＝孤独」の神話

　私が自閉症分野と言う時、専門家、研究者、親、教師、その他自閉症関連文献に貢献するすべての人間を指しているのですが、これらの人間は「自閉症」と名付けられた人たちに対して、当事者とは異なる位置に立っています。アウトサイダー（非当事者）の視点からは、他者自身がどのように感じ理解しているかを断定的に知ることはできません。つまりアウトサイダーは、見ているものやその意味について常に問うべき立場にあるのです。そういった問いに対する自閉症分野の答えは、これまでずっと欠陥志向でした。この欠陥志向モデルに基づき、我々アウトサイダーは〈正常人〉の観点から仮説や理論（例えば心の理論や認知欠陥理論）を立て、障害者と定義づけられた人間に対してそれら

を適用したり検証してきたのです。その間本当に問われている質問はこうでした。「自閉症者には、正常な人間がもつ何が欠けているのか？」
　これに代わるアプローチは、当事者たちの主観的理解や世界観を知ろうとすることですが、そのためには「自閉症」と名付けられた人々の視点を引き出し、当事者視点を背景から前景へと押し出すまなざしをもって、自閉症の多様な意味を解釈することが必要です。このアプローチにおける「自閉症」概念は、多くの源泉に由来するものとして、また定義する者と定義される者との間に存在する力関係を常に反映し、そして社会的・文化的文脈に応じて時と共に変化するものとしてとらえられます。そういった意味でこの立場は「鋭い分析視点を含む現象学的モデル」（critical phenomenology）と呼べるかもしれません。
　この本の共著者たちは、テンプル・グランディン（Grandin and Scariano 1986; Grandin 1995）、ドナ・ウィリアムズ（Williams 1989; 1994）、ション・バロン（Barron and Barron 1992）らによって最も顕著に形作られてきた最近の潮流に沿う存在であるといえます。1986年に出版されたテンプル・グランディンの著書『我、自閉症に生まれて（*Emergence: Labeled Autistic*)』は、「自閉症」診断を受けた側の人間が自閉症という経験を当事者自身の言葉で定義し始める、新たな時代の始まりを明らかに予感させるものでした。どこかが壊れていて、周りの世界とは根本的に断絶している（つまり孤独であり、またおそらく世界に無関心である）という仮説の正当性を証明する代わりに、グランディンは、社会と関わり互いに妥協点を見出しながら折り合いをつけようとしている現在進行形の人生を、本の中で顕にしました。
　しかし、予想通り学者たちは、そんなグランディンを欠陥志向の視点でとらえました。例えば、博士号をもつ研究者であり、同時にコンサルタントで、また動物の飼育場のデザイナーでもあり、そして何より自閉症に関する著作を多数もつグランディンが書いた文章について、ハッペは「ほとんど誰もが誇りに思うであろう注目すべき達成」（Happé 1991, p. 213）と称しました。またハッペは、グランディンの文章に友情の話や、想像的な遊びの話や、また他の子どもたちと知恵比べをしてゲームに勝利するために彼女が用いた方法、そして罰を逃れるために「同情するフリをして誰がやったか嘘をついた」ことなどが書

かれていたことに対して、「自閉症」者には珍しいことだと感じました。彼女はこれらの例を挙げて、グランディンが「他者の信念や感情を操る」(p. 209) 能力をもち、従って「自閉症」と分類される人の中の非典型であると述べました。言い換えると、グランディンの語りは、すでに"知られた"自閉症の欠陥と一致しなかったのです。

　ハッペにとってこれらのグランディンの記述はあまりにも非凡で、疑わしくさえ感じられました。グランディンの第1作である『我、自閉症に生まれて』(Grandin and Scariano 1986) がもう1人の著者との共著であったことが「まさに最も興味深く、そして最も私たちの自閉症概念に挑む文章」に「疑い」(p. 208) をかけるとハッペは主張しました。このように主張するハッペは、個人は外界と分離独立した存在であるとする、デカルト派の考えに固執しているように見えます。こういった視点からすれば自閉症とは、外界の影響から多かれ少なかれ切り離された（想定された欠陥も含む）個人の資質として ── 実質上独立した個人内で完結するものとして ── 理解されることになります。ハッペはさらにこうも書いています。グランディンの自閉症に関する「信頼のおける」分析を行うためには「自閉症作家自身を単独で」(p. 209) 検証する必要がある、と。

　ハッペは、グランディンが「ゴースト・ライターなしの単独で」書いた文章は、と、あたかも彼女がスカリアーノと一緒に書いた最初の作品がゴースト・ライターありであったかのように、「所々で話を追いにくい」(p. 209) と評しました。心の理論に基づく自閉症解釈の枠組みにグランディンを引きずり込むかのように、ハッペは「読者から繋がりが見えにくい話題の転換」(p. 210) を指摘します。「締め付け機の話から牛の扱い方の話」(p. 210) への、ハッペが言うところのグランディンの突飛な話題の移行に、彼女は自閉症の欠陥を見て取っているのです。好機をつかむかのようにハッペは次のように述べました。「それはあたかも［編著者注：グランディンが］彼女がもつ重要な基礎情報を、読者が共有していないということを理解し損なっているかのようである」(p. 210)。つまり、どの知識が他者と共有されたものでどの知識は自分だけが知っていることであるかの識別をすることが、グランディンはできないとハッペは主張しているのです (p. 215)。たとえ直接そうは言わないまでも、ここでハッペは明

白に心の理論を持ち出してきています。グランディンが締め付け機（自身の感覚認知を高めるためにグランディンが発明した機械）の説明をする何ページも前にそのことに触れており、読者はそれが何なのか謎のまま読み進めなければならなかった（p. 210）と、ハッペはあら探しをするようにグランディンを咎（とが）めました。

　ハッペが用いたそれらの例が、欠陥志向の「心の理論」的自閉症解釈を支持することにも役立つかもしれませんが、同時にそれはその矛盾も顕（あらわ）にします。結局、私自身も含め作家は皆、またなりたての新米作家の場合は特に、何度も編集や出版経験を重ねることで、ストーリーに含む物語と描写の順番・その移行・考えの発展・適切な量の背景情報の挿入・読者の期待に応えるためのその他の調整などといった技術的側面が磨かれていくものなのです。だとしたら、なぜ「自閉症」と名付けられた作家のみに違うものを求めるのでしょうか？自閉症に関するグランディンの講演を聞いたことのある人なら誰でも、彼女がかくも聴衆の興味を引き想像力豊かに語る講演者であることを知っています。時と共に技術を磨き、様々な人たちとの共同作業の経験を通じて彼女の作品が他の作家のように全く変化しないとしたら、それは驚くべきことでしょう。従って『我、自閉症に生まれて』（Grandin and Scariano 1986）の約10年後にグランディンが書いた『自閉症児の才能開発（*Thinking in Pictures*）』（Grandin 1995）について、(訳注：著書『火星の人類学者』の中でグランディンを紹介した神経学者)オリバー・サックスが「新しく、より深く考えられ、よくまとまった物語的エッセイ」（Sacks 1995, p. 12）と称したのも、不思議ではありません。

　それでは、今度はグランディンの文章を「鋭い分析を含む現象学的視点」からとらえてみましょう。第1作（Grandin and Scariano 1986）の中でグランディンは、学校から帰ると毎日母親が本を読んでくれたことや、試行錯誤の過程を経て自分自身の理解を深めていったことなどを綴（つづ）っています。また人に触れられることに対する反応や、言いたいことと口から無意識に（つまり意図せずに）出てくる言葉の矛盾、そして手をたたいてリズムを取ることの難しさなどを、グランディンはパフォーマンスの問題として説明しています。彼女の文章を読むと、その文章を書いた当人が記述されている人生を生きてきたのだということを感じずにはいられません。成長の過程と経験を詳細に綴り紹介して

いるところに、自閉症の世界を知らず自分とは違って世界を解釈しているかもしれない読者たちにとって、自らの経験は興味深くきっと役に立つだろうというグランディンの理解が示されています。

　ここ20年ほどの間に世に出された数々の自伝書は、孤立し無関心な人間として「自閉症」者をとらえる欠陥モデルの確信を強めるどころか、世界との繋がりを模索する人間像を描いています。確かにション・バロン（Barron and Barron 1992）は、クレヨンを繰り返し家の空調の通風孔に投げ込むなどのこだわり行動に時として没頭することを、自分でも認めています。一つひとつのクレヨンが同じように消えていくか、彼はそのパターンに引かれているのです。また台所用品を木に向かって投げ、どれだけ高く上がるか、木のどこに当たるか、葉っぱや木の枝にぶつかってどんな音を出すか、そしてどんな風に落ちていくか、それらを確かめたくて繰り返し魅了されたようにその行動を続ける様子を、彼は書いています。ションはパターンを愛し、だからそれを求めました。それでもグランディン同様、バロンが綴る文章は、世界との繋がりを求めてもがく彼の姿を描き出すのです。本の中でション・バロンは、障害のない人たちから彼も参加者であると見てもらえるために、彼が用いる多くの技について記述しています。変わりたい、学びたい、関わりたい──いうなれば社会的な関係をもちたいしもたれたい──という彼の強い願いにたとえ他の人たちは気が付かなくても、彼は一生懸命挑戦し続けました。

　アメリカの50州すべての名前が言えることを誇りに感じたと、バロンは書いています。機会さえあれば両親の友達に、モンタナ州、ウェスト・バージニア州、ケンタッキー州など様々な州を訪れたことがあるかと彼は尋ねました。州の名前を出して質問をすることで、彼は自分の知識を表明することができました。また州について話すことで、会話の大枠ができ、自分が会話の主導権を握っているように感じることができたのだと彼は説明しています。後になって考えてみると、あれは「断片的で支離滅裂で、発展性のない会話だった」（p. 107）と気づいたといいますが、それでも、コミュニケーションの階段を上るためにはその段階が必要だったのだと、彼は自分のことを許すのです。あの時「大事だったことは」と、彼は書きました。「そうすることで、正常な普通の人に少しだけ近づけたように感じられたということでした。僕は認めてもらえた

し、思う通りに会話の主導を握れた時、そのほんの少しの間、自分の力を感じることができたのです」(p. 107)。

　引き留められ、彼の長話に付き合わされた人たちにとっては、その会話は迷惑なものだったかもしれません。しかしそれは"普通の"会話から取り残されることに代わる、別の選択肢をバロンに与えてくれました。彼はこうも語っています。「僕以外の誰もが、いとも簡単に話していました。小川のようにさらさらと流れる会話を聞きながら、僕はとても劣った、みんなから締め出された、くだらない人間のように感じました」(p. 104)。州の名前を挙げるという語りの技は、ション・バロンが会話に参加できることを意味しました。それはある意味台本に沿ったような会話でしたが、それでも会話であることには変わりありませんでした。それに彼はどんどん上達していったのです。

　このように、自閉症は彼を世界や他者の視点に無関心な存在にはしませんでした。また、バロンにすでに決まった話題があったからといって、他者が自分と異なる視点をもつことを彼が理解できなかったわけではありませんでした。彼を絶えず悩ませたものがあるとすれば、それはまさに、自分と他者の違いに対する気づきだったのですから。話題に上げられた州が実際にどんな場所であるかはあまり知らなかったけれど、遠い場所への旅という話題は、彼が「置かれた現状」の「痛み」(p. 106)を和らげる想像の世界へと導いてくれたのだと、バロンは当時を振り返りました。

　バロンは、自閉症は彼の一部だととらえます。しかし、彼が何者であるか、そのすべてを自閉症は説明しないのです。例えば極度の不安は、自閉症に起因すると彼が考える要素のひとつですが、不安を引き起こす神経学的機序が何であれ、彼が実際どのようにその不安を経験するかというのはいつも同じではありません。実際の状況と折り合いをつけるのに応じて、変化するのです。例えば、高校で演説の授業を取った時のことを彼は書いているのですが、クラスの前で話そうとした時、恐怖で自分の腕を強く握りしめた彼は、文字通り指が腕に食い込み肉をえぐり出す勢いだったといいます。握りしめる自分の手に注意を促す教師の働きかけがあってから、少しずつ、そして練習と共に次第に彼はリラックスし、より上手に話せるようになっていきました。成長期の終わり近くにバロンの家族は違う町に引越し、彼と彼の妹は新しい高校に入るのです

が、バロンはこれを新たな人格、あるいは少なくとも新たな評判を立て直す機会としてとらえました。そうして彼は、他の生徒たちとよりうまく会話を交わせるようになっていったのです。それはあたかも、過去の遭遇において形作られた他者による自己定義に縛られることなく新しく得たスキルに挑戦するという許可証を新しい場面が彼に提供したかのようでした。そしてそれは、確かにうまい方法でした。

　演説のクラスの時と同じ慎重さと深い思考で、バロンはユーモアのセンスも磨きました。他の人たちに見られるユーモアのセンスが自分にも必要だと心に決めた彼は、「自分以外のすべての人間がそれをもっているようだという事実」（p. 180）を恨みさえしました。何もすべての人間にユーモアのセンスがあるわけではないことを彼が知ったら気が楽になったかもしれませんが、いずれにしても、彼はそれをマスターしたかったのです。ニュアンスを理解することが大事だと、しかもそれまでよりも素早くニュアンスをつかまなくてはならないことを彼は理解しました。そこで『ギリガン君SOS』（Schwartz 1964）というコメディーTV番組の再放送を、「場面全体のセリフを一語一句覚えて言える」ようになるまで何度も見続けました。その番組自体に「繰り返しが多くて……内容についていきやすく先が読みやすいコメディー」（Barron and Barron 1992, p. 180）だったことが幸いしたと、バロンは本に書いています。『ギリガン君SOS』のユーモアのニュアンスが分かるのだから、同じセリフを言ってきっと他の人を笑わせることができるだろうと彼は考えました。しかし後に彼が分かったことは、人はそのセリフに込められたユーモアを笑うのではなく、奇妙にテレビのセリフを繰り返す彼のことを笑っていたということでした。当時彼が理解し始めていたことは、彼が面白いと感じることと、他の人たちが面白いと思うことがよく食い違っているということだったのです。また彼にはひとつの行動パターンを自分で止められなくなることがよくあり、そんな時彼は、強迫観念に足を取られてしまったような感覚を覚えるのでした。

　テンプル・グランディンにしてもショーン・バロンにしても、様々な興味をもち新たなスキルの獲得を追い求めました。また自己変容の歴史をもち、そしてそれらは常に社会的な関わりと結び付いていたということが「孤独な自閉症者」という描写がいかに非現実的で、架空であるとさえいえることを示し

ています。「鋭い分析を含む現象学的視点」に立った時、彼／彼女の語りから、日々成長し、変化し、そして世界との関わりを通じて新たな主観性を獲得し続ける人間の姿が見えてくるでしょう。

　初期の自閉症定義は、確かに欠陥モデルに基づいて「閉じた孤独」の状態であるととらえました —— 例えばアスペルガーも「自閉症児（the autist）［編著者注：ギリシャ語で「自己」を意味する autos に由来］は自分だけの世界に閉じている」（1994/1991, p. 38）と書きました。しかしながら前述したように、アスペルガー本人が、「孤独」ステレオタイプと矛盾する証拠も同時に提示していました。つまり「自閉症」と名付けられた人々を、他の人間以上に孤独であるとは考えられないのです。そのことはバロンの文章からも、そしてグランディンの文章からも明らかでした。

　文章を書く人間も〈場〉の影響を受けながら存在するのだということが、ション・バロンと母親との共著作品である『There's a Boy in Here（中に男の子が居る）』（Barron and Barron 1992）の執筆の過程にこれ以上ないほど明らかに現れています。私が初めてションと彼の母親のジュディに会ったのは、1993年にシラキュース大学で開催された障害関連の学会でのことでした。2人の著作をとても楽しみに読ませてもらったことを伝えると、ジュディがションの書いた文章を最初に読んだ時の反応について話してくれました。彼女は最初、ションの文章にとてもがっかりしたのだというのです。彼女にしてみるとそれは、あまりに一般的で感情や情熱が感じられず、退屈に感じるほどでした。もっと具体的に、つまりもっと読者の興味を引きつけ、具体的に参考になるような文章をションに書いてもらうために、そのような文章の例としてトビアス・ウルフの自伝『ボーイズ・ライフ（*This Boy's Life*）』（Tobias Wolff 1989）を渡し、「こんな風に書きなさい」と彼に言ったのだそうです。そして明らかに、それだけで十分でした。ウルフの本を読んでからションは、具体的で、読者の心を動かすようなドラマティックな文章を書くようになったのです。

大きなギャップの先を見て、身体を読む

　何年間も自閉症の理解に取り組む多くの人たちがそうだったように、初期に

は私自身の中にも悲観的視点の種がありました。「自閉症」と名付けられた人たちが一体どれだけ世界を理解しているのかと、確信をもてず不思議に感じていたのです。彼女/彼らを「知的障害」と名付けたかったわけでも世界から切り離された存在であると決めつけたかったわけでもありませんでしたが、ただ単に、他者が考えていることや感じていることを概念化する手段が、私にはなかったのです。おそらく多くの教育者たちもそうだったように、直接顔を会わせる場面で私は2つの視点の間で揺れていたように思います ── 一方では、私が話すことを彼や彼女が完全に理解しているかのように普通に相手に話しかける自分がいて、けれどもその一方で、相手が本当に私のことを分かってくれているのか、それとも自分の世界に閉じこもっているのかといぶかしむ自分もいました。その2つの見方のうちより楽観的な視点の方に明白に傾いたのは、アルベルト・フルゴーンのように、言葉をすらすらと喋れないながらも、もてる知性を他の方法で表すことができる幾人かの「自閉症」者たちに出会った時でした。そんな出会いのひとつが、ルーシー・ブラックマン（第4章）でした。

　ここで、彼女との出会いと、彼女が書く文章から私が学んだことについて少し触れておきたいと思います。それはこの本の中で一貫して問われている次の問いを考える1つの土台となると思うからです。風変わりな、あるいは不可解とさえ私たちの目に映るかもしれない「自閉症」と名付けられた人たちの言葉や行動を、「自閉症」とは呼ばれない人間たちは一体どのように解釈するべきなのでしょうか？

　当時行っていた研究プロジェクト（Biklen 1990）の一貫として、私はある土曜日の朝、オーストラリアにあるコミュニケーション・センターで当時まだ高校生だったルーシー・ブラックマンと会話を交わしました。その後彼女はオーストラリアのディーキン大学を卒業し、自伝を出版し（Blackman 1999）、アメリカの学会やシラキュース大学で自閉症に関する講演を行うようになりました。アトウッドという自閉症とアスペルガー症候群の研究（e.g., Attwood 1998）で有名な学者が、ルーシーについて次のように書いています。「[編著者注:1990年から1999年までの]歳月を経て彼女は、自閉症についてどの学問的書物よりも多くのことを私に教えてくれました」（Attwood 1999, p. vii）。アトウッ

ドイわくルーシーは、外見からすると古典的な「自閉症」者で「自分の世界の中だけで生きているように見えたし、こちらが聞き取れる言葉をほとんど発さなかったし、そして時に彼女の行動は奇怪であった」と述べています。しかしそれにもかかわらず彼は「素晴らしい知性と不屈の精神の持ち主」（Attwood 1999, p. vii）であると、ルーシー・ブラックマンを見るようになったのです。

同じように私もルーシーから多くのことを学んだと感じています。彼女との出会いは、私が『能力存在の前提』という姿勢で「自閉症」と呼ばれる人たちと向き合い始めた時、その土台を作る幾つかの出来事のひとつでした。ルーシーは、学齢期の大部分を知的障害児のための分離されたセンターで過ごし、私たちがオーストラリアのメルボルンで会った時には、彼女がようやく通常の高校に入学が認められてまだ間もない頃でした。私が高校を訪れた時、彼女は言葉を口に出して話すことができず、よく学校の廊下をうろうろしていて、私が話しかけても必ずしもその場に留まって話を聞いてはくれない、そんな様子でしました。また以前には、木に登ったり公の場で地面にオシッコをしてしまったり、そんな奇怪な行動を取ったという話も聞かされました。端的に言うと彼女の行動は、一般的な慣習の枠からはずれたものとして私の目に映りました。しかしながら彼女は、私の自閉症に対する態度が大きく変わったあの土曜日の朝、容易に忘れることのできない議論に、私を引きずり込んだのです。

ルーシーは、タイピングで以下の会話に参加しました。

ルーシー「あなたは統合教育を強調します。ひどく遅れた人たちに、統合教育は一体何を提供するというのですか？」ラジオ番組や学校の先生を対象とした集いの場で、学校におけるインクルージョンについて私が話すのを彼女は聞いていたのでした。

私「当たり前に普通の人間として見られる機会を提供します。もちろんそれは、他の人たちがそういう目で見られるようになるかどうか、というところにかかってきますけどね」。私はそう答えました。

ルーシー「あなたはきっととても理想的な人なんですね」。これに対して私は、自分のことを"理想的"でなくむしろ"楽観的"な人間と考えていると答えました。彼女は続けて「能力で人を判断するなんて卑劣すぎる」と言い

ました。彼女自身の少し前のコメントに「ひどく遅れた人たち」という言葉があったように、他者を判断するような自分の振る舞いについて言っているのかと私が彼女の言葉の意味を悩んでいると、彼女はさらにこう付け足しました。「たいていの人が［編著者注：能力の］証明を求めます。一体どうしたら障害者がそんな困難を乗り越えられるというのですか？」彼女の主張は続きました。「障害と関わることに利益がない」限り、障害のある人たちが世界に受け入れられるようになる可能性は非常に低い、と。

　学校の廊下をうろうろし、話すこともできず、人とのやりとりから立ち去る姿のみからは想像不可能なように見える、かくも複雑な思考を、この短いやりとりの間に彼女は明かしたのです。
　ここから学ぶべきことが幾つかありました。まず、彼女の身体的な行動は必ずしも彼女の思考能力を表さないということ。例えばタイピングから顔を上げて自分が打った文章を相手が読むのを待つしぐさなど、時には行動と思考が一致しているような時もあります。しかし〈正常人／アウトサイダー〉の視点から見ると、彼女の行動はしばしば誤解を招きうるものでした。例えば、彼女が会話から立ち去るのは、会話への無関心ではなく、興奮あるいはその興奮をなんとか調整しようとする意志の表れかもしれないのです。
　インクルージョンと、障害に対する態度について私たちが交わした議論を通じて、ルーシーは社会正義に対する鋭い意識を表しました。障害に基づく差別があることにも、また、他の人たちの障害に対する考え方が彼女のそれと必ずしも同じではないことにも、彼女は明らかに気づいていました。"障害者のインクルージョンの利点を前面に売り出せば受け入れられるかもしれない"という彼女の主張は、つまり「障害」を政治経済的にとらえ直しているといえるでしょう。これは、なかなかない「障害」の切り口です。
　ルーシーとの上述のやりとりから、もう１つの大事なメッセージが私の心に衝撃を与えました。それは、彼女がもつ「障害」あるいは「違い」は、認められ対応されるべきものである、という彼女の主張でした。「みんな同じ」という態度は、必ずしも彼女の生活を改善しないのです。能力のある人間として対等に扱われることを主張する一方で、彼女の障害が存在しないかのように振る

第 1 章 「自閉症」概念をつくるもの　　81

舞われることは、彼女をさらに脆弱(ぜいじゃく)な位置に置き去りにしてしまいます。大半の人間と彼女は幾つかの点で確かに違っているのだ、ルーシーはそのことを指摘する最初の人間でした。

　具体的に言えば、彼女には隣にアシスタントが必要です。冷静な穏やかさを兼ね備え、次の課題や彼女との関わりを欲している人の方へと注意を向けさせるために、時折合図を出してくれるアシスタントの存在です。代替コミュニケーションシステムを用いてコミュニケートすることにおいても、十分に訓練を受け、慣れた数名のアシスタントに彼女は依存しています。と同時に、知性のある人間として接してもらえることについてはありがたく感じていると、ルーシーは言いました。どの教師、どのクラスメートたちが自分の知性を認めてくれているかを説明しながら、例えば文学の授業のクラスメートたちは、彼女のコメントが欲しくて同じセクションを選んだのだとルーシーは話しました。

　さらに具体的なレベルで言うと、彼女のような手段で他者とコミュニケートをするということは、言いたい言葉を文字で打ち出すための時間が彼女に与えられなければならないということです。つまり、彼女の話が周囲に聞かれるためには、言葉が打ち出されるその間、喜んで待てる人間が必要なのです。また彼女が学校に通えるか否かは、例えば廊下でうろうろすることなども含めて、不安感に対処するための方法が彼女には必要であることを、学校の教職員が認めるか否かにかかっています。こういった様々な事柄、そしておそらく他にもあるでしょうが、彼女が学校生活に参加できるためにはこのような要因すべてが必要条件となるのです。それらなしには、彼女の内なる豊かな思考が表出される道は絶たれてしまうでしょう。

　ルーシー・ブラックマンとの出会いから学んだことを、私は『大きなギャップの先を見る』と名付けました。なぜなら、他者の外見や行動からだけでは、その人自身が考えていることなど非当事者には分からないという事実を、彼女が改めて確信させてくれたからです。観察することしかできないのであれば、私が最大限できうるのは仮説を立てることくらいなのです。話せない「自閉症」者を理解することが、長い間事実上不可能であったのもこのためでした。著書『*Lucy's Story: Autism and Other Adventures*（ルーシー物語：自閉症とその他

の冒険)』(1999) の中でルーシーが、幼少の頃に他の人たちが話す言葉がどのように聞こえたかを説明しているのですが、そこからもこのことが読み取れるでしょう。「誰かが私の方に向かって何か音を出して話しかけるんだけど、相手が言おうとしている内容をあらかじめ知らない限り、理解することができずに失敗してしまいました。なぜなら話し手が伝えようとする情報は、そのほんの一部分しか私には届いていなかったからです」(p. 36)。興味深いことに、方法を変えて情報を伝えればルーシーが理解できるということを、彼女の母はなぜか知っていました。この時期に母が書いたメモにはこんなことが書かれています。「オーバーとも感じられるくらいの合図などと一緒に伝える時、ルーシーとのコミュニケーションは最も有効です」(p. 37)。

　ルーシーにはこれまでずっと会話での表現に困難がありました。言いたいことを口で言えない彼女は、伝えるための他の方法を開発しましたが、残念ながら、彼女が編み出したコミュニケーション方法に込められた論理性は、その場に居合わせた〈正常人〉にはしばしば理解不能でした。例えば『ルーシー物語』の中に、食べる物が欲しいことを伝えるために「台所の床に置かれた……オマル」に座ったということが書かれています (1999, pp. 36-37)。当然のごとく、彼女がオマルに座ることの意味を周囲の人間が解読できる可能性は高くありませんでした。幼少期に受けたトイレット・トレーニングの際、彼女をトイレに誘導するために食べ物が与えられるということがあったようなのですが、それから何年も経った後ルーシーは、台所のテーブルの脇に自分の身を置いて「2個目（あるいは4個目）のクッキーが欲しいと、他の子どもたちのようにねだる」ことができませんでした。そうして、オマルに座るということが彼女にとってそれと「等価値な方法」(pp. 36-37) となったのです。彼女のこの例を読むと、カナーが報告したドナルドの話が思い出されます。ドナルドも、父親の肩に乗せてもらいたいことを伝えるために、代わりに「はい」という言葉を使ったといいます。信頼できるコミュニケーション手段を獲得する以前、ルーシーの行動の意味を解釈するという試みは、しばしばジェスチャー当てゲームのようでした。

　ルーシー曰く「口から実際に出る言葉は」彼女の「評判を下落させる要因」でした。誰かの声をオウムのように繰り返すことならできるかもしれないけ

れど、コミュニケーションのための発声となると「単音の母音」(p. 41) に限られてしまいました。今日のルーシーは、とてもリラックスしていれば「誰々さん、こんにちは」と挨拶することができるかもしれませんが、ほとんどの人にとって自動的になされるそんな挨拶でさえ、誰かが「こんにちは」や「さよなら」を言いなさいと言わない限り、彼女の口からは出ない言葉なのだとルーシーは言います。誰かに言われて促されれば「20年前［編著者注：つまり彼女が小さかった時］と同じくらいぎこちない『バイバイ』」(p. 42) を言ったり、時によっては手を振ることもできるかもしれません。しかしこの時でさえ彼女は相手と目を合わせないでしょうし、あるいは悪くすればその場から立ち去ってしまうかもしれません。ルーシー曰く、「私の目は、私に言葉を促し、タイミングと正しい行動の強化について私が頼りにしている連れの方を、しばしば素早くうかがっているのです」(p. 42)。これは『World without Words（言葉のない世界）』(Goode 1994) という著書の中でグッドが「コミュニケーションとは必然的に2項関係的（あるいは3項関係的）なものであり、そして2項関係的でしかあり得ないものである」(p. 199) と言ったこととも通じる話のように聞こえます。

　自分に備わった装置だけにルーシーが頼らざるを得ない場合、公の場での他者との直接的関わりは、たいてい彼女に儀式的な反応を引き起こします。2項・3項関係的要素に欠け、あるいは不完全となるために、その場に居合わせた人間はそのような関わりに困惑させられるのですが、例えばルーシーが次のような話を書いています。彼女は当時18歳で、横断歩道で待つ彼女の隣に高齢の女性が立った時のことでした。「思うに、私の奇妙な行動にその女性は心配してくれたのだと思うんです。大丈夫かと彼女は私に尋ねました。でも彼女が私に応答を求めているという事実に困惑した私は、その場で小さな円を描いて走り出しました」(1999, p. 41)。そしてその30分後、ルーシーはなおも円を描き続け、そして「恩人もどきのその女性は、恐れおののきその場に立ち尽くしていました」(p. 41)。

　ルーシーの行動は社会的やりとりの序章であり、誘いかけでした。関わろうとする試みの一環だったのです。しかしそれはあまりにも"社会的に関わる"ということに関する〈正常人〉の考えと大きく異なるもので、通りがか

りの人間が彼女の意図を認識することは難しかったでしょう。彼女の意図を正確に推測できる人がいるとすれば、それは彼女に特に近い人間たちだけでした。彼女の〈行動〉と〈意図〉との（正常人の観点からみた）ギャップは、ルーシーにとってもじれったく苦しいことでありながら、容易に改善しうることではありませんでした。そしてそれは、間違っても彼女の思考を映す指標ではないのです。ルーシー注「おかしなことですが、私の目から見てもそのシナリオのばかばかしさや滑稽さが見えるのに、それでもその行動を止めて他の行動を取ることがどうしても私にはできなかったのです」（p. 41）。他の人が求めることを、求められるその時にするというのが、彼女にとって最も成し難いことのひとつであるようです。

　ルーシー・ブラックマンに出会って以来、「自閉症」と名付けられた人々が彼女と同じように、思考と行動のギャップについてしばしば記述していることに、感心すると共に目を奪われてきました。この本のもう1人の共著者でもあるスー・ルビン（第2章）も、"スイッチが入ったり切れたり" といった風に彼女のパフォーマンスを次のように表現しています。「誰かに何かをするように言われた時、それができる時もあればできない時もあります。要求は理解しているのですが、それを遂行することができないのです。最終的には間違いなくできるのですが、誰もそこまで長く待ってはくれません」（Rubin et al. 2001, p. 423）。何かに反応するためにより多くの時間が必要であるということが、評価される場面でスーにもたらす難しさを想像してみてください。また別の状況では意図しない反射的な行動が、スーが本当にしたいことを妨げるようにして、または意図的な行動に先んじる形で現れるのです。彼女はこうも言っています。「自分がなぜ知的に遅れていると周囲の人たちに思われていたか、私には良く理解することができます。とてもぎこちない動きや無意味な発声という外見をもつ私は、確かにそのように見えたでしょう」（p. 419）。ルーシー同様スーも、一つひとつの行動（あるいは行動しないこと）を元に彼女の能力を判断しないようにと、人々に求めます。彼女の身体がなす意図的な行動の試みは、あまりにも予測不可能なものなのです。

「自閉症」者を固定的に概念化することにあらがう、さらなる証拠

　ルーシー・ブラックマンと出会った数年後の 1996 年に、この本の共著者のひとりであるリチャード・アトフィールド（第 7 章）から録音テープを受け取りました。そしてこれが、自閉症をとらえる私の視点をさらに変容させることになるのです。また「自閉症」と名付けられた人々に対する『能力存在の前提』という立場の確信を強め、他者を解釈することにまつわる複雑さの認識も深めてくれました。特に、自閉症とスピーチ（口で話すこと）についての理解を深めると共に、ひとりの人間が変容する過程についての洞察も深めることができました。

　テープと一緒に、録音された内容が打ち出された 1 枚の紙も同封されていました。その数週間後にリチャードに宛てて書いた手紙の中で、私は次のようにテープを聞いた感想を伝えました。

> あなたが送ってくれた録音テープをちょうど先週聞いて、とても興奮しました。最初車のカセットに入れて、あなたの柔らかい、これ以上ないほど意図に満ちた声を聞きました。すべての言葉を理解するのは最初は難しかったのですが、それでも幾つかは完全な言葉として私の耳に飛び込み、それらは容易に理解することができました。同じ部屋にいて、あなたがそれらの言葉を発する口の動きを見ることができたら、もっとずっと簡単に聞き取れたと思います。それから道に立つ木々のそばに車を止めて、あなたが書いた「僕による、僕の評価」の原稿を取り出しました。あなたが読み上げる声に合わせてその原稿を読んだのですが、そしたらもちろん、すべての言葉がとてもはっきりと聞こえました。なんと素晴らしい感覚だったことか！　あなたの成功を世界に伝えるために、大声で叫びたい気持ちでした。

　タイピングによるコミュニケーションが、人によっては口で話し始める道を切り開くきっかけになるかもしれない、ということに私が気づいた最初の出来事のひとつでした。テープの内容と打ち出された原稿が同じものであることが分かると、私はテープを何度も聞きました。原稿を手がかりにすると、録音さ

れた一つひとつの言葉がどんどんはっきりしてきました。内容はというと、知的に遅れた者として扱われ、障害児教育に分離されたことに対するリチャードの怒りと、学問的学びの機会へのアクセスが妨げられたことに対するもっともな憤慨に満ちた、濃くて豊かなものでした。彼は、話すことへの恐怖を乗り越え、自分自身の言葉を伝えるために立ち上がる決心を固めていました。

> 僕は大学に行って教育を受けたい。デイ・センター［編著者注：障害者だけを集めた隔離された場所］にはどうしても行きたくない。僕は、知恵遅れ（注10）じゃない……。
>
> これまでずっと、馬鹿だと思われてきました。「自閉症」と呼ばれる人たちは、知的な人間であると僕は知っています。あなたたちが、僕たちを理解できないのだということを認めてくれれば、共に同じ人間同士として分かりあえるように、お互い努力することができるかもしれません。役立たずなこの僕の体に、とてもいら立たせられます。ほんのちょっとでいい。あなたが私に理解を示してくれて、知的な人間として接してくれたら、自分の意見を表現することに恐れおののくことなく、あなたに話しかけようと試みることができるかもしれません。僕は知的な人間だと、僕は知っています……僕の話を、いつの日かあなたは真面目に聞いてくれるでしょうか？

このテープを聞いた時はまだ、リチャード・アトフィールドに会ったことがありませんでした。彼への手紙の中で、彼が文章を読み上げる姿をビデオカメラに収めさせてもらえないかと尋ねました。それに対してリチャードは、今はまだビデオ撮影など緊張し過ぎて無理だと思うけれど、将来いつの日かそれが可能になるかもしれない、と返事を書いてくれました。それから数ヶ月が過ぎた頃、彼からの手紙を再び受け取りました。なんともうれしいことに、彼が私と会っても良いという手紙でした。それから2週間も経たないうちに、私はビデオカメラを手にイギリスへと飛び立ちました。

リチャードは、その場での即時の会話にはまだ大きな困難がありましたが、書いたり打ったりした文章を声に出して読み上げることのできる「自閉症」者としては、私が最初に出会った人のひとりでした。打った文章を読み上げる形

であれば、彼はとても複雑な内容の話をすることができました。皮肉なのは、彼は5歳の頃からずっと文章を声に出して読むことができていたということでした。少なくとも私の経験の中で新しかったことは、会話やエッセイをタイプし、彼がその自分の言葉を読み上げられるという点でした。しかし読み上げる文章がなくスピーチ（話し言葉）だけの時は、彼が発する言葉は幾つかの短いフレーズに限られてしまうようでした。彼が後に説明してくれたように、それは「文章があちらこちらに散りばめられた」ような発話でした。リチャードが当時できたこと、つまり書いたり打ったりした文章を声に出して読むことができる他の人を私が知るようになるまで、それから数年待たなければなりませんでした。(e.g., Broderick and Kasa-Hendrickson 2001 参照)

　リチャードが通った障害児学校では、授業の大半が、料理・時計・身体訓練・園芸・買い物スキル・図書館訪問・スケート・乗馬・水泳・そしてリチャードが言うところの「とても初歩的な本読み」などといった、教科学習以外に費やされました。もっと主要教科の授業を受けたいとリチャードは要望を続け、幾つかは最終的にようやく取り入れられましたが、それでも「完全な教科学習課程ではなかった」と彼は述べました。

　私はリチャードのことをほとんど何も知らず、知っていることといえば、彼が脳性麻痺と自閉症の両方の診断名を受けていることと、当時カレッジに通っていたということ、そして作家になることを目指している、ということくらいでした。家に到着した時、リチャードは「やあ」と英国のアクセントで温かく出迎えてくれました。滞在初日から、彼は文章を声に出して読み上げられるところを早速見せてくれました。数ページの打ち出した原稿を目の前にかかげたリチャードは、文章が綴られた行を集中したように見つめ、そしてとてもゆっくり、静かに読み始めました。彼はその時右目の視力が悪くなっていることに気が付いていましたが、私はそれを知りませんでした──（両親にさらに心配事を与えたくなかったので）彼は両親も含む誰にもまだそのことを話していなかったのです(注11)。私はビデオカメラを彼に向けました。

　カメラのせいで緊張したと彼は言いましたが、カメラがどれだけ侵略的であったか、私は当初気が付いていませんでした。後に、本の執筆が実際に始まってから初めて、カメラに自分がどう映るかがとても心配だったことをリ

チャードは次のように話してくれました。「自分ひとりで読み上げる時ほどには上手に読めないと分かっていたから、とても惨めな気持ちでした」。普段なら2分で読めるものを、その日彼は30分もかかって読んだのでした。「それは非常にいら立たしかった」と彼は言いました。

リチャードのリビングルームの片隅に何時間も座り、時に彼に話しかけ、また時に彼の車雑誌を読んだりしながら（ジャガー、二輪車、フォード、ブリティッシュ・ミニ、四輪駆動車などのかなり大量の雑誌コレクションを彼はもっていました）できるだけ部屋に溶け込むよう、私も最大の努力をしました。毎日昼頃には彼の父親と母親と一緒に車に乗って出かけ、近くの村や海岸を見に行きました。外出する時リチャードは車の後部座席に母親と座り、豊かな会話をタイピングで交わしていました。おそらくカメラという存在がなかったからでしょう、車の中での時間、リチャードはリビングルームで一緒に過ごした朝の時間よりもずっとリラックスしているように見えました。車の中のリチャードは、いつもよりも（タイピングで）話し好きに見えました。リチャードが言葉を読み上げる姿をカメラに収めたいという気持ちがある一方で、カメラが彼を不安にさせているということも明白でした。

私の滞在最終日の朝、彼が読み上げる姿をビデオに収めようとすることは忘れて過ごそう、とリチャードに提案しました。「そこまで大切じゃないから」と私は言いました。「なんといっても、あなたが読み上げている姿を私はこの目で見たんだし、それに読み上げる声の録音もあるわけだし」——彼が最初に送ってくれた録音テープももっていたし、彼が読むところを私は直接この目で観察もしていました。「だからビデオに収めるのはそこまで重要じゃないんだ」。しかし、リチャードはもう一度挑戦したいと言いました。その時リチャードは、カセット・レコーダーを取り出し、テープを入れて早送りのボタンを押しました。テープが終わりまで来ると今度は巻き戻す、それを彼は繰り返しました。その行為の意味をリチャードから直接聞いてはいないので分かりませんが、私はそれを彼が"音のバリア"を作り出しているのだと解釈しました。人の話し声を低く落とすために図書館が用いる雑音のように、彼と環境の間を隔てるお手製のホワイトノイズを即席で作ったのだと。テープが早送りと巻き戻しを繰り返す間、リチャードはカメラに向かって文章を読み上げました。テープを

巻く音は、ビデオの集音力を上回るほど大きくはありませんでした。リチャードは、自分の文章を声に出して読む力を私がビデオに収められるように、環境にひと工夫加えて自己調整してくれたのだと、私は結論付けました。

　私は、再びリチャードのその能力に魅せられ、高揚した気分になりました。少なくとも私はそう感じたことを認めて構わないと思っているのですが、それは私たち2人にとっての成功であるとも感じていました。また私は、口で話せるようになりたいと思っている人たちに、大いなる勇気を与える存在に彼がなれるだろうとも考えていました。ところが驚いたことに、リチャードは「あれは不十分な出来で、失敗だった」と感じたと、後日私に言ったのです。「スピーチ・セラピーを体系的に受ける機会を阻(はば)まれたから」、と彼はその思いを次のように語ってくれました。「コミュニケーションとして表出する困難を乗り越えるための技能が充分に備わっていないのです。僕は心の中で外に出たくて大声で叫んでいました。僕自身が描く僕の理想像に追いつくことができなかったから、失敗したと感じたのです」。

　リチャードの言葉を聞きながら、誰かの能力を評価するということはどういうことか、という問いとも関わるものとして考えずにはいられませんでした。詳細は異なっていましたが大きく学ぶべきことにおいて、リチャードとの面会は、私がルーシー・ブラックマンを観察し彼女を知ることで学んだことと部分的に重なっていました。つまり、私がリチャードという人間を理解するための唯一の方法は、彼と話し、彼が彼自身の経験について私に教えてくれるということだったのです。それはある意味「ニワトリが先か、卵が先か」にも似たジレンマ的状況ともいえるでしょう。なぜなら、リチャードを知りたければ、彼が複雑な思考と感情をもつ人間であるという前提を、まず私は受け入れなければならなかったからです。実際そうすることは、私にとって決して思い切った決断ではありませんでした。なぜならば、ほんの少しの時間を彼と過ごしただけでそのことを確信させる多くの兆候が、ここそこに見られていたからです。例えば彼の笑顔、彼が発したわずかな言葉、あるいは私がカメラを持ち出して彼の話す様子を映像としてとらえようと提案した時の彼の緊張した様子、私の方に柔らかいまなざしを向け、興味深そうな表情を見せる様子、そういったすべてのことが私にとってサインでした。リチャードと気が合うだろうというこ

とと、リチャードから多くを学ぶだろうということを、私は無意識のうちに予感していました。そんな期待感を言葉にして確認したことはありませんでしたが、それ以下を想定したこともありませんでした。そうして関わった結果、気が付いてみれば私には友人が1人増えていました。リチャードと私はすでに10年近く互いを知る存在です。定期的にやりとりもしています。時にはリチャードがイギリスから電話をかけてきて、電話の向こうでタイプした文章を読み上げて私との会話を楽しむのです。

共に成功を味わった1997年の朝のビデオ録画セッションの後、私たちは彼の両親と一緒に午後の外出でケンブリッジに行きました。細い通りをさまよい、川に沿って平底の船を漕ぐ大学生たちを見物し、本屋を見て回りました。それはリチャードのアイディアでした。彼は私にケンブリッジを見せたかったのです。私はそのことに今でも、そしてこれからもずっと彼に感謝し続けるでしょう。それまでケンブリッジ大学を訪れたことはありませんでしたが、本で読んだことはあったし、また数人の教授陣の研究も知っていました。

私たちは第2次世界大戦で戦死したアメリカ人兵士たちが埋葬されている墓地にも立ち寄りました。それ以来、映画『プライベート・ライアン』(Spielberg 1998)のオープニングシーンを見ると、いつもその日のことが思い出されました。映画の中でちょうど同じような墓地をぶらつく家族が描かれているからです。リチャードはその時のことについて次のように書きました。「僕の人生、僕の苦しみなど、これらの兵士たちの犠牲と比べたらちっぽけであるように感じました」。

それからずっと、少なくとも私の目からすると、リチャードがどんどん外に向かって意見をはっきり述べ、自信のある、ユーモラスな人間へと劇的に変容を続けていることに、目を奪われ続けてきました。1990年代半ばに私たちが最初に出会った時、リチャードが書いた初期の文章を幾つか私にくれました。1992年に彼が書いた文章には、語順が通常とは異なる部分が幾つか含まれていました。例えば「ばかばかしい質問をされた時、返事、僕はいつも、言葉、決める、安全、答えるのに。人々を信用しようとしました、そして友達、彼らと、なるでしょう」といった風に。1996年には、リチャードが書く文章はより流暢なものになっていました。カレッジの学生サービス課の課長に宛てた

手紙の中で彼は次のように書きました。

「A」レベルの授業を僕が受けられるように調整してくださったことに対して、僕は心から感謝しています。英文学と美術史を学ぶことをとても楽しみにしています。また、シェイクスピアが書いた作品の中の古い英語のより良い理解を得ること……も楽しみです。『リア王』［編集者注：授業で学ぶことになっていた作品］の最初の場面を読んだのですが、とても良いと僕は思いました。

2001年、リチャードがビデオカメラの前で文章を読み上げてから3年半後、私は2度目の訪問のために再びイギリスを訪れました。その滞在中、私がある間違いを犯し、私がその時まだ気が付いていなかったことをリチャードが説明してくれるということがありました。ある朝私は、また1日彼と過ごすために彼の家へ車で向かう数分前、たまたま新聞スタンドに立ち寄りました。そこで車雑誌の棚に気が付いたのです。ブリティッシュ・ミニや四輪駆動車にリチャードが興味があったことを思い出した私は、車雑誌を2冊購入しました。その朝彼の家に到着した時、私はその雑誌をリチャードにプレゼントしたのですが、彼はこう言いました。「雑誌は大好きだったけれど、人は前に進まなくてはならないのです」と。私のその贈り物についてリチャードはこうも説明しました。「1年間禁煙した後に誰かが煙草を1箱よこすようなものだったよ」と。

私は最初このやりとりを、リチャードが車雑誌へのこだわりがあることを認めたものと解釈しました。しかしその後、それは私の勝手な理解であったことが分かりました。リチャードは私にこう言ったのです。「雑誌にどれだけお金が掛かるか気が付いたんだ。それまで僕がいくら雑誌にお金を費やしていたかを計算して、その同じお金を代わりに流行のTシャツとかジーンズとか髪の毛のジェルに使えるって思ったのさ」。私が彼に車の雑誌をプレゼントした時の反応について、さらに彼は次のように説明してくれました。

ダグが私に雑誌をくれた時、僕はその表紙を破きました。母はびっくりして死にそうだった。僕はそれを読みたくなかったから表紙を破いたんだ。もう卒業する

時だと決めていたから。[編者注：以前] 僕は、会話に交ざれないという事実に目を向けないために、雑誌に没頭していました。その頃の、読むためにじゃなくて雑誌を買っていた時のことを憶えていたから、あなたが僕の家に初めて来た時、自分が雑誌をちゃんと読んだということに僕はとても誇りを感じました。興味があったからそれを読んだんだ。将来いつか自分の車を買うというビジョンもあったし。……[編者注：けれど] 雑誌にお金を使い過ぎていると考えた。それ [編者注：2冊の雑誌の贈り物] は1年間禁煙した後に誰かが煙草を1箱よこすようなものだったよ。でも、もう僕は読みたくなかった。自分を表現する手段を見つけたから、雑誌の後ろに隠れる必要も感じていなかった。他の人たちも、電車に乗っている時やひとりでご飯を食べている時、他の人の目を気にしなくていいように新聞の後ろに隠れるのかな？

リチャードと彼の雑誌に関する私の最初の解釈は、私がいかに自閉症に関する世に広まった公的な定義の一側面を、リチャードに押し付けて当てはめていたかを表す証拠であると感じています。つまり、彼の興味を「没頭」と、そして彼のコレクションを「こだわり」と名付けようとしていたのです。

2度目に滞在した時、まだビデオをよく見るのかとリチャードに尋ねました。前回の訪問で1週間の大半をリビング・ルームの隅で過ごした時、彼がそうするのを良く見たことがあったからです。しかしこれも、すでに変わっていました。彼の大量のビデオコレクションは今もありますが、2歳年を取り、興味が変わったのだと彼は説明しました。リチャードに頼まれた母親が以前のコレクションをチャリティー・ショップに持ち込み、代わりに新しいものを彼は買っていました。一昔前、初代のビデオコレクションは彼にとって面白いものでしたが、「1つのビデオを観てみたんだけど、ひどく退屈しちゃって」、と彼は言いました。今や「一体何が面白かったのか理解に苦しむ」とリチャードは言います。「繰り返し同じことをして人生を……無駄に過ごしていたのは」、もしかしたら障害児学校に隔離され、知的な活動へのアクセスが絶たれていたことに対する反応だったのかもしれないと、彼は語りました。

最近の彼と私はメールでたまにやりとりをするのですが、互いに観た映画についてそれぞれの感想を書いて送ったりしています。例えば映画『ノッティン

グヒルの恋人』（原題『*Notting Hill*』）のエンディングで、ヒュー・グラントがジュリア・ロバーツを見つめるシーンが好きだと、リチャードは次のようなメールを書いてよこしました。「2人の視線が出会って、その瞬間、2人は繋(つな)がるんだ」。また、映画『小説家を見つけたら』（原題『*Finding Forrester*』）については「フォレスターが単語の意味について教授に質問するシーンがとっても良かった。自分でも同じことをしたことがあったから、身近に感じたんだ」、と言いました。映画『恋におちたシェイクスピア』（原題『*Shakespeare in Love*』）を楽しんだというリチャードは「ちょうどカレッジでシェイクスピアを勉強していたから、エリザベス朝時代が蘇(よみがえ)ったみたいだった」とメールに書きました。

2度目にリチャードを訪れた時、様々な話題に関する多くの質問を彼がすることに私は気が付きました。表向きは私が彼をインタビューしているということになっていましたが、たびたび彼の方が私を質問攻めにしました。リチャードは私が知るどの「自閉症」者たちよりも探究心旺盛に見えましたし、また自閉症とは無関係に私が知る多くの人たちよりも探究心旺盛な構えを見せました。実に彼は、会話力に長けた人なのです。アルベルト・フルゴーンも私に質問をしました――例えば、私が彼の文法について話しに来たのか、それとも彼の人生について話したいのかと彼が私に尋ねたことを憶えているでしょうか。またルーシー・ブラックマンも、初めて会ったその日に、インクルージョンに対する私の考えを問いただし、議論しました。しかしリチャードのそれは、まさに文字通り、質問を浴びせかけるという感じなのです。ただしそれらはいつも、偏見なく心を開いた、真に探究しようとする姿勢の問いでした。

この本の1つの章を彼が執筆することについて話していたある日、彼は冗談まじりに「ノーベル文学賞で我慢しておくよ」と言いました。続いて「ダグは何について書くの？」と尋ね、それに私が答えるや否や「他の人たちは何を？」「他には誰が書くの？」と続けました。そしてさらに、彼が書く文章を私がどう思うかと尋ねた後「何冊くらい売れると思う？」「僕［編者注：ひとり］の本は売れると思う？」と質問が続けられました。おそらく私の編集者としての役割をからかうかのように、私が書いた文章を自分にも編集させてくれるかとリチャードは聞きました。その時私は「それはちょっと怖いな」と答えまし

たが、結局最終的に私は彼の意見を求めました。

　また、他に不安と闘う人を知っているかとも聞いてきました。知っているよと答え、私が知る1人の人間の話をすると「あの不安感。くそくらえだな。気を許したら、あいつは人生まで支配してしまうよ」ともらしました。次にリチャードは、私が関税局のドアを抜けてヒースロー空港の到着ラウンジに着いた時、なぜすぐに彼の方を見なかったのかと聞きました。「僕だとすぐに分からなかったから？　それとも僕の方を見ていなかったから？」彼は、この3年の間に彼が変わったと私が感じたかどうかを知りたかったのです。「僕の言葉はどうですか？」と彼は続けました。「語彙という意味でかい？」「そう。［編著者注：今と比べた］あの時の話題と会話、それに文章構造」。リチャードは、彼が知る人の中に、安定して流れるように話す人がいると感じていました。つまり、話があまり行ったり来たりしないようだというのです —— 時にそれは、会話の入力情報を処理する上での困難に対する防衛反応として説明されるのを私は聞いたことがありました。またリチャードは、彼のコミュニケーションが他の「自閉症」者たちと比べてどうかということを知りたがりました。他の誰からもそんなことを聞かれたことがなかったので少し考えてしまいましたが、そんな風にたくさんの質問をするところは特徴的だということと、他の人よりも探究心が旺盛だと答えました。

　そんな質問攻めから過去の出来事の話まで、リチャードと私が交わした多くの会話を振り返りながら、それらが世に広まった自閉症概念に対してどのような意味をもつのだろうかという問いに繰り返し私はぶつかっていました。『自閉症とマインド・ブラインドネス（*Mindblindness*）』(Baron-Cohen 1996) という著書の中でバロン・コーエンは、いかなる言語コミュニティにおいても、共通の語彙があるから人々は会話を交わし、そして概念を「実質上瞬間で頭から頭へと」(p. 84) 認識を共有することが可能なのである、と言ったピンカーの言語研究を引用しています。しかし「自閉症」と診断された人に関しては事情が異なるようだと、バロン・コーエンは次のように論じました。

　　言語機能自体は障害がないにも関わらず、心を読む［編著者注：他者が自分とは独立した視点をもつことを理解する］ことができない人を想像してみてください。……

議論の余地はあるにしてもほぼ間違いなく、自閉症はこのようなケースと考えられるのですが、……そのような人は「どちらにお住まいですか?」のような質問に対してならば完全な文章で答えることができるでしょうが、社会的対話——つまり正常なコミュニケーション——に参加することはおそらくできないでしょう (p. 131)。

彼自身の章の中で明らかにされることですが、文章レベルの対話で自己を表現できるようになったずっと前から、リチャード・アトフィールドは彼に対して他の人々が自分とは違ったとらえ方をしていることについて鋭い理解をもっていました。つまり彼は、多くの人々がそのことに気づくずっと前から、同じ言語コミュニティの一員だったのです。

「社会的産物」として自閉症をとらえ直す

私の主張はこうです。まず「自閉症」とは、社会的・文化的な産物としてとらえた時に最もよく理解されうるということ。また自閉症概念を構築する様々な側面はそれぞれ複雑多層であるということ。そして、「自閉症」と名付けられた人々や、自閉症研究と関わりのある周囲の人間たちは、複数ある選択肢から何を選び取りどの自閉症概念を優先させるか、その選択に直面しているということ。つまり「自閉症」とは、断定的に定められた状態あるいはひと揃えの現実ではないということです——少なくとも、自閉症というものが周囲の影響から独立して"断定的"に存在するわけでも、実体のある"現実"であるわけでもないと私は考えています。むしろ「自閉症」の意味は、部分的に私たち自身が作っているものなのです。

これらの主張の説明として、またその正当性を確立するために、この本の基盤的な枠組みを作る5つの原則を説明したいと思います。

まず第1の原則は『心と体を当事者視点から解釈すること』の重要性に関するものです。19世紀中頃以降、障害は医学的異常であるとする解釈が加速度的に強まり、従って障害は研究され、新規あるいは既存のカテゴリーに従って

目録化され、そして解明されてきました。個人の経済的価値は世間がその人に認める生産性に基づくと主張する功利実用主義の政治の中、一般に流通した標準を逸脱する可能性があると見なされた状態はすべて、その違いを病理として扱い、矯正し、隔離し、そして根絶しようとする分析の対象とされてきました。よって初期の頃より自閉症は、その他の障害と同じく、行動や振る舞いに関する理想的標準からの逸脱として記述されてきました。そして今日では、神経学的構造上の異常として研究される傾向が強まっています。当事者たちのエッセイを集めるこの本の中で私は、自閉症を病理学的異常と見る立場を取りませんし、ましてや自閉症が治癒を強く求める状態であるとも考えていません。治癒が求められるか否か、それは私が決めることではないと思っています。しかし同時に、自閉症理解において身体が無関係であると主張するつもりもありません。

　ジェンダーや人種同様、アイデンティティーとしての「自閉症」は、社会が押しつける身体の解釈と結び付いてきました。この本の共著者たちも皆、見た目や〈正常人〉の基準に沿った振る舞いができたか否かによって、しばしば侮辱的に解釈された歴史をもちます。それは、人種に対する文化的扱いとそう違いません。

> ジェンダーや性的志向といった次元と同じく、人種的アイデンティティーは奇妙なまでに身体的に定義づけられてきた。つまり、アフリカ系アメリカ人としてのアイデンティティーは、黒人の身体の具現化に根ざしているのである（Appiah and Gates 1995, p. 4）。

　しかし人種やジェンダーの場合と異なり、「自閉症」と名付けられた人は、自分の意図に必ずしも従わない無法な身体への不満を口にすることで知られています。しかしこのことについても私は、病理学的視点から物事を論じるつもりはありません。むしろ私が重きを置くのは、「自閉症」と名付けられた人々が、己の身体や行動に関する他者の解釈と描写をどう見ているかということであり、そしておそらくそれよりもさらに重要なことは、彼女／彼たち自身が自分の身体をどのように経験し解釈しているかということなのです。

「身体」という言葉を私は2つの意味で用いています。1つは「心と体」における身体という意味、そしてもう1つは、人がどのように外界と関わり社会に参加するかという意味です。後者の方は、すべての学習者は個々に適した学習スタイルをもつ、という考え方と基本的に違わないことを意味しているともいえるでしょう。障害と共に生きる自身の経験に基づいて、ドナ・ウィリアムズはこのように書いています。何かを学習する際「人によってはその主題と身体的に関わる必要があり」、また「視覚や聴覚だけから入ってくる情報は、バラバラに漂わずに明瞭な意識に長く留まることができないので（私にとって多くの場合、色紙吹雪の中にいるようなものなのです）、筋感覚を通じての学習も必要である」、と（Biklen 2002, p. 19 から引用）。要するにウィリアムズが言わんとしていることは、コップがコップであると理解できるためには、それを見たり聞いたりするだけではなくて、実際に触って手に持つ必要がある人もいる、ということなのです。

　文字の見え方についてリチャード・アトフィールド（第7章）が語った時、少なくとも視覚という意味で身体のテーマに触れているようですが、ただし彼の困難は、ウィリアムズが述べたものとは異なり、意味の理解にまつわるものではなく文字が実際どのように見えるかという点にありました。リチャードの説明によると、例えばコップなど「事物の理解には何の困難もなかった」一方で、「読もうとすると、文字は揺れ、混乱し、跳びはね、踊り出した」というのです。すでに出版されている当事者たちの語りにも見られるように（e.g., Grandin 1995; Williams 1989; 1994; Barron and Barron 1992）、こういった見え方や感じ方、身体部位やそれらの位置に関する感覚（固有感覚）、運動プラニングなど心と体のパフォーマンスに関わる様々な内容は、しばしば「自閉症」と名付けられた人たちにより語られているテーマなのです。

　当事者の言葉は、これらの経験の詳細な本質を知るための"窓"を私たちに提供してくれます。それらが他の人の経験と異なるものであればあるほど、そういった差異が社会的・文化的文脈の中でどのように折り合いをつけることが可能であるか、また周囲の人間のどのような工夫が、行動や振る舞いを容易にしうるのかということを、当事者の言葉は示してくれるのです。

この点についての先のドナ・ウィリアムズのアドバイス、つまり多様な学習モードを提供せよという考え方は、「自閉症」者の経験を理解するためのもう1つの原則である〈場面／文脈の重要性〉ということも含んでいます。この本の枠組みを作る第2の原則を簡単に言うと、『他の誰に対してでも同じように、「自閉症」と名付けられた人の理解に近づくためには、まずその人が置かれた社会的文脈を検討することが必要である』ということになります。その人が生きる世界とはどんな所か？　様々に異なる環境とその人はどのようにして折り合いをつけているのか？

　次のような質問をよく受けます。「自閉症者の何パーセントが、アルベルト・フルゴーンやリチャード・アトフィールドやルーシー・ブラックマンのようなコミュニケーション能力を獲得することができるのでしょう？」という問いです。明らかにこのような問いは、自閉症を病理学的にとらえようとする視点から生まれたものだといえます。つまり、人間とその神経学的特徴を、極端に病理的である状態を一端に、病理的である程度が低く正常に近い状態をもう片方の一端にとった、能力レベルの連続体のどこかに分布する存在として頭に描いているということです。この問いに私は、社会的特権あるいは機会という話で答えます。自閉症描写や教育実践のあり方は、「自閉症」と呼ばれる個人の神経学的特徴と、ほんの部分的にしか関連していないように、私はずっと感じてきました。そしてこのことは、誰についても、またどんな教育体制についても言えることです。例えば、ある生徒が地域の学校の通常学級に受け入れられるか、それとも特別の障害児学校に送り込まれるかというのは、その生徒の神経学的評価によるというよりもむしろ、「自閉症」児に対する地方の教育政策が大きく状況を左右するものなのです。障害全般に関するこの点についてのより詳細な議論は、私が書いた『*The Myth of Clinical Judgment*（臨床的判断の神話）』（Biklen 1988）という論文を参照してください。

　同様に、一般に「健常児」と呼ばれる児童生徒の学業達成度も、家族の経済的豊かさ、地理的条件、その他の社会的要因と常に相関しているのです。だから、何人の自閉症者が優れた代替コミュニケーション能力を発達させられるかという問いに対して、その割合は「自閉症」と呼ばれる人々が置かれた環境を反映するでしょう、と私は答えるのです。いったい何人が、子どもの教育のた

めに多大な時間とエネルギーを費やすことのできる両親——主にこれは従来母親でありますが——をもてるか？　何人が主要教科学習カリキュラムを学ぶ機会を得ることができているか？　何人がコミュニケーション訓練と何百時間という練習の機会を享受(きょうじゅ)することができているか？　リチャード、アルベルト、ルーシーの全員に、熱心な指導を子どもに提供することに献身的努力を注ぎ、また社会政策や一般に広まった専門的・社会的学説や態度がそれを否定した時でさえ、自分の子どもに主要教科の学習が提供されるよう学校と交渉した母親がいたということは、単なる偶然ではないでしょう(注12)。

　両親や家族、友達などとの間に育まれる親密な関係性は、その子どもがいかに場面と関わっているかを認識できる周囲の人間たちの高い能力に一役買っているようです。その結果そういった親密な関係性は、子どもたちが力強く成長し輝けるような環境作りを促すのです。以前私が同僚と行った研究の中で(Kliewer and Biklen 2001)、キャロル・シュローダーというレスパイト・ワーカーが、「自閉症」と呼ばれる16歳の青年に寄り添う様を私たちは次のように記述しました。

　　「スティーブンは蝶(ちょう)について何でも知っているんです」。スティーブン本人も参加したキャロルとのインタビューで彼女はそう語った。そこでスティーブンが口を挟んだ。「オオカバマダラ、見たいですか？」その時彼はいつも持ち歩いているノートを持っていて、ぼろぼろになったそのページはスティーブンが詳細に描いた様々な種類の蝶や繭(まゆ)の絵で一杯だった。「さなぎ(pupa)、いやチョウ目のさなぎ(chrysalis)」と彼は訂正した。「スティーブンは図書館にあるありとあらゆる蝶の本をすべて読みつくしたんですよ」。キャロルがそう付け加えた。確かにその時もスティーブンは公立図書館の本を数冊持っていて、それらはすべて蝶や昆虫の本だった。そのうちの3冊を床の上に広げると彼はその中央に身を置き、3冊それぞれの開いたページを素早くちらりと見た。次にすべての本の次のページを開き、再び同じことを繰り返した。キャロルが肩をすくめて言った。「あれが彼の読み方なんです。1冊ずつ読むよう促そうとしたんですが、あれは全く無駄な争いでした——そうよね、スティーブン？」本に没頭したスティーブンは、キャロルの問いかけが耳に入らないようだった (pp. 4-5)。

残念なことに、キャロルもスティーブンの母親のニッキーも、スティーブンの読むことに対する興味や能力を、教育関連のお役人たちや学校の教職員たちに分からせることができませんでした。「スティーブンはまだ読めないよ」「記号として処理してるだけで意味は理解していない」(p. 5)、彼女たちはそう言われたのでした。

　明らかにスティーブンの学校は、場は行動を左右するというアスペルガーやカナーの警告を忘れているようです。アスペルガーとカナーはどちらも、彼らが研究した子どもたちは、反応を期待されていない時に複雑な算数の問題や他の知的な課題への理解を示すことがたびたびあったと、その観察を記しました。それはあたかも、間接的な関わりの方が子どもたちのより良い反応を引き出すことができるかのようでした。これはスティーブンの読み方ともかなり通じています。キャロル・シュローダーは、彼に1冊ずつ読むよう教えようとしましたが、それでもスティーブンは一度に3冊並べて素早く目を通すという方法をかたくなに守り通しました。それは単にその方が彼にとって読みやすかったから、ということは考えられないでしょうか？　アスペルガーもカナーも、〈人と違う〉行動ややり方を〈欠陥〉ととらえるのでなく、その行動が位置づけられた場や文脈を検討し、場のあり様の方を相手の興味や独特な関わり方に合わせる必要がよくあることを理解していました。

　最近ではドナ・ウィリアムズが、生徒の不安感を高めないような、教師が生徒とより間接的に関わる教授スタイルを提案しました。スティーブンに対するニッキーやキャロルの関わり方と同じように、ウィリアムズが提唱するアプローチも、生徒と真っ向から直面することを避け、より間接的に子どもとの関わりを促す方法を提供します。例えば「開かれた問いかけ、複数の選択肢、あるいは質問を直接相手に向けるのでなく紙に書いて渡したりすることで、社会的"照明"を少し弱めることができ、また生徒たちが侵食されない自分自身の空間を保ちながら、その中で文字をタイプしたり［編者注：物を］指したりする間接的な方法で答えることが可能となり、その結果、自己防衛的でない解読可能な反応を子どもから引き出す可能性が高くなる」(Biklen 2002, p. 16 から引用) というのです。ウィリアムズのこの提案は、カナーが観察した、算数の

計算問題に対して比喩的に答えられるにも関わらず「はい/いいえ」で答える簡単な質問に応じることが難しいようだったドナルドのことを思い起こさせます。どのように、またどうして、ある種の場のあり様が他の時よりも、より望ましい行動を生じさせることができるのか、この本に収められた当事者の語りがその辺りを明らかにしてくれるかもしれません。

　次に第3の原則です。それは『「自閉症」と名付けられた当事者たちは、たとえ積極的にそうしていない時でさえ、いつでも彼/彼女自身を定義づける行為に参加している』ということなのですが、この点でこの本の共著者たちは非典型な人たちだといえるかもしれません。なぜなら一人ひとりの共著者たちが自閉症ということとは無関係に、人よりも物事を熟考するタイプの人間で、自分がどうやってここまでたどり着いたかについて明瞭に説明をすることができるからです。例えばアルベルト・フルゴーン（第6章）は、家でもっと自立するための戦略を母親に指示したことを振り返りました。同じくリチャード・アトフィールド（第7章）も、学校の教職員たちに挑む運動を起こしたことについて振り返って語ってくれました。障害児学校の教師たちが、卒業後の進路として障害者だけが遠く集められた日中活動センターに行くことを彼に勧めた時、リチャードはカレッジ進学という道を要求し、そして入学願書を提出しました。普通教育の道にどうしても入らなければならないのだと自分で決断したリチャードは、目標を述べた嘆願書をテープに録音し、願書に添えるエッセイを書き、そして最終的に入学の切符を手に入れたのでした。
　ジェイミー・バーク第8章も本書共著者のひとりですが、彼は13歳の時に初めて複雑な文章レベルで話すことができるようになりました。そこに至るには、話せるようにならなければならないと自分が心に決めることがまず必要だったと、彼は説明しています。さらにその後、母親が言った言葉を繰り返したり、母親が家の冷蔵庫に張り出した単語の一覧を繰り返し繰り返し読み上げるといった、様々な練習方法の開発と何時間にも及ぶ発音練習があって、ようやくそこまで話せるようになったのだといいます（Broderick and Kasa-Hendrickson 2001）。
　これらの例に共通して言えることは、それまで他者から観察され、判定（つ

まり評価・分類）されてきた人間が、その立場を脱し、自分の人生を定義づける行為の主導権を握っていった、その過程が当事者の言葉で語られているということなのです。

「やりながら学ぶ（Learning-by-doing）」という考え方は、人によっては学びの必要条件であるかもしれません。例えば理想的な学習環境について問われたドナ・ウィリアムズは「ただ熱心に証明されるのを待つだけの時間ではなく、動きや様々な感覚器を通じて自分のために概念を探求することのできる環境」（Biklen 2002, p. 20 から引用）と答えました。「自閉症」と名付けられた人全員にこのアプローチが求められるというものではもちろんありませんが、それが必須である学習者もいるかもしれないということです。この後に続く共著者たちの章の中でも、それぞれがどのように自身の学びを定義づけてきたかについて多く書かれています。

第4の原則は『自閉症は、マジョリティーの思い込みや価値観からは容易に理解し得ないかもしれない』（つまり、鋭い分析を含む現象学的視点をもち、主観的理解の様々なあり様に対してオープンであることが必要）ということです。通常、教育者は行為には行為主の意図や興味が現れていると思い込みがちですが、もしもいわゆる健常の人が「自閉症」と名付けられた人の行為を観察し、実は意図されていない意図を誤って読み取っているとしたらどうでしょうか？　前述のルーシー・ブラックマンの例がこの問題を描いていました。横断歩道に立つ老婦人は、円を描いて歩き続けるブラックマンの行為をどのように解釈すべきだったのでしょうか？　あるいは、台所に置かれた子ども用のオマルに座るルーシーの行動の意味を、彼女の母親はどのように理解するべきだったのか？　前者の例ではルーシーは狼狽しており、後者ではクッキーを要求していました。しかしどうしてそのことを他者は知り得たでしょうか？

通常慣習的になされる多くの行為 —— 例えば、複数の段階を含むもの（e.g., ちょうど良い時を判断し横断歩道を渡る）や、口で話すこと（スピーチ）に関わるもの（e.g., クッキーを要求する）や、社会的な関わりなど —— において、なぜ「自閉症」と呼ばれる人は困難をもつのか、その理由は多面的であり容易に解読することはできません。慎重な観察と、あまりにいそいで否定的

なとらえかたをしまいとする姿勢、そして最終的には、当事者たちが自分自身の経験を理解・解釈しようとする、そのそばに寄り添い耳を傾けることが必要なのです。

リチャード・アトフィールド（第7章）は、動きに関する全般的な困難と強い不安感、そしてある音に対する過敏さについて述べていますが、それらは時と共に変化し、また場面に応じてその都度変わることを彼は付記しています。だからそういった問題を理解するためには、それらが生じる文脈の中でとらえることが必要だとリチャードは言います。例えば音の聞こえ方について、まだ子どもだった頃、特定の音は神経に障ったとリチャードは次のように話しました。

> 最初に僕が環境音に過敏であると考えられたのは、僕が1歳の時でした。友達の家の台所で電子やかんが沸騰したことを知らせる音に反応して、僕は恐怖におののいて床に寝転がり、叫びながら手で自分の耳をおおったのです。他に憶えているのは、僕が15歳か16歳の頃、学校でやかんが沸騰する音に対して同じような感覚を覚えたんです。その時やかんは金属の皿の上に乗っていました。恐怖におののいて床に寝転がって叫ぶことはしませんでしたが、無断で学校の外に逃げたい気分に襲われました。僕はその音について強く不服を申し立てましたが、僕の方が慣れなきゃいけないと言われました。換気扇とか冷房ファンの音も僕をひどく刺激しました。それは歯医者のドリルの音のような感じでした。11歳の頃、ドライヤーの音でも一、二度パニック発作を起こしました。それも学校での話で、過剰に不安だった時にそれが起こりました。特に、音源から逃げることができないような場合。そういう時がほとんどでしたが。安心できる家では、同じ音もそこまで僕をいら立たせませんでした。

音に対する反応など、環境に対する自分の反応を単純に生物学的特徴に基づくものとして内面化せずに、リチャードが注意深く語っているということは注目に値することです。この時彼は、誰にとっても明らかでありながら障害というレッテルで分類された人には必ずしも認められていないこと、つまりすべての行動や振る舞いは、その人が置かれた状況や文脈を反映する、ということを指摘しているのです。

この本に収められた当事者たちの語りは、独特と見える誰かの行動をどのように捉え、意図的行動と意図的でないもの、もしくは反射的なものとをどのように見分け、また本当に意図したことを本人がしたり言ったりするのを援助する方法などについて、親、教育者、その他の人々に様々なヒントを提供してくれるはずです。しかしリチャードが証言しているように、そういった理解は、常に場や文脈の検討を必要とすることであり、また当事者が自身の行動について説明できた時に初めて、さらに理解の信頼度を高めることができるのです。

　と同時に、当事者の言葉を元に理解を積み上げることには、困難が付きまとうかもしれません。なぜならそれは、私たちに〈視点の転換〉を求めるからです。いわゆる"健常な身体"からそうではない身体への視点の転換。そして、狭く定義され社会で支配的な〈正常〉という感覚を強制的に適用しようとする視点から、多様性を普通のこととして受け入れる視点への転換が求められるのです。概して「障害」という区別は、〈正常な身体〉という前提と根本的に表裏一体の関係にあります。"障害がない"とされる身体は、ある一定の型で走り、そしてある一定の方法で道具を用いて食べることをします。道の渡り方、物の作り方、踊り方、そして話し方。「自閉症」と名付けられた人々は、それらの幾つかを全くしなかったり、あるいはいわゆる標準と明らかに違った方法で行ったりするため、ぎこちないとか、不十分であるとか、あるいは"欠陥を持つ個人"とさえ見られる位置に追いやられてしまうのです（「障害」と関連する「欠陥」概念の考察については Ferguson 1994 を参照してください）。トムソンは障害全般に関して、このことを次のように述べました。

> 経験を完全なカテゴリーに分類して整理構築しようとする文化的指令はあまりにも力が強く、そのため一見分類を拒むような —— 例えば白人と黒人の混血児、異形の人々、女装や男装をする人、両性愛者、その他の混成種などの —— 存在は人々の心に不安感・敵意・同情を引き起こし、そして常に厳しく監視される位置に置かれるのである。社会的規範の強固さが、曖昧な存在がもたらす不安定化の脅威を物語る（1997, p. 34）。

　「自閉症」と呼ばれる人々を監視しようとする社会的欲求は、例えば自閉症を

"治そう"とすることや、特別な学校や住環境に強制的に隔離すること、そして当人の知覚経験や世界観を無視し〈正常人〉の標準に合わせるように主張すること、などの形で現れているのかもしれません。監視されてきた経験は、様々な当事者たちの語りに一貫して読み取れるテーマです。ただし幸いなことに、この本の共著者たちは、いかにして彼/彼女らがそういった管理や規制にあらがってきたか、そのことについても語ってくれています。

　第5つまり最後の原則は『能力存在の前提』の重要性ということです。カナーとアスペルガーは、彼らの被験児たちに観察された行動にはむらがあったこと、そして例えば知能テストの得点などの形式的な評価結果は、それらの子どもたちがもつ能力を公正に表さないことに注意を払い、その旨わざわざ説明を加えました。テンプル・グランディンが証言するように、テストを受ける場面でない時でさえ、行動は予測不可能でありうるのです。グランディンは、母親が児童精神科医に宛てた手紙に書いた、次のような観察を引用しています。「[編著者注:テンプルは]自分が信頼できる人にそばにいてもらいたがります。彼女の改善は、彼女の価値を認める他者の気持ちと愛情とに結び付いていると私は確信しています。自分が置かれた環境が安全であることを確信し、境界を知り、受け入れられ、積極的に価値を認められたと感じられるまで、彼女の行動は常軌を逸したものであり続けるのです」（Grandin and Scariano 1986, p. 48）。
　グランディンの母親のこの記述には、先見の明があると感じます。この本のプロジェクトに取り組む間、自分の母親や信頼できる人間がそばにいる時だけ、共著者たちも私と流暢に会話を交わすことができました。またくだらない内容や相手を見下すような内容を私が口にしようものなら、意味のある対話など全く得ることができませんでした。このことと関連して、リチャード・アトフィールド（第7章）はこの本の中で、若年の頃に教師や診断医師などが、彼を無能力な存在であるかのように扱った時に感じたフラストレーションについて語っています。例えばお金を数える勉強や時計の読み方などの、初歩的で毎回同じ授業内容を、来る年も来る年も教師が彼に教え続けた時、それは彼を絶望の淵へと追いやりました。
　『能力存在の前提』というテーマは、この後に続く共著者たちの章の中で、一

人ひとりそれぞれの表現で繰り返し触れられています。一番シンプルな言い方をすれば『能力存在の前提』とは、「自閉症」と名付けられた当事者を、思考し感じるひとりの人間としてとらえ向き合うということを意味しています。そしてこれがまさしく、すべての教育者が取るべき態度だと私は考えています――この構えをもたない教師は、一体この子どもを教育する価値があるのかと一生疑い続け、そしてそのための努力を容易に諦めやすくなるでしょう。

楽観主義であることに加えて、この『能力存在の前提』に基づく視点は、欠陥志向――あるレベルの能力欠陥を想定する（e.g.、この人は読むことを学べないとか、他者の視点を理解する能力に欠けているなどと信じるような）視点――にはない力と可能性をもちます。それは『能力存在の前提』から関わる教師は、ある生徒が期待するような能力を現さない時、自分自身を省みて「他にどんなアプローチを試せるだろうか？」と自らに問い直す必要に迫られるというところにあります。次から始まる共著者たちの章には、彼女／彼らが内面を表現する手段を発見できたという話が語られているのですが、それらはほとんど常に、（親、教師、友達など）自分に多くを期待する他者の存在という〈場〉があったからこそ可能な物語だったのです。

注釈

(1.P45)「高機能」「低機能」といった用語そのものが問題を含んでいます。例えば、ドナ・ウィリアムズやテンプル・グランディンは今日「高機能」と分類されるかもしれませんが、発達の初期には言いたい言葉を口で言えなかったことを両者共に報告しています。最初の本を出版した時でさえ（Williams 1989）ウィリアムズは取材を受ける際、記者に事前に質問事項を提出してもらい、それに対する返答をあらかじめタイプしたといいます。当日は打った原稿を読み上げると共にそこに付け足して話を膨らませ取材に応えました。つまり「高機能」「低機能」という用語は、「自閉症」と呼ばれる人々、あるいはそういう意味では自閉症にかかわらず、人が他者とコミュニケートすることにまつわる複雑さをとらえ損なう考え方なのです。

(2.P47) 英国の月桂詩人であるテッド・ヒューズがコンテストの審査院長を務め、入選作品集『My Hand Is Elastic（私のしなやかな手）』のイントロダクションを W. H.

第1章 「自閉症」概念をつくるもの　　107

　　　　Smith Group の会長であるサイモン・ホーンビー卿が書きました。
(3.P49)　出典は1985年改訂版のカナー論文
(4.P51)　投げられたボールを手でつかめない「自閉症」者たちともたくさん出会いましたが、ボールが体に対して真っすぐ投げられて、ほぼ反射的にボールをつかむことができればそれが可能な人にも出会いました。けれども例えば高いフライボールのように、ボールが空中に投げ上げられてそれをつかむためにボールに向かって走らなければならないような場合、「自閉症」と呼ばれる人たちはおそらく不可能だと感じるでしょう。自動的な動き（つまり一連の動きを予測し計画する必要のないもの）であればうまくできる人もいるようですが、意図的な動き（一連の動きを予測し計画するものについて）はより困難が多いようです。
(5.P51)　最近ではアスペルガーの名前は以下のような傾向を示す「自閉症」的特徴をもつ子どもに対して用いられています。「言語発達の始まりはゆっくりであり、またコミュニケーションにおける言語使用に明らかな奇妙さがあるが、5歳までには流　暢に話すことができるようになる。……人との関わり……における社会的能力に欠ける」(Frith 1991, pp. 3-4)。
(6.P55)　「反響言語」あるいは「エコラリア」という言葉は自閉症分野でよく使われる用語で、以前どこかで聞いたことのある言葉を繰り返す、という言語の使用を指しています。耳にしたフレーズをすぐ繰り返すこともあれば、少し前、あるいは数年も前に聞いた言葉や文章を繰り返すこともあるかもしれません。
(7.P56)　質的研究者にとってカナーやアスペルガーの研究が興味深いのは、彼らが患者を理解するために帰納的アプローチを採用したということです。当時彼らには、自分たちが観察した人々を説明する理論的枠組みがなかったのですから、当然それはある程度必要に迫られてのことでした。観察した子どもたちが既存のどの障害カテゴリーにも当てはまらず、有用な新しい診断基準を打ち立てたかった彼らにとって唯一の手段は、既存の価値観を保留し、慎重に観察し、そして分析と解釈を試みる以外にないことに彼らは気づいたのでしょう。
(8.P63)　この結論は、『Brain and Language』という学術雑誌に掲載された研究が支持しているようです。この研究では「心の理論」課題のテスト状況に変更を加え、答えを口で言う代わりにタイプすることを「自閉症」者たちに求めました。『Communicative Abilities in Autism: Evidence for Attentional Deficits（自閉症者におけ

るコミュニケーション能力：注意欠陥を示す証拠）』と題された論文の中で、Bara, Bucciarelli, and Colle (2001) は「7-18 歳［編著者注：平均年齢 11 歳］で［編著者注：DSM-IV に基づき］自閉症と診断され話し言葉のない 20 名の男児」(p. 226) を被験児として集めました。被験児全員がタイピングによりコミュニケートすることができました。実験者は、実際の「マインド・ブラインドネス・テスト」を実施する前に、「自閉症」児群とコントロール群（非障害児）に「認知課題」を与えました。認知課題には、絵の並び替え・記憶・注意課題が含まれ「被験児たちは一連の絵を完成させるために、それとは別の一群のカードから 1 枚選ぶよう促されました。(p. 227)。これらの事前課題では「自閉症」児群はコントロール群より成績が悪かったにもかかわらず、実際の心の理論課題（サリーとアン課題）では「自閉症」児群の方が非障害児のグループよりもわずかに成績を上回りました。「コンピューターによる指示とやりとり式のゲーム」が「自閉症」と呼ばれる人々に対して有効であったことを示す先行研究（e.g., Heimann et al. 1995）を引用し、バラと共同研究者は、自分たちの研究の中で「自閉症」児群が心の理論課題で好成績をおさめられた原因は、コンピューターでのタイピングと文字言語形式を用いることによって「子どもたちの集中が課題に向けられた」(p. 233) ためであったかもしれないと、次のように論じました。

通常の状態であれば、自閉症児のコミュニケーション行動が明らかに混乱したものであるというのは確かにその通りであるが、注意集中および情緒的サポートが提供されれば、パフォーマンスが回復する。我々の研究結果は、自閉症児に関するコミュニケーション能力の欠如という仮説と矛盾するものである (p. 234)。

このようにバラと共同研究者は、グラスゴーで発表した「自閉症」当事者たちのそれよりは複雑さに乏しい説明ではあるものの、考え方の方向性としては一致する主張をしたのでした。

(9.P70)〈正常人〉(normate) とは、『*Extraordinary Bodies: Figuring Physical Disability in American Culture and Literature*（非凡な身体：アメリカ文化と文学における身体障害をなぞる）』Thomson (1997) という著書の中で"正常な人"という社会的に作られた概念を指してトムソンが用いた用語です。私はここや本書の中の他の幾つかの

場所でこの用語を採用していますが、それは〈正常〉という概念が、純粋に人の手により作られた価値観であり、またその適用は主観的になされるため〈正常〉の意味は常に変わり続けるのだということに注意を喚起するために用いています。

(10.P86) 原稿の編集校正の際「僕は知恵遅れじゃない」の一文を入れることについてリチャードは悩みました。彼はデイ・センターに今も残る人々を中傷したくなかったのです。大事なポイントは、それらのセンターが、かつての入所施設時代とそう違わない現代版の娯楽室となっているということで、そこでは工芸やその他の"活動"が与えられ、世間一般から隔離され、与えられる仕事が仕事と呼べるとして、単なる不要不急のものが当てがわれているという点なのです。「僕は知恵遅れじゃない」というリチャードの言葉は、そのようなセンターに送り込まれた人々を見下すものではないと私は感じていますが、彼の繊細な配慮はありがたく受け止めました。

(11.P87) 彼は後に円錐角膜であると診断を受けました。

(12.P99) 一見目覚ましい発達を遂げられずにいるような子どもたちは貧しいもしくは不十分な母親の養育の犠牲である、と言っていると誤解をしないでください。結局のところ父親や学校などその他の社会的な環境も子育てに大きな役割を果たすのです。私はここで単純に、障害に関する現在の社会的対応は、本質的に非常にジェンダー的要素を含んでいるという点に読者の注意を引きたいだけなのです。また他の研究者たちがジェンダーというテーマと共に、障害児の子育てにおけるこういった達成に関して、ある程度の中流階級特権と、加えておおむね悲観的であり支配的な専門家の「障害」にまつわる言説に抵抗できるかどうかがひとつの要因となっていることを指摘しています（Harris 2003; Morris 1991; Traustadottir 1991a; 1991b）。成長の過程で両親、特に母親が果たした役割というテーマは、いわゆる高機能「自閉症」者たちの自伝でもよく語られるものなので、「低機能」と名付けられた人々の語りの中でもそれが取り上げられるのは不思議ではありません。と同時に母親以外の人々や様々な機会を支えとした当事者の例も文献の中に見受けられます（e.g., Williams 1989; 1994）。

文献

Appiah, K. A., and Gates, H. L. Jr. (1995). *Identities*. Chicago: University of Chicago Press.

Asperger, H. (1944/1991). 'Autistic psychology' in childhood. In U. Frith (ed. and trans.), *Autism and Asperger syndrome* (pp. 37-92). Cambridge: Cambridge University Press. Originally Asperger, Hans. 1944. 'Die Autistischen Psychopathen.' In *Kindesalter, Archiv. Fur Psychiatrie und Nervenkrankheiten, 117*, pp. 76-136.

Attwood, T. (1998). *Asperger's syndrome: A guide for parents and professionals*. London: Jessica Kingsley Publishers.

―――― (1999). Forword. In Lucy Blackman, *Lucy's story: Autism and other adventures* (p. vii). Redcliffe, Queensland, Australia: Book in Hand.

Bara, B. G., Bucciarelli, M., and Colle, L. (2001). Communicative abilities in autism: Evidence for attentional deficits. *Brain and language, 77*, pp. 216-240.

Baron-Cohen, S. (1996). *Mindblindness: An essay on autism and theory of mind*. Cambridge, MA: MIT Press.

Barron, J., and Barron, S. (1992). *There's a boy in here*. New York: Simon and Schuster.

Bauman, M., and Kemper, T. L. (1986). Developmental cerebellar abnormalities: A consistent finding in early infantile autism. *Neurology, 36* (suppl. 1), p. 190.

―――― (1990). Limbic and cerebellar abnormalities are also present in an autistic child of normal intelligence. *Neurology, 40* (suppl. 1), p. 359.

―――― (1995). Neuroanatomical observations of the brain in autism. In J. Panksepp (ed.), *Advances in biological psychiatry* (pp. 119-145). New York: JAI Press.

Bauman, M., Filipek, P. A., and Kemper, T. L. (1997). Early infantile autism. *International review of neurobiology, 41*, pp. 367-386.

Belmonte, M. K., Cook, E. H. Jr., Anderson, B. M., Rubenstein, J. L. R., Greenough, W. T., Beckel-Mitchener, A., Courchesne, E., Boulanger, L. B., Powell, S. B., Levitt, P. R., Perry, E. K., Jiang, Y. H., DeLorey, T. M., and Tierney, E. (2004). Autism and a disordered of neural information processing: Directions for research and targets for therapy. *Molecular psychiatry*, 1, pp. 1-18.

Belmonte, M.K,and Yurgelum-Todd,D. A. (2003). Functional anatomy of impaired selective attention and compensatory processing in autism. *Cognitive brain research, 17* ,pp 651-664.

Biklen, D. (1988). The myth of clinical judgment. *Journal of social issues, 44,* pp. 127-140.

―――― (1990). Communication unbound: Autism and praxis. *Harvard educational review, 60,* pp. 291-314.

―――― (2002). Experiencing autism: An interview with Donna Williams. *TASH connections, 28,* June, pp. 15-21.

Blackburn, J., Gottschewski, K., McElroy, K., and Niki, L. (2000). A discussion about theory of mind: From an autistic perspective. *Proceedings of Autism Europe's 6th international congress,* Glasgow, Scotland.

Blackman, L. (1999). *Lucy's story: Autism and other adventures.* Redcliffe, Queensland, Australia: Book in Hand.

Broderick, A., and Kasa-Hendrickson, C. (2001). "Say just one word at first": The emergence of reliable speech in a student labeled with autism. *Journal of the Association for Persons with Severe Handicaps, 26,* pp. 13-24.

Carpentieri, S., and Morgan, S. B. (1996). Adaptive and intellectual functioning in autistic and nonautistic retarded children. *Journal of autism and developmental disorders, 26,* pp. 611-620.

Courchesne, E. (1995). New evidence of cerebellar and brainstem hypoplasia in autistic infants, children and adolescents: The MR imaging study by Hashimoto and colleagues. *Journal of autism and developmental disorders, 25,* pp. 19-22.

―――― (2002). Deciphering the puzzle: Unusual patterns of brain development in autism. Paper presented at the World Autism Congress, November, Melbourne, Australia.

Courchesne, E., Lincoln, A. J., Townsend, J. P., James, H. E., Akshoomoff, N. A., Saitoh, O., and Yung-Courchesne, R. (1994). A new finding: Impairment in shifting attention in autistic and cerebellar patients. In S. H. Broman and J. Grafman (eds.),

Atypical cognitive deficits in developmental disorders: Implications for brain function (pp. 101-137). Hillsdale, NJ: Erlbaum.

Damasio, A. R., and Maurer, R. G. (1978). A neurological model for childhood autism. *Archives of neurology, 35,* pp. 777-786.

Des Lauriers, A. M. (1978). The cognitive-affective dilemma in early infantile autism: The case of Clarence. *Journal of autism and childhood schizophrenia, 8,* pp. 219-232.

Duchan, J. F. (1998). Describing the unusual behavior of children with autism. *Journal of communication disorders, 31,* pp. 93-112.

Ferguson, P. (1994). *Abandoned to their fate.* Philadelphia: Temple University Press.

Frith, U. (1989). *Autism: Explaining the enigma.* Cambridge, MA: Blackwell Publishers.

―――― (1991). Asperger and his syndrome. In Uta Frith (ed.), *Autism and Asperger syndrome* (pp. 1-36). Cambridge: Cambridge University Press.

Goode, D. A. (1994). *World without words.* Philadelphia: Temple University Press.

Grandin, T. (1995). *Thinking in pictures, and other reports from my life with autism.* New York: Doubleday.

Grandin, T., and Scariano, M. (1986). *Emergence: Labeled autistic.* Novato, CA: Arena.

Griffith, E. M., Pennington, B. F., Wehner, E. A., and Rogers, S. J. (1999). Executive functions in young children with autism. *Child development, 70,* pp. 817-832.

Happé, F. G. E. (1991). The autobiographical writings of three Asperger syndrome adults: Problems of interpretation and implications for theory. In Uta frith (ed.), *Autism and Asperger Syndrome* (pp. 207-242). Cambridge: Cambridge University Press.

Harris, P. (2003). "Mom will do it." The organization and implementation of friendship work for children with disabilities. Unpublished doctoral diss., Syracuse University, Syracuse, New York.

Hashimoto, T., Tayama, M., Murakawa, K., Yoshimoto, T., Myazaki, M., and Harada, M. (1995). Development of the brainstem and cerebellum in autistic patients. *Journal of autism and developmental disorders, 25,* pp. 1-18.

Hayman, R. L. (1998). *Smart culture.* New York: New York University Press.

Heimann, M., Nelson, K. E., Tjus, T., and Gillberg, C. (1995). Increasing reading and communication skills in children with autism through an interactive multimedia computer program. *Journal of autism and developmental disorders, 25,* pp. 459-480.

Jacobson, J. W., Mulick, J.A., and Schwartz, A. A. (1995). A history of facilitated communication: Science, pseudoscience, and antiscience. *American psychologist,* pp. 750-765.

Jolliffe, T., and Baron-Cohen, S. (1999). A test of central coherence theory: Linguistic processing in high-functioning adults with autism or Asperger syndrome: Is local coherence impaired? *Cognition, 71,* pp. 149-185.

Joseph, R. M., and Tager-Flusberg, H. (2004). The relationship of theory of mind and executive functions to symptom type and severity in children with autism. *Development and psychopathology, 16,* pp. 137-155.

Kanner, L. (1943/1985). Autistic disturbances of affective contact. In A. M. Donnellan (ed.), *Classic readings in autism* (pp. 11-50). New York: Teachers College Press.

Kasa-Hendrickson, C., Broderick, A., Biklen, D. (producers), and Gambell, J. (director) (2002). *Inside the edge.* Video documentary. Available from Syracuse University, 370 Huntington Hall, Syracuse, New York.

Kliewer, C., and Biklen, D.(2001). "School's not really a place for reading": A research synthesis of the literate lives of students with severe disabilities. *JASH, 26,* pp. 1-12.

Mabrey, V. (producer/director)((2003). *Breaking the silence. Documentary. 60 Minutes II* (United States).

Miyake, A., Friedman, N. P., Emerson, M. J., Witzki, A. H., Howerter, A., and Wager, T. D. (2000). The unity and diversity of executive function and their contribution to complex "frontal lobe" tasks: A latent variable analysis. *Cognitive psychology, 41,* pp. 49-100.

Morris, J. (1991). *Pride against prejudice.* Philadelphia: New Society Publishers.

Mukhopadhyay, T. R. (2000). *Beyond the silence: My life, the world and autism.* London: National Autistic Society.

Oppenheim, R. (1974). *Effective teaching methods for autistic children.* Springfield, IL: Thomas.

Park, C. C. (2001). *Exiting nirvana: A daughter's life with autism.* Boston: Little, Brown and Company.

Rapin, I. (1997). Current concepts: Autism. *New England journal of medicine, 337,* pp. 97-104.

Rubin, S., Biklen, D., Kasa-Hendrickson, C., Kluth, P., Cardinal, D. N., and Broderick, A. (2001). Independence, participation, and the meaning of intellectual ability. *Disability and society, 16,* pp. 425-429.

Sacks, O. (1995). Forword. In T. Grandin, *Thinking in pictures, and other reports from my life with autism* (pp. 11-16). New York: Doubleday.

Schwartz, S. (1964). *Gilligan's island.* Television series (United States).

Sellen, B., with Johanson, C. J. (2000). *Outsider, self taught, and folk art annotated bibliography.* Jefferson, NC: McFarland.

Spielberg, S. (producer/director) (1998). *Saving private Ryan.* Motion picture. Dreamworks (United States).

Terrill, C. (producer/director) (2000). *Inside story:* Tito's story. Documentary. London: BBC.

Thomson, R. G. (1997). *Extraordinary bodies: Figuring physical disability in American culture and literature.* New York: Columbia University Press.

Traustadottir, R. (1991a). The meaning of care in the lives of mothers of children with disabilities. In S. J. Taylor, R. Bogdan, and J. A. Racino (eds.), *Life in the community: Case studies of organizations supporting people with disabilities* (pp. 185-194). Baltimore: Paul H. Brookes.

——— (1991b). Mothers who care: Gender, disability, and family life. *Journal of family issues, 12,* pp. 211-228.

Trevarthen, C., Aitken, K., Papoudi, D., and Robarts, J. (1998). *Children with autism.* 2nd ed. London: Jessica Kingsley Publishers.

Volkmar, F. R., and Cohen, D. J. (1985). The experience of infantile autism: A first-person account by Tony W. *Journal of autism and developmental disabilities, 15,* pp. 47-54.

Wells, H. G. (1911/1997). *Country of the blind and other science fiction stories.* Edited by M. Gardner. New York: Dover.

Welsh, M. C., and Pennington, B. F. (1988). Assessing frontal lobe functioning in children: Views from developmental psychology. *Developmental neuropsychology, 4,* pp. 199-230.

Williams, D. (1989). *Nobody nowhere.* Garden City: Doubleday.

―― (1994). *Somebody somewhere.* New York: Times Books.

Wing, L. (2000). Foreword. In T. R. Mukhopadhyay, *Beyond the silence: My life, the world and autism* (pp. 1-3). London: National Autistic Society.

―― (2001). *The autistic spectrum.* Berkeley, CA: Ulysses Press.

Wing, L., and Gould, J. (1979). Severe impairments of social interaction and associated abnormalities in children: Epidemiology and classification. *Journal of autism and childhood schizophrenia, 9,* pp. 11-29.

Wolff, T. (1989). *This boy's life: A memoir.* Boson: Atlantic Monthly Books.

第 2 章

1. スー・ルビン

　私がスー・ルビンに最初に会ったのは 1990 年代の半ば、彼女が 10 代でちょうど周りの人間とコミュニケーションが取れるようになり始めた頃でした。スーは小柄で、年齢よりも若く見えました。その頃の彼女は、文字版の文字を指す時に母親に腕を支えてもらっていましたが、数年後には文字版や手の平サイズのコミュニケーション機器の文字をひとりで打てるようになっていました。1990 年代の半ばに最初に会った時、スーはちょうど分離された特殊教育の場から、より難易度の高い教科学習が行われる通常のクラスへと編入が認められたばかりでした。

　彼女はその時点まで「自閉症」かつ「精神遅滞」であると見なされていました (注1)。スーは中学に上がる頃まで専門家たちに検査され続け、7 歳の時「彼女の精神年齢は Stanford-Binet では 2 歳 11 ヶ月、Merrill Palmer Scale of Mental Tests では 2 歳 10 ヶ月、Vineland Adaptive Behavior Scales の社会性の領域では 1 歳 1 ヶ月」と心理専門家から告げられました。9 歳 11 ヶ月の時点でもその状況には何の変化もなく「Merrill Palmer Scale of Mental Tests では 2 歳 11 ヶ月、Peabody Picture Vocabulary Test-Revised（PPVT-R）では 2 歳 6 ヶ月、そして Inventory for Client and Agency Planning（ICAP）の運動、社会性とコミュニケーション、身辺自立、地域社会での生活能力等において 1 歳～3 歳の間、さらに適応行動における全体の評価は 2 歳 1 ヶ月」と判定されました（Rubin et al. 2001, p. 428）。

　心理専門家たちは当時の彼女の行動を次のように記述しています。「自傷行為、腕や額を引っかく」「わめく / 金切り声を上げる……等は 1 日に 10 回ほどあり、怒った時の噛みつきやつねりへと向かうパターンの一部となってしまう」「人をつねる、引っかく、大人に噛みつく……などの攻撃的行動は、彼女が怒ったり混乱しているということを伝えると同時に、彼女のストレス解消ともなっている。スージー（訳注：スーの愛称）は、日常の手順が変わったり、手順の中の人物が交代したりすると怒る。これといった理由もなく癇癪を起こすこともある」、「孤立し……他の子どもたちが近くにいる時でも、促されない限り関

わりをもとうとしない……自己刺激行動は普段独りで孤立している時に起こる」(P.428)。

　タイピングによるコミュニケーションを学び始める直前、12歳10ヶ月の時に再び発達検査を受け、その時の心理評価報告によると「Arthur Adaptation of the Leiter International Performance Scale では2歳6ヶ月、Developmental Test of Visual Motor Integration では1歳4ヶ月、Normative Adaptive Behavior Checklist では2歳3ヶ月、そして Inventory for Client and Agency Planning の広い意味での自立においては2歳1ヶ月」(p. 428) と記述されています。

　コミュニケーションの方法を獲得した後のスー・ルビンは、普通高校の教科授業を目一杯履修し、ロサンゼルス・タイム誌に2つの論説を載せ、さらに地元の公営放送局制作のドキュメンタリー番組で特集されたりもしました。それ以来彼女は、障害者の権利を擁護する障害者権利運動のリーダー的存在となり、多くの障害関連の学会などで基調演説を行ったりしています。

　卓越した文筆家としての彼女の出現は、タイピングを通してコミュニケーションする方法を獲得したのと同時でした。シラキュース大学のライティング・プログラムのマーガレット・ヒムレイ教授が、1990年代の終わりにスーを障害関連学会におけるライターズ・ワークショップに講師として参加するよう招待しました。彼女は承諾し参加したのですが、実際にワークショップのセッションが始まると、強い不安感に襲われて部屋に入ることができず、会議室のドアの外に立って会話を聞いていました。しかしその6ヶ月後に行われたロサンゼルスでの学会に私が彼女を招いた時は、無事講演をすることができました。彼女はそこで用意していった講演内容を発表しました――コンピュータに事前に内容を打ち込んでいたので、ただエンターキーを打つだけで参加者の前のスクリーンに文章を映し出すことができたのです。講演が終わると、彼女は他者に腕を支えられずに、ひとりで文字を打って参加者の質問に答えました。

　その後スーは学士の学位取得を目指して勉学に励むウィッティアー大学で奨学金を獲得し、自分の所有する家で彼女が個人的に雇った介助者と一緒に暮しています。彼女が初めて自分の家を買った時、私はその家を訪ね、大学生としての人生を歩み始めた彼女の姿に出会いました。

　次に続く章を寄稿してもらうに当たり、自閉症に関するカナーの原著論文

（Kanner 1943/1985）からの引用に応答するコメントを書いて欲しいとスーに依頼しました。スーが草稿を書き、私がそれに目を通した際、詳細や説明を求める質問がほんの2、3あっただけで、その数日後には完璧な草稿が送り返されました。以下がその文章です。

II．レオ・カナーとの対話

スー・ルビン

編者注釈：この章でスー・ルビンは、レオ・カナー博士が初めて自閉症を定義し、その特徴を説明した1943年の古典的論文からの引用にコメントしています（Kanner, L. [1943], Autistic disturbances of affective contact（『情動的交流の自閉的障害』）, *Nervous Child*、2、217-250; 文中に表示されているページ番号は、Kanner 1943/1985 からのもの）。

カナー博士（1985）は、ドナルドについての記述で次のように書いています。

> 自発的な行動に著しい限界がある。彼は笑いながらふらふら歩き、指で決まりきった動作をし、その指を空中で交差させたりした。3音のメロディーを囁きながら、あるいはハミングしながら頭を左右に振っていた。つかんで回せるものは何でも大喜びで回した。物を床に投げ続け、それが作り出す音を楽しんでいるようだった。ビーズ、棒、ブロックなどを様々な色別に配列していた。それらの1つが完成した時は、いつでも悲鳴のような声を上げて跳びはねた。それ以外のことは常に（母親からの）指示を必要とし、彼が夢中になる限られたこと以外、自発的に行動することはなかった（p. 13）。

自閉症の人たちの行動特徴は非常に広範囲にわたりますが、ドナルドと私には多くの共通点と相違点があります。奇妙な動きや行動に体のコントロールを奪われることもなくそれらを容易に止めることのできる自閉的ではない人に、自閉症という世界を説明するのはとても困難です。私にはドナルドのように笑

いながら歩き回ることはできません。それが適切かどうかは別にして、彼の感情を表現する能力は、利点になっていると私は思います。私の場合、人から促された時にしか笑うことができません。例えば社交の場であるならば、誰かが私の背中に手を置き、相手に注意を向けるように合図を送り、その後さらに私が何かしらの反応を発するよう言葉で促さなければならないのです。私は、このような挨拶行動が自然にできません。私が社会的に受け入れられるやり方で行動するためには、一定レベルの促しと集中が必要なのです。いまだに私たちを正常な人間と見ない社会において、すべてがバラ色であるかのように振る舞えるなんて、なんて好都合なのでしょう。そのすべて良しと見える外見は、私が社会で最もよく見る光景です。人々、つまり正常といわれる人たちが社会生活の関係に陥り、永続的な笑みを盾として本当に感じていることを隠して歩き回っている、そんな光景です。それでもなお、私たちの方が異常だとか奇妙だと名付けられてしまうのです。

　私の強迫観念的な欲求はドナルドのものとは異なっています。彼は物が回ることに喜びを感じていますが、私は物を手でつかんでいたり集めたりすることに喜びを感じます。それは私に安心感を与え、とても変ですがある意味私を支えてもくれるのです。ラッキーコインやウサギの足を持ち歩く人のように、私はスプーンやボタンなどのプラスチックの物を手に持って歩く傾向があります。それでもドナルドと私は共に、物が落ちていく様子がとても楽しいと感じます。彼にとってはその音が楽しくて、私の場合はその動きです。私にはほとんどスローモーションのように見えるのです。角度の違いや動き方、それから変化する色など。また水はなんとも言えない魅力と共に流れ落ち、私に大きな心地良さと喜びを与えてくれます。水が流れ落ちるほんの一瞬に、ほとんど別の世界をのぞき込めるかのようです。多くの場合、これは私の2番目の救いになります。

　ドナルドとは違い、私は整理したり配列したりすることが決して上手ではありませんでした。ビーズにひもを通したり順序立てて物を配列したりする忍耐力は、私にはありません。それでも繰り返し指示され、促され、強化されれば、その気力をくじくような作業も仕上げることが可能です。成長するにつれて、外の世界と、自分の居場所がこの社会の中にあるのだということに、もっ

と気づくようになりました。私は人に会う時にすごく喜んだりはしないかもしれませんが、人々がそこにいるということは分かっていて、どういう用件によって私の喜び方も様々になるのです。やりとりの開始ということについては、もし相手が自閉症のある人ならば、期待しない方が良いと思います。私の場合、もし何かについて強く伝えたい気持ちがあって、没頭しがちになる自分の世界をうまく消すことができれば、私からコミュニケーションを開始することができると思います。私の自閉症対策は、できる限り現実世界の近くにいるようにすることです。つまり、あまり多くの時間をひとりで過ごさないようにして、友人たちと一緒にいることで自分自身の頭の中に巻き込まれないようにするのです。

　ドナルドの母親の観察によると、彼は身体的にも知的にもどんどん自立していったことが示されています。

> 彼は相変わらず、私の強い促しと援助によってのみ、食べたり体を洗ったり、ひとりで洋服を着るということをします。彼は機知に富んでいて、ブロックを組み立てたり、ホースで花に水をやったり、日常雑貨用品でお店やさんごっこをしたり、ハサミで写真を切り抜いたりします。今もなお、数にはとても魅かれているようです。遊びは確実に進歩している一方、人について質問したことがなく、私たちの会話に関心を示したこともありません（Kanner 1985, p. 15）。

　たくさんの励ましや強化のおかげで、私も次第に自立の力を身に付けていきました。私は「強化」という言葉を「ある種の促し」という意味で使っています。例えば入浴の時間、一連の行動を開始したり全体をやり通すために何らかの言葉による促しが必要なので、まず洋服を脱ぐところから言葉で合図を出してもらいます。お湯が出ていて、お気に入りのCDが流れているというところで、次にどうするのかが分かります。ただ私には動きの面で制約があるので、歯を磨くなどの簡単な動作でもあまりうまくこなすことができません。この部分で少し手助けがあれば、もう少し私も気持ち良く歯医者へ行けると思うのですが。それでも何年にもわたってスタッフや、もちろん私の母からも促しが続けられたことで、日常生活での行動はだいぶひとりでできるようになってきま

した。手を添えた直接的な介助法は、それがなければ自分ひとりではできなかったであろうたくさんの作業を遂行する助けとなりました。鋭い物や台所用品を使う作業の時に私は最も助けを必要とします。食事の用意や芝刈りの手伝いを楽しんでやりますが、その時にも私が参加するためにはいくらか助けが必要です。

　幼い頃、私もドナルドとかなり同じようだったことを憶えています。パーティーには参加したくなかったし、本当に会いたくない人たちに邪魔された時はいくらか腹を立てたりしました。母はとても活動的で、私はいつも人に囲まれ、独りで放っておかれることがほとんどありません。けれども私が他の人たちと一緒にいたいと思うようになったのは、私自身が周りとコミュニケーションができるようになってからでした。成長して、人々の暮らしは今、私に強い影響を与えています。出会った一人ひとりが、いわゆる普通の振舞い方や人との関わり方というものを私に見せてくれました。気が遠くなるような話しに聞こえるかもしれませんが、私は23歳にして今、関係をもてる人々に囲まれていたいと思うのです。みんなの問題やゴシップなどを聞くのも楽しいのですが、私が一番嬉しい気持ちになれるのは、私が出会うすべての人たちが、いかに互いに関わり合っているかということを実感できることです。私は、すべてを聞いて見ている「もの言わぬ壁のハエ」です。私から会話を始めることはないかもしれませんが、周りで話される会話には興味をそそられています。時折私も会話に参加しますが、そうでない時にも常に耳をダンボにしてみんなの会話を聞いているのです。

　ドナルドの母親は、彼の成長ぶりについて話を続けています。

　　彼は前よりたくさん話すようになり、多くの良い質問もします。学校であった出来事を自発的に話すということは頻繁にはありませんが、私が話を聞き出すような質問をすれば、正しく答えてくれます。他の子どもたちのゲームにも実際に入るようになりました。ある日、覚えたばかりのゲームに家族を参加させ、何をするのか一人ひとりに正確に伝えてくれました。食事も上手になり、ひとりでできることが増えました（Kanner 1985, p. 16）。

前述したように、私の自閉的能力の中に会話を始める力はほとんどありません。私の体と心が一致するほんの一瞬に会話に必要な小型タイプライターを取ってくるまで、何らかの伝えたい思いが強固に持続してくれる時も全くなくはありません。しかし悲しいことにほとんどの場合、友人のひとりが取りに行くか、私にタイプライターを取ってくるように促してくれない限り、私は会話を自分から始めることができません。けれどもドナルド同様、もし話を引き出すような質問で促されれば、私は大喜びで極めて詳細に答えると思います。それでも、時々状況とは全く関係のない些細な細部に引っかかり、詳細を繰り返してしまうことがあります。私は自分が引っ掛かった瞬間はよく分かっています。その瞬間を止めるためには、私をよく知っている人が必要です。しかしそれも、私が何をしようとしているかによって違ってきます。時には言葉での促しで十分ですが、思考の全過程をやり直したくてさっき言った文章を言い直そうとしていることもあるのです。

　私は基本的欲求に関係するものを除いて、生活の中で自分から何かを始めることはほとんどありません。トイレに立つ時や空腹の時は誰かに言いますが、友人に「ある話題について話し合いたい」と自分から言うことはめったにありません。友人たちや家族は私をとても良く知ってくれているので、私はとても幸運です。口でのコミュニケーションが過大に評価されていると感じることが多々あります。私は、多くの自己表現を目を通してしています。私に近い人々は、私が病気か、疲れているか、喜んでいるかなどについて、私の顔を見ただけで容易に言い当てることができます。私が口にする言葉はいつも適切であるとは限りませんが、私の目は、私の魂への扉となっています。

　カナーが追跡した11名の記述は、数年間にわたってなされています。ドナルドのケースでは前掲の記述の2年後に、彼の母親が次のように書いています。「彼の興味はしばしば変化し、いつもある種のばかげた無関係なことに夢中になっています。字句へのこだわりは今でも非常に顕著で、発音通りに綴ったり文字通りに発音したりします」(Kanner 1985, p. 17)。私もドナルドと同じように興味対象がよく変わりますが、私にとってそれらは互いに織り合わさって一定の繋がりをもっているのです。多くの人は、私がある種の物に魅了されることを理解しません。水やプラスチック製の物への愛着同様、それは私に

とって救いのようなものなのですが、人はそのような物への愛着を"役に立たないもの"として片付けてしまいます。ちょうど喫煙家にタバコが必要なように、それは私の常用癖で、身体感覚的な安心感を得るために、私にはそれらの物が必要なのです。それがいつも適切であるとは限らないということは分かっています。例えば大学に行った時、廊下で誰かのズボンの後ろについているボタンが気になり、その後を追って行ってしまうことがあります。このようなきまりの悪いことはしたくないと思っているのですが、その小さなボタンを見ると触る必要に迫られてしまうのです。体と心の両方が混乱し、そのことがプライバシーの侵害であろうがなかろうが、近づいてお尻を触り始めてしまいます。私は、他の人がプライバシーの侵害であると感じるかもしれないことを無視してしまう傾向があります。私が近づいてボタンを実際に触ってしまった人たちの中に、そうされて喜んだ人がいたとは思いません。しかし私にとって、その時それは問題ではなくなってしまうのです。自閉症とは、礼儀正しい障害ではないし、他の人たちにとっての間違いだとか正しさだとかいうことも気にしないのです。

　私はとても皮肉好きな人間で、自分の機知に富んだ話をとても楽しみます。人は時々私が粗野な人間だと思うようですが、同様に私の知性が相当刺激的だとも言います。私はフィクションよりもノンフィクションの方が好きです。これは、私が物事を文字通りに受け取ることに起因していると思います。専攻科目に歴史を選んだのは、脚色された資料を吸収するより事実を読みこなす方がやさしい、という認識があったからでした。私は今も他の人が冗談を言う時、それを理解しようと努力します。周りにいる人たちは、私が会話に入れるように冗談に説明を加えたり一言かけるタイミングを知っているので、私はとても幸運です。自分が言ったことはみんなに理解して欲しいと期待するくせに、他の人の皮肉や冗談が理解できないとフラストレーションを感じがちな傾向があるので、時にこういったやりとりは非常に混乱し、つらい体験にもなってしまいます。

　カナー（1985）は、ドナルドの父親の困惑について報告しています。

　　彼の父親は「はい」と「いいえ」を教えようとして、「肩車して欲しいかい？」

と彼に聞いた。ドナルドはそうして欲しいという意思表示で、そのままの言葉をオウム返しした。父親は「もしそうして欲しいなら『はい』と言いなさい。もしそうして欲しくないなら『いいえ』と言いなさい」と言った。その時ドナルドは「はい」と答えることができたが、それ以後の「はい」は、父親に「肩車して欲しい」という意味で使う言葉となってしまった（p.14）。

　ドナルドと父親が共有したことと同じ問題を、私もよく経験します。質問が誘導的でない時（例えば「トイレに行く必要がありますか？」）であれば、私は「はい」か「いいえ」で答えることができます。でももし「トイレに行きたいですか。はい、いいえ、どっち？」と聞かれたら、私はたいてい「はい」と答えてしまいます。なぜなら、それが文章の最初にくる言葉だからです。私の自閉的な脳はそこに引っ掛かってしまうのです。一見誘導する質問には見えないような問いが、反射的な応答を引き出し、誘導的な質問として機能してしまうのです。この場合、当人は言った答えを意図していません。また私がそのように「はい」と返事をしたからといって、質問の意味を理解していないわけでもありません。ドナルドが経験した問題は、私もしばしば引っ掛かっているものだと思います。

　少し違うのですが、同じような例があります。母の家に向かう途中に町の大きな交差点があるのですが、もし予定がないにもかかわらず、母の家へ向かって進んでしまったら、それは「母親の家に行く」という考えに引っ掛かってしまったということなのです。すると私は反響言語の助けも借りて、それを繰り返し言い出すでしょう。これは、私がどこに行こうとしているのかが分かっていないということではなく、私がとても引っかかりやすい"慣れ親しんだ習慣"が引き金となって引き起こされる問題なのです。もう1つは、金曜日の朝にいつものスタッフに会うことです。彼女は、私が金曜の夜を実家で過ごすためにその日の午後両親の家に連れて行ってくれるスタッフだと分かっているので、金曜の朝に彼女の顔を見ると、"朝の支度の後に宿泊用カバンの準備をする"という、すでに私たちの習慣として定着した1つの流れが想起されてしまうのです。両親が町を離れて不在だとしても、自閉症にとってそれは問題ではなく、金曜日はバッグを準備して昼下がり頃までに母の家に到着する、

という予定の方が優先されてしまうのです。自閉症の人は手順が好きですが、もしその手順が狂って混乱したとしても、何が起こっているのか理解していないということではなく、私たちにとって、いつもの慣れた脳内回路を止めることがほとんどの人よりも難しいということなのです。これは完全に説明することが難しく、理解されることも困難なプロセスですが、実際に彼女／彼らの決まった手順が変えられる時に、事前に繰り返し注意を促されないと自閉症の人たちを恐がらせることになります。

　カナー（1985）が普通ではないと考えていたことは、私にはとても理にかなっていることに感じられます。例えば、カナーは次のように記述しています。「彼の答えの多くは比喩的か、そうでなければ独特のものだった。『10－4は幾つか』と聞かれた時、彼は『僕は六角形を書くよ』と答えた」(p. 17)。これは自閉症のある人によくあることなのですが、言われた文章の鍵となる言葉や概念を、他の人にはその関連性が分かりにくいけれども自分にとって意味を成すものと結び付けるのです。ドナルドは、その文章の鍵となる単語や語句に、六角形の物や概念との関連性を見たのだと思います。それは人が望むような一般的な答えではないかもしれませんが、問われたことに対するドナルドの解釈は的を射たものだと私は思います。まさしく「10－4=6」ですし、また六角形は6つの角と6つの面をもちます。おそらくそれが、ドナルドが「10－4=6」という計算から連想して心の中に思い描いたものだったのでしょう。私はドナルドの答えは意味を成していると思います。数字の6に忠実な解釈です。

　カナー（1985）は次のように書いています。「彼はいまだに極端に自閉的である。何かが必要、もしくは知りたい時に人に話しかける限りにおいて、人間関係が発展していく。彼は人が話している間決して相手を見ないし、コミュニケーションのためのジェスチャーも使わなかった。このようなやりとりでさえ、彼の求めた返事や物が与えられると途端に中断してしまう」(p. 17)。自閉症の人にとって他の人との関係を始めることは非常に難しいということを、私は自分の経験から知っています。それは私たちがコミュニケーションを取りたくないということではありません。そうではなく、私たちの社会性のルールが、一般の社会に受け入れられないのです。

私が話している相手を見ることができないのは、多くの人が思っているように、その人を避けているわけではないことは何度も説明してきました。時々、相手の目を見ることは文字通り、非常に苦痛を伴うものなのです。このことは、私の周りにいるとても心地良く感じる人が相手であれば、少し楽にできるようになってきました。それでもまだ、相手が誰であるかに関係なく、人の目を見ることができない日もあります。自閉症は社交的な生き方ではありません。孤独が最良の友である時も多くあります。しかし逆に孤独が最悪の敵になり、止まらない反響言語のように、私を自閉的な心理状態に巻き込んでしまう時もあります。

　私の最大の目標のひとつは、もう少し人付き合いが上手になることです。これは、私を取り囲む中心的なグループと共に、ゆっくりですが確実に達成されつつあります。みんなに会う前はそれが可能だとは決して想像もできなかった、私を新しい環境に連れ出すという彼女／彼らの企てが、私の社交的な生活を維持してくれるのです。これらの仲間たちは私の友達です。ということは、私は生まれて初めて友達を通じて新しい人と出会うことができます。私はこの仲間たちと、そして今では私の友達とも呼べる仲間の友人たちと一緒にパーティーに行きます。これ以上幸せなことはありません。私の友人たちは、ばかばかしい自閉傾向も含めた私のすべてを尊重し、愛してくれます。私が彼女／彼らのたくさんの"正常人ぶり"に耐えなければならないことも多くあるので、私たちは五分五分ではないかと思います。私の友人たちは、いつ私がひとりになる時間が必要で、いつ自閉症の世界から私を引き戻して周囲の世界と関わる必要があるかを知っています。人との関わりは、誰の人生でもそうであるように、日々違います。誰しも孤独が必要な日もあれば、共に歩く友人がいてくれさえすればいい、そんな日もあると思います。最後に明確にしておきたいことは、どれほど社会的な人間関係をもっていたとしても、自閉症からは決して自由になれないということです。ある種の行動や傾向は収まるかもしれませんが、常に自閉的であり続けると思います。

　ドナルドについてもまた、母親が書いています。

　　彼は今映画をとても楽しんでいますが、物語の内容と関連したことで楽しんでい

るのではありません。彼は映画を見た順序で記憶しています。また最近のもう1つの興味は、古いタイム誌です。1923年3月3日初版を見つけて、それ以後の各号の日付順リストを作ろうとしています。これまでに1934年4月号まで手に入れました。一巻に含まれる号数を数えたり、似たような役に立たないことをしています（Kanner 1985, p. 17）。

　私もこの引用に記述されているのと似た方法で読みます。ページ上にある単語をバラバラに見て、それから全体として意味を成すように、私の脳がそれらを結び付けるのです。新たな情報を習得するようになってから、記憶している限りずっとこの方法で私の脳は情報を処理してきました。私は他の人と比べて、読んだり、読んだ意味を理解することが並外れて早くできます。また、読みながら話の筋を追うためにスクリーンの下に字幕がなければ、映画を観るのを好まない傾向があります。字幕があると、映画を全体として理解し吸収することがずっと容易になります。
　フレデリック（6歳）の母親は次のように述べています。

　　うちの子はいつもひとりで満足しています。ひとりにしておいても、歩きまわったり歌ったり、とても楽しそうにしています。私は今まで、彼が親の注意を引こうとして泣くのを見たことがありません。かくれんぼに決して興味を示さず、ボールを前後に転がしたり、ひげ剃りをする父親を見たり、かみそり箱を手に持ちかみそりを中に戻したり、石鹸箱のふたを閉めたりします。他の子どもと一緒に遊ぶことが上手ではありませんでした。子どもが普通遊ぶような、車輪のついた物などで遊ぼうとしません。機械的な物を怖がって逃げます。以前は卵泡だて器を怖がっていたのですが、今は電気掃除機に震えあがっています。エレベーターは彼にとってまさに恐ろしい経験です。彼は独楽も怖がります（カナー1985, p.17）。

　ひとりで放っておかれることは、時々私の唯一の聖域となります。極めて生産的とはいえませんが、私は1日のところどころで音楽を聴いたり流し台で遊んだりして過ごすことが好きです。取るに足りないことのように聞こえるか

もしれませんが、流し台の前に立って水と戯(たわむ)れることが好きなのです。心の中には何もなく、目の前にあるものだけです。そのほんの短い時間、学校も家庭生活も家族も、私の心から消えます。ええそうです。あの人たちはそれをほんの短い間に留めています。「あの人たち」とは、私の家族と友人という意味です。私はひとりの時間を楽しみますが、学校や会議などでとても忙しく日程はぎっしり詰まっています。流しの前での時間は、非常に忙しい時間の合間の息抜きなのです。それは私にとって必要ならば自分をそこから引き離すこともできる、リラックスするための道具です。

　フレデリックと同じように私も、単調な音色をもつ語句に多くの安らぎを感じます。想像する限り、私の言葉はフレデリックのそれよりも明確に発音されていないのではないかと思います。自分の反響言語的傾向に負けた私は、クリスマスキャロルからミッキーマウスのテーマ曲まで、様々な曲に関連する語句を繰り返します。反響言語とスプーンに夢中になることは、私がまだコントロールできていない自閉症の2つの側面です。自閉症は絶え間なく続く闘いです。2時間の講義の間ある程度静かに座っていることに、もてるすべてのエネルギーを使ってしまいます。授業で話されていることに可能な限り集中するよう、自分を強いるのです。沈黙と集中を維持することに関して、教授は大変大きな役割を担っています。抑制のきいた声で、講義中ほとんど休憩を取らない男性の教授の講義は、私が最も安心して受けられる授業です。けれども、雑然として、すぐにおどおどして、話に繋(つな)がりがほとんどない教授の講義は、集中して座っていることが最も困難です。ようやく授業が終った時には、許されていれば言ってしまったであろう何もかもが、危うく口から爆発してしまいそうになるのを感じます。

　フレデリックのように、私もある種の物に夢中になります。プラスチック製のスプーン、あるいはプラスチック製の物なら何でも求めてしまうことが、多くの人がどの様に私を見るかを大きく左右します。まるで小柄だということだけでは十分ではないかのように、周りにプラスチックスプーンやおもちゃなどを付けていることで、私は子どもっぽく見えるのです。誰かに見下され、「小さなおもちゃを付けている彼女はなんて可愛いの」と言われた時の気持ちを説明することは難しいです。ただしこの後に続くお楽しみの場面は、私の友人た

ちが「彼女は23歳でウィッティアー大学の3年生だ」と告げた時の相手の顔を見ることです。

　恐怖心は私の人生において極めて重大な役割を果たしています。フレデリックが多くの機械的な物を恐れているように、私もある種の感覚を恐れます。自動車が速いスピードでそばを通った時の音は、頭の中で何かを誘発し、とても苦痛を感じさせます。また子どもの頃、掃除機や芝刈り機の音にとても混乱させられたことを憶えています。それは私のふいをつく予期しない音でした。言葉にならない感情が私の反応を引き起こします。多くの場合私の反応は、壁に頭を打ちつけたり、つねったりして自分自身に苦痛を与えるというものです。奇妙にもそうすることで、私は現実に引き戻されるのです。

　フレデリックの母親は、彼の行動について続けて述べています。

> ある程度彼は、同じことに固執します。1つの本棚に3つの物が一定の並びで置いてあったのですが、それが変えられるといつでもすぐに元通りにしました。見たところ彼は新しいことをしたがりません。長い間じっと見ていた後で、ふいに実際にやります。彼は自分が正しくやれるかどうかを確認したいようでした（Kanner 1985, p. 18）。

　これは古典的な自閉症を表しています。私も子どもの時、変化が少し困難でしたが、今はもう受け入れることを学びましたので時々は変化に喜んで応じます。ただし私には、特定の場所にもっていたい物があります。スプーンやプラスチック製の物について言えば大きな変化に耐えることはできませんが、学校や社交的な場面ではある程度の変化が必要です。

　フレデリックは、独特な話し方と、幼い年齢にして歌の並外れた記憶力があると記述されています。

> 彼は2歳になる前に、少なくとも2つの単語「お父さん」と「ドーラ（母親の名前）」を言った。その後2歳から3歳にかけて、彼にとっても驚きであったような単語を口にした。彼はそれらの単語を一度だけ言い、二度と繰り返さなかった。彼が話した最初の言葉のひとつが「オーバーオール」だった。2歳半の時に

歌い始め、フランス語の子守唄を含む約 20~30 曲の歌をうたった（Kanner 1985, p. 18）。

　この記述は私自身と結び付けることが少し難しいものです。私の話し言葉はとても限られていて、事実上ほとんどの場合反響言語です。例えば友人や家族の名前をよく繰り返します。［編者注：私はこう言うかもしれません］「リタに会う」と。リタは私の母ですが、私は必ずしも彼女に会いたいと言っているわけではなく、聞き慣れた録音テープが頭の中で流れているようなものなのです。「Do da dee newt na nay」はお気に入りの反響言語的なフレーズです。それは単調なリズムをもっていて、私のテーマソングと呼ばれています。子ども時代の話し言葉のパターンにコメントを寄せるのは、［編者注：思い出すことが難しいので］困難です。前述したように、私は歌や音楽に大きな安らぎを感じます。
　フレデリックの両親は、どのように彼に話し方を教えたのかを次のように振り返っています。

　　彼が 4 歳の時、物を手に入れる前に言葉で「ください」と言わせようとしました。彼は私よりも強固な意思で屈しませんでした。彼は欲しいものが手に入らなくても降参しなかったのです。数字は何百までも数えたり読むこともできるのですが、それを物に応用することには興味がありません。彼は人称代名詞を適切に使うことがとても困難です。贈り物をもらった時、彼は自分で「ありがとうと言いなさい」といいます（Kanner 1985, p. 18）。

　自分が話す言葉を聞くと、私は自分自身についての認識に欠けていることに気づきます。例えば私は「家に帰りたい（I want to go home）」と言わず「家へ行く（Go home）」といいます。でもこれは話し言葉だけのことで、文字をタイプして文章で書く時は、それは明白だと思いますが、文法的にも文脈的にも正しく表現することができます。
　さらにフレデリックについての記述が続きます。

　　彼の表情は硬く、どこか不安そうで利口そうな印象を受けた。数分間あてもなく

ふらふら歩き、3人の大人の存在に気づいている様子はなかった。それからソファーに座り訳の分からないことを叫んで、ふいに横になって夢見るような笑みを浮かべた。質問や命令などに答える時は、オウム返しで言われた言葉を繰り返した。彼の行動で最も際立った特徴は、物に対する反応と人に対する反応が違うということだった。物にはすぐに夢中になり、よく注意を払い根気よく遊ぶ。人には、それが許されるのであればほとんど注意を払わず、招かれざる邪魔者として見ているようだった（Kanner 85, p. 19）。

この点でフレデリックと私は最も良く似ています。部屋いっぱいに人がいても、同じ部屋のもう一方の片隅に置かれたおもちゃや物ほど、人は私に興味を抱かせません。その時の私の頭の中は、映画のワンシーンのようなものだと説明することができます。部屋に足を踏み入れる私を想像してみてください。私のすべての注意は、人混みをかき分け部屋のもう一方にある欲しい物に注がれるのです。その周りは輝きを発し、私を引き付けます。他のものはどうでもよく、とにかくそれを手に取りたいのです。人々はただ背景にある雑音で、私の通り道にある障害物でしかありません。それが、私が過ごしてきた人生です。何年もかけて、私はそれ以上の振る舞いが求められているということを学びました。ただあてもなく部屋中を走り回っていてはいけないのです。私は高い知性の持ち主で、思考し感じる人間なのだということを人々に証明するために、人と繋がり、知り合いを作り、可能な限り社交的に生きる必要があるのです。
リチャードの自閉的行動が以下のように記述されています。

彼は壁の灯りのスイッチをねらって椅子に上り、それから机へと登った。彼は自分の望みを伝えることをしなかったが、母親が彼の欲しいものを推測して渡すまで激怒した。人との関わりがなく、人が話しかけたり彼の注意を向けようとすると、明らかに邪魔者として扱った（Kanner 1985, p. 22）。

私も時々、周りにいる人たちに自分の必要なことを伝えることに困難があります。それは、私がこれまで一生を通してずっと取り組み続けてきた苦闘です。これを言うことは恥ずかしいのですが、私も自分の必要を満たすためにた

くさんの癇癪(かんしゃく)を起こしてきました。癇癪は、関わるすべての人にとって、精根尽き果てさせる出来事にもなります。今では、何かが必要な時はそれを伝えなければならないこと、言い換えれば「助けてください（need help）」といった基本的な二語文の促しを使わなければならないということを理解しています。この手の発話は、私が友人や家族の反応を得るための方法です。私のスタッフは困難な状況で私を援助することにとても慣れていて、言葉だけでなく、物を指すとか彼女／彼らの腕を引っ張るなどで伝えられる急ぎの必要を理解する訓練を十分に受けています。自分のニーズを満たすために癇癪を起こす必要を、私はほとんど感じていません。

　人の助けを借りてひとりで暮すことは、両親や私がかつて想像したよりもはるかに大きな自立を与えてくれました。私のスタッフは私が最小の手助けでできるように背中を押してくれます。まず初めに自分自身を頼りにして、もしひとりで何かを成し遂げられない時は助けを求めるようにといつも教えてくれます。時には相互依存関係になってしまったスタッフと私との間に問題が生じることもありました。私は試されて、自分の強みと弱点を知ることができて喜んでいます。私は、スタッフや友人たちに助けを求めることを恐れていません。なぜなら、彼女／彼らは私が助けを必要とする時に手を貸すために、そこに居てくれるからです。私はかつての予想をはるかに越えた自立心を感じ、ひとりだという感情に大きな満足を得ています。

　ポールはその点で違っています。

　　　他の子どもといる時、彼らを無視して彼らのおもちゃに向かって行った。彼の発音は明瞭で語彙(ごい)も多かった。文章構造は1つの例外を除けば満足のいくものだった。彼は一人称を決して使わず、自分のことをポールとも呼ばなかった。彼に関するすべての話は二人称で、以前に誰かが彼に話した文字通りの繰り返しだった。キャンデーが欲しい時、彼は「あなたはキャンデーが欲しい」と表現する。熱い暖房ラジエーターから手を引いて「あなたは怪我(けが)をする」と言う。時には話しかけられた言葉のオウム返しもあった。正式なテストは実施できなかったが、彼を通常の意味での精神薄弱ととらえられないことは明らかだった。彼は数を数えることができて色の名前も言えた。たくさん積み重ねたレコードの中から、自

分のお気に入りを見つけ出すこともすぐに覚えたし、それを置いてかけることも知っていた (Kanner 1985, p. 24)。

遅れているかのように見えながら正常な知性をもつ、ということを人に説明するのは極めて困難です。多くの人は、私の知的な機能が見た目よりもはるかに高いということを理解しません。反響言語や簡単な要求言語以外では私の話し言葉はとても限られているため、外の世界とコミュニケートすることに困難を抱えているのです。私は大学の3年生で、成績の平均点（GPA）は (訳注:5点満点中) 3.67 です。私がスタッフと教室にいるのを見た多くの人が思うことに反して、私はテストを受けたり小論文を書いたりする時、人に助けてもらっていません。大学での勉強は私自身がやったものです。確かに私には介助者がいて教室でノートを取ってもらい、精神的な支えもしてもらっています。しかしそれ以外では、学期末の成績表に載る成績の責任は、私自身にあります。物事はいつも見た目通りとは限らないのです。知的機能がほとんどあるいは全くない、というお粗末な憶測を招いてしまう私の変わった行動を人々がじろじろ見たり驚いたり不思議がったりする時、自分が世界の不思議の8番目であるかのように感じます。私の外見はかなり人を見誤らせてしまうものですが、私はすべての自閉症の人たちの権利擁護者として、私たちは知的で機知に富んでいること、そして私たちの真の能力をかけらも映さない奇妙な行動で判断されるべきではないということを世界に知らせるために、日々努めています。

以下はバーバラのケースです。

彼女はテストには何の関心も示さなかった。テストとは経験や状況を共有することなのだが、彼女にとってそれは全く無関係のもののようだった。彼女は舌を突き出して、おもちゃで遊ぶように手であそんだ。机の上のペンに引き付けられて「そのペンに似たもの、お家にある」と言った。それから鉛筆を見て「これをお家に持っていっても良いですか？」と尋ねた。そうしても良いと言われた時、彼女は取ろうとしなかった。鉛筆は彼女に与えられたが、それを押しやって「これは私の鉛筆ではない」と言った。彼女は別の物でも同じことを繰り返した (Kanner 1985, p. 25)。

テストの場面でいくらか気持ちが楽になるまで、私の場合何年もかかりました。今あえて控え目な表現を使ったのは、テストを受ける場面で完全に気持ちが楽な人なんて、誰もいないということに気づいたからです。バーバラと同じように、私もしばしば手元にあるテスト以外のものの方に注意を払ってしまう自分に気づくことがあります。時に無関心でやる気のない若僧のように見えてしまうかもしれませんが、テストの重要性を認めていないということではないのです。やるとなれば私は課題を正確かつ理知的に完成させるために、可能な限り一生懸命取り組みます。

バージニアのテストの経験は、私のそれと似ています。

> The Binet and Merril Parmer テストの非言語項目で彼女の IQ は 94 だった。心理専門家は「疑いようもなく」彼女の知能はそれ以上であると述べた。彼女は物静かで、まじめで落ち着いている。彼女の笑顔は一度も見たことがない。自分の中に閉じこもり、他の人たちから離れていた。自分の世界の中にいるように見え、置かれた状況の中で最も興味を引くこと以外は眼中にないようである。人に対する親しさや興味があるような様子はない。その反面、物との関わりには喜びを見出すようで、想像力と自発的な関わりを見せる (Kanner 1985, p. 27)。

検査テストの非言語項目は、私により大きな困難をもたらします。どの形とどの形が関連しているか頭の中では分かっていても、正しい答えを指すように自分の手を動かすことが難しいのです。自分の手に取らせようとする動作が、いつも実際に起こるとは限らないのです。それで残念なことに、標準テストの非言語項目では言語項目よりもずっと悪い点を取ってしまいます。繰り返しになりますが、私が「言語」という言葉を使う時、私の思考をまとまりのある言葉に置き換える手助けをしてくれる、タイプ機器に打ち込んだ文字の言葉を意味しています。多くのテスト場面で、すべての注目が自分に注がれていることに私は気づいています。バージニアとは違って、私は部屋にいる人々から自分を分離するために引っ込むことはなく、そのすべての注目を楽しみます。私はこれまでの人生でとても肯定的な関心を注がれてきました。子どもっぽい外見

や奇妙な行動を越えて本当の私という人間を見ようとしてくれたすべての人たちに、感謝しています。

バージニアが、古典的な自閉的行動を表しています。

> ピアノの周りに子どもたちが群がり、ひとりの子どもがピアノを弾いて他の子どもたちが歌っている時、バージニアは何が行われているのか気が付かない様子で子どもたちの中に座り、そこでひとり何かに心を奪われているような印象を与えた。子どもたちの歌が終った時も気づかないように見えた。彼女はうつろな目をしていたが、知的な顔つきはしていた（Kanner 1985, p. 27）。

これに関しては説明をしなければなりません。私たちが周りのことに無関心なように見えたとしても、それがすべて真実だとは言えないと思います。私の場合、手の中の物に視線を定めているかもしれませんが、外の世界で何が起きているかとてもよく気づいています。周りで話されている会話をとても注意深く聞いています。また全く違う方向を見ていたとしても、部屋の中の人々の動きを見ているのです。人が話している時私はその人を見ないかもしれませんが、いつだって聞いているし、いつだって理解しています。

残念なことに、私はハーバートのような創造力をもちません。

> 様々な限界はあるが、彼は自分で設定したゴールを達成する上で驚くほど的確に行動した。たくさんのブロックの中から、土台に接着されたものと取り外せるものとを即座に識別した。またブロックのタワーを同年齢か年上の子どもよりも巧みに、そして高く積むことができた。彼は、自分で選んで取り組んでいることから注意をそらすことができなかった。どんな邪魔にもいらいらして、邪魔者を（そちらを全く見ることなく）押しやったり、押しても駄目な場合は金切り声を上げた（Kanner 1985, p. 29）。

私は書くことにおいては雄弁で、そして振る舞いはかなり愛らしいのかもしれませんが、創造力はありません。土台にくっついたものとくっついていないブロックを識別する驚くような能力を私はもちません。ついでに言えばタワー

や町全体をブロックで作るというようなこともできません。でも秀でているものもたくさんあります。ほとんどの人よりも早く読めるし、大きな学習能力もあります。ハーバートの活動を決して低く見ているわけではなく、ただ私にはない能力だということです。もっと創造力が欲しいとずっと思っていました。絵を描いたり色を塗ったりすることは私が探求してみたい特性ですが、鉛筆や筆を自分が強く望む通りにうまく動かせない時、私は欲求不満でいっぱいになります。そのことが、創造的側面の探求を難しくしてきたのです。

　ハーバートは私よりもはるかに綿密です。「2回とも、彼はそこにいる人々に全く注意を払わずに診察室に入った。彼はセガン型はめ板を目指して行き、すぐにせっせと器用かつ敏速に型を合う所に入れ、そしてまたそれを取り出した」(Kanner 1985, p. 29)。これは繰り返しの活動のように見えます。私も物を置く特定の場所を決めていますが、物を移動しては元の場所に戻すことを何度も何度も繰り返したという記憶は私にはありません。ここまでカナーの記述が紹介する自閉症児の何人かについて私なりのコメントを寄せてきましたが、どうやら私とハーバートの行動特徴はその中でも特に異なるようです。このようなタイプの繰り返し行動は、私にとって最もうんざりするもののひとつです。

　3歳半の男児アルフレッドについて、カナーは次のように描写しています。

> 彼はトーストにするためにオーブンにパンが入れられるとやきもきし、焼け焦げて駄目になってしまうのではないかと怖がる。太陽が沈む頃に落ち着かなくなる。なぜなら夜の空にいつも月が出るとは限らないからだ。ひとりで遊ぶことを好み、他の子が近づくとすぐに遊具から離れる。大きな箱で何かを作ること（例えば、トロリー）が好きだが、誰にもそれに乗ってほしくないし、邪魔されることも嫌がった (pp. 30-31)。

　恐怖心は私たちの生活に非常に大きな影響を与えています。1つの行為に伴う心配が、別の強い不安感も引き起こします。私の場合、電気器具との接触の結果について恐怖心を抱いたことはあまりなく、どちらかというと器具そのものを怖がる傾向があります。実際アルフレッドとは違い、私はトーストされたパンは好きだし、いくらか焦げ気味で硬くなったパンの耳も喜んで食べます。

太陽と月については、魅力的ではあっても、日が昇り落ちることは私にとってただ単に1日の時刻を知らせるものでしかありません。それで強い感情が呼び起こされるということはほとんどありません。他者からの介入を嫌いひとりでいることを好むという記述は、ここでも再び見られます。これはこれまでにも述べた通り、私自身が知る自閉症の姿と一致するものです。

　アルフレッドの会話についてこのように書かれています。「彼は言葉の意味をよく取り違える。写真を見せられて『これは何について（about）の写真ですか』と尋ねられた時、彼は『人々が動き回って（move about）いる』と答えた」（Kanner 1985, p. 33）。これは私にとっては正常な返答のように思えます。彼の「人々が動き回っている」という答えは、写真の中の人々が明らかに動いていることを伝えているのだと思います。一方もしただ単に、質問の中に「about」という言葉が入っていたためにその言葉を繰り返し使っただけで、実際は写真の中の人たちは動き回っていないとなると、確かに気になる点だと言えるのかもしれません。しかしこれは私自身にも当てはまります。口で話す時──私の場合発した言葉をそのままには受け止められないし、そうするべきではないのですが──私は言われた言葉をそのまま繰り返す傾向があります。例えば誰かに「その本は何についてのもの？」と聞かれたら、的確な答えを返す代わりに「何について、オーライ」と私は言ってしまうでしょう。これは、正しい応答ではないにしても「聞かれたことを私が理解している」と分かってもらえるように、私のもてる会話力を最大限使ってあなたからの問いに応じようとしているのです。私は口で話す時、自分の考えを的確に表現する言葉を、見つけられないのです。

　アルフレッドは、ずいぶん幼い年齢なのに私の同じ頃よりずっと周囲への気づきが高いように見えます。

> 彼は立ち止まり、とても当惑した様子で、なぜ「ジョンズ・ポプキンス病院」が記録用紙に印刷されているのかと尋ねた。「どうしてそれをここで言わなければいけないの？」これは彼にとって考えたり議論したりする必要の大いにある重要な問題であった。記録は病院で取られていて、書いている人はどこで書いているのか知っているのに、なぜ1枚1枚の用紙に病院の名前が必要なのか？　6年

前に来院した時の記憶から彼が良く憶えていたその医師は、彼にとって、彼の明暗に関する脅迫観念的な質問に答えてくれる存在以上でも以下でもなかった（Kanner 1985, p. 33）。

　検査、セラピー、質疑応答、そのすべてがあまりに退屈すぎます。アルフレッドは思慮深く聡明で、明らかにどんなものでも、そして何についても質問することを恐れていません。奇妙だと見られたり、医学的に説明がつかないものとして詮索されたりいじりまわされたりするということがどういうことか、人々は気づいていないのです。助ける術を知らない臨床医師の前に来る日も来る日も座り続けることは、私にとってとてもつらいことで、きっとすべての子どもたちにとってもそれは難しいことだと思います。奇妙な行動を変えたり調整することを助ける術。もしくは、不都合な行動を必要に応じて止める強さを身に付ける術を教えてくれるのならさらに良い。でも、そういうことについて皆目見当もつかない医師の前に座らせられるのです。子どもたちの多くはまだ幼くて、何が起きているのか、あるいは自分たちがどう違っているのかに気づいていませんが、いつかは自分たちの風変わりなところがはっきりと分かってきてしまうのです。

　チャールズのケースでは次のように描写されています。「赤ん坊の彼は不活発で、『のろく無気力』だった。幼児用ベッドの中で横たわり、ただじっと目を開けていた。まるで催眠術にかかっているかのように行動した。一度に1つのことをするのに集中しているようだった」（Kanner 1985, p. 33）。幼い頃の自分の行動について語るのは難しいのですが、上記のような記述が一貫して見られることから、これはまさに自閉症の特性を示しているといえると思います。つまり内向的な行動やひとり遊びは、生涯を通じて自閉症は何かという点で主要な特徴になると思います。

　チャールズの母親は、彼にとって何が有益かについて、チャールズ本人から手掛かりを得ています。「彼が音楽を喜び心から楽しんでいることに勇気づけられて、レコードをかけました。1歳半の時、彼は18の交響曲を区別できました。第1楽章が始まるとすぐにその作曲家が分かり、『ベートーベン』と言うのです」（Kanner 1985, p. 33）。

なんと素晴らしい才能でしょう。珍しいことではないかもしれませんが、私は聞いた曲を決して忘れません。音楽を楽しみ識別できる力を得られた幸福はすべての人と分かち合いたいと感じるものです。そのような音の集まりは、ほとんど言葉では説明できないくらいに私の体を浮き浮きした気分にさせてくれます。音楽療法は気分をリラックスさせ心を安らかにする最も良い方法のひとつです。私は様々なタイプの音楽が好きです。中でもトム・ペティは断然一番好みのソングライターです。彼のCDを毎日聴いて、入浴のプロセスをスタートさせる促しとして使っています。また、ジャズや様々なインストルメンタルの曲なども楽しみます。

　チャールズはいくつかの段階を経て興味が移り変わっていきました。

> 同じ頃、彼はおもちゃやビンのふた、ジャーなどを何時間も続けて回すようになった。円柱を回せるほどに手先がとても器用だ。回っているものを見て大喜びし、恍惚状態で飛んだり跳ねたりした。今は、鏡から反射する光とその光をつかまえることに興味をもっている。彼が何かに興味をもつと、誰もそれを変えることができない。私が部屋に入っても、彼は私に注意を払うことも存在を認めることもないだろう（Kanner 1985, p. 33）。

　ここで再び、私たちが自分の持ち物に夢中になることについて触れることになります。彼のこの行動はすでに説明したように、私がプラスチックや水に夢中になることととても似ています。多くの人が止めさせようと頑張った努力もむなしく、それは変わらず強固に残り続けるのです。チャールズの母親は、彼が世界から孤立しているか、あるいは自分の世界に囚われていると見ています。

> 最も印象的なことは、彼の孤立と近寄り難さです。まるで暗がりにいるように歩き、誰にもつかまえることのできない独りの世界で生きています。人との関わりをもつ気がありません。会話のすべては、どれもこれまで彼が言われたことのある言葉の反復でした（Kanner 1985, p. 34）。

自閉症の人の孤立の度合いは様々です。まだ幼い時はコントロールすることが難しく、また人として存在するためには社交的な人間でなければならないということに気づいていません。人は自閉症であるなしにかかわらず、社会性の能力に基づいて人として定義されるものなのです。私も成長するにつれて、思慮深く感情のある大人として認めてもらうためには、社交的であることを学ばなければならないのだと理解するに至りました。ひとりでいたいと望むことや、欲求に負けてスプーンを欲しがってしまう気持ちを脇に押しやることは、これまでずっと格闘してきたもので、これからもまた何年もそうし続けていくのだと思います。前述したように、周囲との関係をもつ私の能力を自閉症が支配下に収めてしまっている時には、私は社会的状況から孤立する傾向にあります。これは私が仲間たちとの付き合いを楽しんでいないということではなく、時々自閉症は私が人付き合いを望むことを許してくれないのです。
　チャールズの母親は記述を続けています。

> 本を取り上げられた時、本を取り上げた人を見ることなく、本をつかむ腕と取っ組み合っていました。また針で刺された時「これは何？」と言い、「これは針」と自分で答えました（Kanner 1985, p. 35）。

　チャールズは外の世界から完全に孤立していて、誰も見ることなく他人の存在を認めることもなく、ついには自分で自分の質問に答えるという手段に頼っています。私の予想では、彼は間もなく人を必要とすることの方が、ひとりでいる必要よりもずっと大きいということに気づくと思います。カナーは、チャールズについて次のように報告しています。「決して言葉を人とのコミュニケーションの手段として使わなかった。彼は『八角形』『ひし形』『長方形の積み木』などの名前を覚えていたが、それにも関わらず『これは何？』と聞き続けた」（Kanner 1985, p. 35）。チャールズは、コミュニケーション能力はあっても、まだいかに正しく使うかを学んでいません。彼は引きこもっているように見えるかもしれませんが、同時に確かに人との関わりも、もとうとしています。例えば彼は、すでに答えを知っている質問を自分自身にしています。これは効果的なコミュニケーションに対する、彼の可能性を示しているに違いない

と思います。間違いなく彼のご両親もそうされたと思いますが、それがいかにつまらないものに見えたとしても、そういったやりとりをどんどん励ますべきだったと思います。私たちはみんな、どこかを出発点に始めなければなりません。チャールズのその後の様子を知ることができたら、とても興味深いだろうと思います。

次の人物、ジョンもまた、人との関わりにある一定のルールを求め、変わった話し方のパターンをもつと記述されています。

> 4歳の終わりに、非常に限られた情動的交流をもつことができたが、それもごく少数の人との間に限られていた。一度その関係ができてしまうと、それは全く同じ方法で続けなければならなかった。手の込んだ文法的に正しい文章を作ることができたが、自分を指して二人称代名詞を使った。彼は言葉を人とのコミュニケーション手段には使わず、主にどこかで聞いた文章を人称代名詞を変えずにそのまま繰り返した（Kanner 1985, p. 36）。

周りにいる人間と私の会話は、ばったり出会った多くの人たちを当惑させてきました。私がもっと小さかった時、人との関係はかなり儀式的なものだったと憶えています。例えばもし休暇中の誰かを一週間見かけたら、翌週もその人たちが私の生活の一部であり続けることを期待しました。私は、人は離れても関係性は残るということを理解していませんでした。人との関係は、私の反響言語にも大きな影響を与えます。私にとって大切な人が離れる時、いまだに私はつらい時を過ごします。本当に近しいと感じられたスタッフや友人との出会いがありました。彼女／彼らが人生の先へと進んだ時に、私はその人たちから離れて先に進むことができず、その名前がしっかりと私の反響言語の一部となりました。今でも古いスタッフのことが思い出されて、その人たちの名前が反響言語として口から繰り返し出てしまうことがあります。

ジョンは特定の手順に従うと記述されています。

> 非常に際立った脅迫性があった。日常の手順はきっちりと同じでなければならず、わずかな変化でも突然のパニックを引き起こした。言葉は延々と繰り返され

た。卓越した機械的な記憶力をもち、「多くの異なる言語で」祈祷文、童謡、その他の歌などを暗唱できた（Kanner 1985, p. 36)。

　私には生活上の決まった手順が必要です。それは、この混乱した日々の中で頼れて信頼できるものなのです。過去にそうだったほどには手順について厳格ではなくなり、これで人生のちょっとした不意打ちにも対応ができるようになって助かると思います。以前ほどに決まった手順が私の生活の要ではなくなっているのは、スタッフのおかげです。今もある程度の構造や手順に基づいて物事が進められていることは認めますが、人生において物事とは予期できないもので、それでも私が辛抱強くいようとする限り大丈夫なのだということを、スタッフが教えてくれました。大学は私のもう１つの生活の舞台ですが、スタッフが私のために環境を整えようとしても、そこではある程度以上はどうすることもできません。祝日のために予定が変更になったり、期末試験で授業時間が変わったりすることがよくあります。スタッフは私のニーズにとても敏感で、先の予定に変更があると知った時に私に前もって知らせてくれるのがとても上手です。これは彼女/彼らの精神衛生上のためになされているのか、それとも私のためなのか、それはよく分かりません。
　年少の頃からジョンの言葉の一部は逐語的であると解釈されました。

　　5歳半で代名詞を良く使いこなせた。……診察室にあった集合写真を見て、父親に「この人たちはいつ写真から出て、いつ入っていくの？」と聞いた。彼はとても真剣だった。父親は家の壁に（on the wall）貼ってある写真の話をしたが、その説明でジョンは少し混乱して「あの写真は壁のそば（near the wall）にある」のだと父親の誤りを訂正した（彼にとって「on」は「〜の上方」または「〜の上」を意味しているようだった）（Kanner 1985, p. 36)。

　私の話し言葉のほとんどが反響言語であるため、私が文法上の間違いを直す立場であったことは一度もなく、母がいつもそのことに全神経を使っていました。けれどもジョンのように、特定の物と厳密な関係をもち、言葉を文字通りに解釈することについては私も良く理解できます。私自身、周囲の物との関係

のもち方について練習を重ねていますが、このことはいまだに私も課題とするところです。私の逐語的思考の一例として、レクサスを見た時「リタ（母の名前）」と叫びます。私自身それはあり得ないことだと分かっているのですが、いかに私の自閉症がすべてのレクサス車と母とを短絡的に結び付けてしまうかを良く表しています。そんな時スタッフは、確かにあれは同じ車だけど、すべてのレクサスをリタが運転しているということはあり得ないと諭してくれます。診察室でのジョンの写真の会話は反響言語の一形態で、また文字通りにとらえようとする自閉症特有のものの見方を表しています。

イレインについての記述は、自閉症の予測不能性について触れています。

> 遊び場に連れ出されると、彼女はひどく混乱して自分の部屋に走って戻った。彼女は非常に落ち着きがなかったが、絵を見たりひとりでブロックで遊んだり、絵を描いたりビーズのひも通しなどが許されると、何時間も満足げにひとりで楽しく遊ぶことができた。いかなる音も、またいかなる途中の邪魔も彼女を悩ませた。一度トイレの便座に座っている時にパイプの中のコツコツという音を聞いてからの数日間、自分の部屋でおまるに座っている時でさえ、不安げにあの音が聞こえないかと耳をそばだて排便をしなかった（Kanner 1985, p. 39）。

この自閉症描写にあるように、私にも同じく過敏な部分があります。自閉症は人の五感に働きかけます。それは日によって様々で、コントロールできるものでも予測できるものでもありません。子どもの時、人に言わせればただのクーラーのブーンという持続音でしかない雑音に悩まされ、気が変になりそうだったことを憶えています。車の中から、他の車が行き交うところを見ているうちに視覚が刺激されて、その緊張を解く唯一の方法が、ガラスに自分の頭を暴力的に打ちつけることだったという状況もありました。私はこれが適切な行動だと言っているわけではなく、ただ自閉症の人たちは、頭の中で続く"急回転"をコントロールできないのです。それはコントロールできるものでも、ほとんどの場合その不安感を口で言い表せるものでもありません。多くの場合、何が私に癇癪を起こさせたのかは周囲の人間にとってずっとミステリーのままでした。私に近い人たちは、何が私を刺激したかを推測することができま

すが、かといって何かしら状況をコントロールできるというわけではなく、その環境から私を物理的に移動させて、私の自閉症的悪魔から私を守ろうとすることくらいしかできないのです。

カナーはイレインについて、次のように報告をしています。

> 彼女はしばしば、ふいにお決まりの言葉を叫ぶ。例えば「恐竜は泣かない」「ザリガニ、さめ、魚、それに岩」「ザリガニとフォークは子どものぽんぽんの中に住んでいる」「チョウチョは子どもの胃の中に住んでいる。パンティーの中にも」「魚は鋭い歯をもち、小さな子どもたちに噛みつく」「空には戦争がある」「岩と岩山、私が殺す」（自分の毛布をつかみそれをベッドの辺りに蹴飛ばしながら）「怪獣は子どもたちに噛みつき、油を飲む」など（Kanner 1985, p. 39）。

これは自閉症の人に見られる反響言語のひとつだと思います。何かのきっかけで引っ掛かってしまった単語やフレーズを頭の中から追い払うことができず、代わりにその言葉を外に向かって繰り返し口に出して言ってしまうのです。私はいつもこれにはまってしまって、延々と繰り返されるという反響言語の特徴のせいで、自分自身もスタッフもいらいらさせられてしまいます。しかしこれは、私がコントロールできるものでもないのです。私の反響言語には決まった1つのルールというものはありません。思いや考えを伝えようとしている場合もあれば、刺激が必要で何かをしたいというサインだったり、あるいはただ誰かを私と一緒に歌わせようとするいたずら心の戦術という場合もあります。他の人たちの代弁はできませんが、私の反響言語は何らかの応答が必要で、そうしないとコントロールを失ってしまいます。多くの場合私が言ったことを誰かが認めてくれればその反響言語は止まりますが、時には誰かが私にやめるように言ってくれるか、「スイッチ消して」などの声掛けがなければなりません。

カナーはさらに次のように記述しています。「彼女の話はめったにコミュニケーションの意図をもたない。子どもたちとの関係がなく、話しかけたことも親しげにしたことも、一緒に遊んだこともない。部屋の家具の間を動くように、子どもたちの間を見知らぬ風で移動した」（Kanner 1985, p. 40）。自閉症の

人が不躾で反社会的だと見る人たちもいますが、私はそれは自己に忠実なのだと見ています。世間の多くの人たちは、人とあまり関わりたくない時でも、周りを無視したりひとりになりたいと丁寧に告げたりせず、ただそこに座り続けてどうやってこの場から逃げ出そうかと考えながら受身の姿勢で関わりをもち続けます。私はそういう思いをしたことがありません。他の人の周りにいたくない時、私は人がいるところに身を置かないし離れています。私にひとりの時間が必要な時、たいていの場合私の友人たちはとても理解があります。大部分の人たちもひとりの時間を必要としているのに、何らかの理由で自分自身にその贅沢な時間を許さないのです。

自閉症に関するカナーの中心的主題は、以下の通りです。

> 顕著な「病態識別的」(pathognomonic)、つまり根源的な障害は、生後すぐに見られる人や状況と通常のやり方で関わる能力の欠如である。初めから極端な自閉的孤立があり、可能な限りいつでも外からやってくるものには注意を払わず、無視し、締め出そうとする。直接の身体接触や、孤立を侵す恐れのある動きや音には「まるでそこにいないかのように」扱うか、あるいはもしそれがうまくいかないと、苦痛な邪魔に対して痛ましいほどに怒る（Kanner 1985, p. 41）。

彼のこの見解に対する訂正を、少なくとも私のコメントを通じてこの章の中で試みてきたと思っています。けれども私は、自閉症の広告塔にはなりたくありません。その重荷は背負いたくありません。カナーたちの記述に対する私のコメントを読むことで、これまで皆さんが考えたことのなかったような洞察を得てもらえることを願っています。コメントでも何度も述べたように、自閉症の人はみんな多様で［編著者注：つまり様々な性質や特徴をもち］、誰かひとりに当てはまることが他のすべての自閉症者に当てはまるわけではありません。

スピーチ（話し言葉）について、カナーは次のように述べています。「この数年間で、8人の"話せる"子どもたちの中で人に意味を伝える道具として言葉を用いた者はひとりとしていなかった」（Kanner 1985, p. 42）。これに関して私がただ1つ伝えたいメッセージは、すべてのコミュニケーションにとって話し言葉が一番良いとは限らない、ということです。芸術と音楽は、伝えるた

めに言葉が話される必要のない素晴らしい言語の例です。これを読まれた方にお願いです。明らかであるように思われることの先を、見てください。幾重にも重なる層をはぎ取り、当然と感じられることよりも深く、無精でいることはやめて、物事や人を新しい観点から見てください。それは気楽なことではないかもしれませんが、少なくとも、その人の視野を広げてくれます。

　カナーは、自閉症の人々の行動を多かれ少なかれ一環したものとして記述しています。「彼の自発的行動の多様性には著しい限界がある。その子どもの行動は、同一性保持への脅迫的願望に支配されていて、まれに子ども自身が止めない限り誰にも止めることはできない」（Kanner 1985, p. 44）。いつもより少し自閉的であったり自閉的でない自分に気が付く時があります。これは私がコントロールできるようなものではないのですが、このことを最も現実的に説明するならば、障害に関わりなく誰にでもある、調子の良い日／悪い日と言えると思います。私には、確かに物事が同じ状態であり続けてくれることへの強い願望があります。しかし友人たちとのたくさんの会話の中で、誰もが人生の変動が小さいことを好むのだと気づきました。自閉症の人々は確かに決まった手順が好きで、たいていの場合はそれを歓迎するといえるでしょう。ですが、しばしば予測不可能で時折情け容赦のない"現実の世界"に適応するためには、時間がかかります。これは、私を取り巻くこの世界で自閉症と共に生きていく上で、最も過酷な苦難のひとつだと思っています。私のそばに立ち、忍耐強く付き合ってくれる人たちのおかげで、私はすべての障害物を乗り越えることができるのです。

　カナーのもう1つの観察は、自閉症の人は物との関係が良好であるということです。「外観と位置を変えず同一性を維持し、子どもの孤立を邪魔する恐れが全くない物体は、自閉症の子どもに容易に受け入れられる」（Kanner 1985, p. 46）。前述したように、生活が一様であることを好んだり強く望んだりするところがあるのは誰しも同じだと思います。自閉症の人たちもまた、ある面で予測可能性と同一性を望んでいるのです。何が起こるのか、それが起こる時間と場所がはっきり分かれば、私にとって人生はもっとずっと分かりやすいものになるだろうと思います。それでもひとり暮らしを始めて、毎日が違う日で、日々乗り越える新しい挑戦があるのだということに気づかされました。その新

たな挑戦を楽しみに待つ日もあれば、恐怖で縮こまってしまう日もあります。私が「私たちはみんな、程度の差はあっても予測可能性を望んでいる」と言う時、私も他の人たちとそう変わらず同じだということに、気づいてもらいたいのです。

　カナーが解明しようとした謎のひとつは、自閉症のある人にとっての人と物との重要性の比較です。

> 子どもたちの人との関係は全く違っている。診察室に入る時、どの子どももそこにいる人たちに全く注意を払うことなく、すぐにブロックやおもちゃ、あるいは他の物の方へ行く。彼らがそこにいる人たちに気づいていないと言ったら間違いであろう。だが子どもたちに余計な介入をしない限り、人々の存在は机、本棚、ファイルキャビネットなどと同じであった（Kanner 1985, p. 46）。

　私はたいてい、誰が部屋にいるかということに意識を向けるより先に物の方を見ます。プラスチックの物に対する強い欲求があり、周りにいる人に注意を向ける前にそれらを求めて部屋の中を探します。他の人たちが部屋にいるということには十分気づいていますが、私の自閉的傾向が、目新しいものや予測できないものに焦点を当てさせるのです。どのように、またなぜかは分かりませんが、ただおそらくこれは、私が一生付き合い続ける特徴だろうなということは分かります。きちんと理由を説明できないということを不快に感じたり、自閉症の世界では人より物が優先されてしまうという事実に、他の人たちが気後れしてしまわないで欲しいと思います。何かが受け入れられるためにすべてが明白にされたり理解されたりしなくても良いことを願います。例えば、部屋に入って新しい人の存在に最初に気づいた時に自分の靴を見る人たちに似ていると思います。私にはそれがどういうことなのか必ずしも理解できませんが、それでもとても好奇心をそそられます。

　ありがたいことにカナーは、自閉症の人たちが知的でないとは決めつけませんでした。

> たとえこれらの子どもたちのほとんどが、一度や二度精神遅滞と見なされたとし

ても、彼らが皆、潜在認知能力をもつことに疑いはない。彼らは際立って利発そうな顔つきをしている。同時に彼らの顔は、真剣に何かを考えているような印象と、人がいるところでは邪魔をされるのではないかとの心配からか、不安そうで緊張した印象も受ける。言葉を話せる子どもたちの驚くべき語彙、数年前の出来事の並外れた記憶力、詩や名前の目を見張る機械的な記憶、そして複雑な模様や順序の精密な記憶などは、一般的に使われている意味で良い知能を示している。接触をもちにくいためにビネーや類似のテストは実施できなかったが、セガン式型はめ板の課題では子どもたち全員が良くできた（Kanner 1985, p. 47）。

　私はこれまでの生涯を通じて、精神遅滞として私を見る視線に耐えることを強いられてきました。自分の知性と能力を証明するための闘いは、そこからよじ登ることがなんと難しい穴なのでしょう。これまで述べてきたように私の行動は、調査された子どもたちの行動といくらかの相違点と類似点をもちながら、全体的にはとても似ているといえます。自閉症者の一人ひとりはその通り、個人ですが、自閉的な行動を作る基本的な特徴というものもあり、カナーの記述にあった描写は確かに、我々が何者かを象徴する中心的な特徴を表していました。複雑な模様の記憶や正確な細部の記憶、そして総合的な能力が私たちを指さしたりじろじろ見たりする人たちよりも多くの場合上回っていながら、私たちの方が奇妙だとか違っていると見られることが滑稽に感じられます。その気づきは、しばしば私の最大の喜びになります。科学の世界には質の高い知能テストが多くあることを知りました。しかし、最も高く評価されたものこそが、私たちの知性のほんの表面を掘り出すことすらできない、なんとも無能力な代物なのです。
　人に対する限られた興味の原因に、いくらか両親の責任もあるかもしれないというカナーの考えは、間違いなく最も物議を醸した考え方のひとつです。

　　グループ全体の中で、本当に心温かい父親や母親は非常に少数だった。両親や祖父母、親族の多くは科学や文学、芸術などの抽象概念に強く引かれていて、人に対する純粋な興味が限られている人々だった。何組かの最も幸福な結婚でさえ、むしろ冷たく形式的なものだった。子どもたちの孤独傾向が生後すぐに認められ

ることから、全体像を初期の親子関係のみに起因させることは難しい。ならば、ある子どもたちが生得的な身体的あるいは知的なハンディキャップをもって生まれてくるのと同様に、通常生物学的に備わっている親愛的対人接触を形成する能力の生得的欠陥があると推定しなければならない（Kanner 1985, p. 50）。

　疑いようもなく、何に対しても成功するように支援し背中を押してくれた両親の恩恵を、私は最も受けてきました。私の両親は、私に与えてくれたすべてにおいて、物質的にではなく精神的な意味で単に心温かいということをはるかに超えています。母は私の力です。彼女は私の成功と、自閉症について世界中の人々を教育することのために人生を捧げてきました。私はいつか、彼女の半分ほどの女性になれたら良いと願っています。そして世界のすべての娘たちが、私と同じくらい幸福に恵まれることを祈っています。
　教育を受けた人たちに囲まれ、私は出会うすべての人から何かを学んできました。私が感じたことのないものの1つが、孤独です。時折自分の世界に引きこもりますが、そんな私を引っ張り出し、この混乱した社会の中で理性的で論理的な人間でいるように駆り立ててくれる誰かが、私のそばにはいつもいました。達成可能な高い人生の目標をもち、知的で社交的な人間となるように私は勇気づけられてきました。そして私はそのことに、これ以上ない深い感謝の気持ちを抱くのです。

注釈

(1.P118)「精神遅滞（mental retardation）」という用語は、いまだにアメリカで広く使われていますが、他の国々ではかなり前から使用が廃止され、代わりに「知的障害（intellectual disability）」（オーストラリア）、「学習困難（learning difficulties）」あるいは「学習障害（learning disabilities）」（イギリス）などの用語が用いられています。本章では、教育関係の専門家らがスー・ルビンに適用し用いてきた用語を使用しています。「精神遅滞」という用語は、「知的障害」と同様に社会的に作られた概念で、よって時を経てその意味が頻繁に移り変わってきました。イギリスにいる私の同僚は、「学習障害」と「学習困難」という用語は今も日常的に議論されていて、絶えずその意味が移り変わっていると話してくれました。

文献

Kanner, L.(1943/1985). Autistic disturbances of affective contact. In A.M. Donnellan (ed.), *Classic readings in autism* (pp. 11-50) New York: Teachers College Press.

Rubin, S., Biklen, D., Kasa-Hendrickson, C., Kluth, P., Cardinal, D. N., and Broderick, A. (2001). Independence, participation, and the meaning of intellectual ability. *Disability and society, 16*, pp. 425-429.

第 3 章

1. ティト・ラジャルシ・ムコパディヤイ

　ティト・ラジャルシ・ムコパディヤイは、この章の土台となったインタビューが終了した時13歳でした。彼はインドの、主にバンガロールで育ちました。バンガロールへは、学校や医療機関が近くなるかもしれないとの母親の考えで移り住んだのでした。しかし結局ティトは普通学校へは受け入れられず、主として家庭で教育を受けました。彼は11歳までに『*Beyond the Silence: My life, the World and Autism*（沈黙を越えて：私の人生、世界、そして自閉症）』(Mukhopadhyay, 2000) という本を書き、BBCのドキュメンタリー番組『*Inside Story: Tito's Story*（インサイド・ストーリー：ティト物語）』(Terrill, 2000) の主人公としても取り上げられました。またその後さらにニューヨーク・タイムズ紙の記事（『A Boy, a Mother（少年と母）』2002）やCBCテレビの『60 minutes (60分)』という番組 (Mabrey, 2003) でも紹介されています。

　彼は書く時に母親にそばに座っていてくれるように頼みます。隣に母親が座ることで「環境が作られる」のだと彼は説明しています。文章を話す時には、静かな声で、単語ごとに、音節ごとに、そして時には1文字ずつ話し──聞いている人たちが分からない時のみ単語の綴りをアルファベットで読み上げるのですが──それをそばにいる母親、ソマが繰り返すのです。彼はこの章の原稿をすべて手で書きました──彼は6歳の時から「鉛筆を使い自分で書いていました」(Wing, 2000)。その後私が質問と応答を主題別に再構成し、ティトが最終稿を承認しました。

　私がティトのことを最初に聞いたのは、ウィスコンシン大学のアン・ドネラン教授からBBCのドキュメンタリーと彼の本を紹介された時でした。本を数回読んですぐに、彼とEメールでやりとりを始めました。ティトは、この本のための章を自分ひとりで書くことはしたくないけれど、インタビューを受けて質問には喜んで答えると言ってくれました。やりとりを始めて数週間以内に私は彼の本を極めて詳細に読み、12ページにわたる彼への質問を作成しました。私はその質問の中で、幾つかの特定のテーマについてより詳しい説明を彼に求めました。ティトがそれらの質問に対する答えを提出し始めた時、直接

会ってインタビューの続きができるようにと、私はバンガロールへの旅の用意を始めました。それは、ティトと直接一緒に取り組める機会であることに加え、ティト自身が暮らす環境の中で彼の日常をこの目で見て、彼をもっと良く知りたいと思ったからでした。

　バンガロールに到着した朝、私はタクシーでティトのアパートへと向かいました。タクシーの運転手は、何度も停車しては彼の家がある通りはどこかと通行人に聞かなければなりませんでした。到着してみると、それは劇場のはす向かいの舗装されていない通りで、隣の通りにはたくさんの店が並んでいるのですが、ティトが住む通りには一軒も見あたりません。タクシーは、道路の真ん中に立つ牛をよけて通らなければなりませんでした。運転手が近くの店の電話を使ってティトの母親に電話をすると、彼女がアパートまで案内するためにやってきてくれました。母、ソマの後について行き、セメントでできた2階建ての建物の中に入り、2階へと上がりオープンエリアを横切ると、居間・寝室・小さな台所・浴室から成るティトたちが住むアパートがありました。居間にはテレビと小さなマットレスがあり――「ティトがいるとどの部屋にも横になれる場所が必要なのです」とソマが説明します――さらに、2、3個の背もたれのない腰掛け、コーヒーテーブル、マット、それに半分サイズの冷蔵庫があり、中にはミルク、飲料水、卵、その他の基本的なものが入っていました。薄い緑色の壁には泥や埃のシミがついていて、そこにカレンダーとソマが描いた、馬、猫、花などの絵が数枚、さらにプラスチックの箱が壁に取り付けられていて、中には5インチくらいの背の高さの2つの赤ちゃん人形が入れられています。各部屋の天井には扇風機が回り、カタカタと音をたてていました。それからソマは、ティトと私を左の狭い廊下から長方形の部屋へと案内してくれました。そこには小さな机と小型コンピュータとソファ兼用のベッドとプラスチックの椅子があり、それがこの家にある唯一の椅子でしたが、ソマは、自分たちはソファーベッドに座るから私にその椅子にすわるようにと熱心に勧めてくれました。部屋の奥には金属製の本棚があり、哲学、文学、科学、歴史などの本がぎっしり詰まっていました。

　ティトは座ると、紙製の文字盤の文字を指し始めました。彼は時折手を休めたり、手首を回したり、人さし指で文字の上をぴしゃりとたたきつけたりしな

がら、「あなたに来ていただいて光栄です。あなたは何を教えていますか？」と綴りました。

出だしから、ティトはこのインタビューをやりやすくしてくれそうに思えました。彼は、私が準備し得たどの話題とも随分違うものを提供してくれそうでした。「えーと、そうだね。私が教えている授業のひとつは研究方法のクラスで、具体的には質的研究法とか参加観察法とか、制限のない自由インタビュー法などと呼ばれているものだね。時に記述民族学とも呼ばれている。他者の観点をどのようにして学ぶかということについて教えているんだ」と私は答えました。

ティトは文字を指して「それは人類学のようなものですか？」と聞いてきます。「その通り」と私は答えました。この時点でティトは、声を出して音節ごとに言葉を話し始め、ソマがそれらの音節を繋げて完全な単語にして復唱しました。そうすることで、ティトが自分が口に出して言った内容をフィードバックとして得ることができ、また母親が彼の言葉を正しく理解したことを確認しながら先へ進むことができるのだと、後にソマが説明してくれました。「そんなに小さなテープを見たことがありません」と私のミニカセットテープレコーダーを見ながらティトが言ったので、「そう、小さいだろう。小さいと持ち歩きやすいからね」と答えました。「まさにポケットサイズというわけですね。今から話します。話し合うことができます」。

ティトがそう言い、「話し合うことができるね」と私も繰り返しました。

ティトの母親は、私が彼の話し言葉を理解したことに驚き、「まあ、お分かりになるのですね。ということは、下手な話し方に慣れていらっしゃるのですね」と言いました。

「下手な話し方ですって？　あなたの息子さんの話し方のことじゃないですか！」私は笑ってそう言ったのですが、実際彼の発音は明瞭だったので、ティトの言葉を理解するのはやさしいと感じていました。

ティトは冗談っぽく「素晴らしい声が録音できると思うな」と言い、それから「僕の自閉症をどのように評価しますか？」と聞いてきました。

それに対して、私はこう答えました。「『自閉症』の重症度は、ご存じの通り、腕を動かすことや常同行動や話し言葉の困難といったもので測られてきた

から、きっと人はあなたの『自閉症』は重いと言うだろうね。でも、あなたが話すのを見たらあなたに対する評価を上げると思うよ。いまだに支配的な見方では、『自閉症』の4分の3の人たちは精神遅滞だと思われているからね。それは真実ではないけれど、そういう見方です。乗り越えるには巨大な壁だね」。

それから1週間半、私は毎朝ホテルからティトの家に通いました。私たちは1、2時間話した後にバンガロール周辺の観光に出かけ、その間もいろいろと話し続けました。ティトは私に「町を見るべきです。そして、どう思ったか教えてください。町にはすべてがあります。市場ではインドを見つけることができます」と勧めてくれました。

午前中のセッションでは、たいてい10行から12行分くらいのディスカッションを終えたところで、ティトが軽やかに部屋を走り出てアパートの1階へ通じる階段と部屋との間にあるオープンスペースへと出て行きました。すると母親が「オーケー、ティト。15分経ったら戻って話をするんですよ」と声を掛け、さらにしばらくすると、町の観光に出かける前にもう少し話をするようにと熱心に言いながら母がティトを呼び戻すのでした。たいていティトは、この合間にただゆっくりと歩きたいようでした。しかしある日、私たちが話している途中、ティトが「消しゴム」と言ってソファーから立ち上がり外へ向かいました。ソマによれば、彼の消しゴムが建物の裏側に落ちて、彼の手の届かないところに入り込んでしまったのだというのです。彼はそのことに大きく気を取られていたようでした。「時々、小さなことが彼の中ではすごく大きなことになってしまうのです」とソマが説明しました。

ティトは部屋に戻ると、座って体を前後に揺らし始めました。「できません。すみません。でもどうしようもないのです」「僕は自分の体を感じるために、これ［編者注：揺らすこと］が必要なのです」。〈身体との関係〉は、この章の主要なテーマの1つとして彼が取り上げています。

彼は、自分の外見を観察することに集中する時もあれば、自分の周りの世界を観察してそれについての話があちこちに飛び移るような時もありました。ある日、私たちは町にある大きな公園に行きました。私たちがベンチに座ると、1人の聴覚障害の男性がやって来て物乞いをしました。するとティトは、「僕もいつかあんな風に歩き回ることになるんだ」と口にしたのです ── 彼は明

らかに、自分の将来を心配していました。その男性が行ってしまうと、ティトは「今日は雨が降って、明日はもっと涼しくなると思う。この木は落葉樹です。あなたたち［編者注：アメリカ］には針葉樹があるでしょう」と話し、それからアメリカには牛がいるかと聞いてきました。「僕は牛が大好きなんです。牛はものすごく大きくて背が高い。僕はカリフォルニアのアカスギが見たかったんだけど、この前は見ることができませんでした。僕は良き指導者を見つけようと思います」。ティトの話は、意識の流れのようなものの中で、話題から話題へと飛び移りました。

私たちは多くの話題に触れました。最初は母親に見せられた文字や単語のまねから始めて、次第に練習を重ねて、手に縛り付けた鉛筆を使って書くことを覚えたのだとティトが説明してくれました。また話すことは、母親に軽く背中をたたいてもらってまず声を外に出すことを練習して、それから母親の促しで言葉を出せるようになったのだと言います。母親は、まるで交通整理をするかのように手を動かしました。

私たちが話していると、1人の男性がクッキーを売りにやってきました。その男性が行ってしまった後でティトは、「僕が欲しがらなかったなんて偉いよね？」と母親に告げ、それから何人かの女の子たちが公園でくすくす笑いながら遊んでいるのを見ると「若い人たちは幸せそうすぎる」と呟きました。

「楽しんでるのよ」とソマが返事をし、

「若い人たちがどうかしたの？」と私が聞くと、

「僕はあんな思い出をもてない」と言います。

つらかった子どもの頃のことを彼は思い出しているのだと、ソマが言い添えました。ティトは、何をするのか決められていない状況で他の子どもたちと関わることに困難を感じていました。ティトにとって「とても自由な状況で行動することは難しいのです。ここでは非常に焦点を絞った会話をしているので彼はなんとかやれていますが、でもそれが自由すぎると……」。そう説明したソマは、あたかもそれはティトにとって難しすぎるとでも言うかのように肩をすくめました。このテーマも、ティトがこの章で詳しく取り上げています。

他の「自閉症」者からも似たようなコメント、つまり完全に自由な状況より決められている状況の方がたいていの場合楽だ、という話しを聞いたことがあ

ると私はティトに伝え、さらに「他の『自閉症』の人たちが、出演者が2、3人だけの映画が好きだと言ってたよ」と付け加えました。

「そんな映画を作って」とティト、「僕の心を読んだみたいだ。出演者が1人だけの映画を是非作ってもらいたい」。

「彼を映画に連れて行こうとしたのですが」とソマも会話に入り「でもほんの少しの間見て、それから部屋を出てはまた戻ってくるんです。それで私はいつも夫と一緒に行って、夫が彼を外に連れ出します。彼が出たり入ったりできるように、席もドアの近くに取るんですよ」と続けました。

ある日私たちは、バンガロールから数時間の郊外の避暑地へ出かけました。出発する時ティトは私のシャツを嗅ぎながら、「今僕は匂いを嗅いでいる。これは行儀の悪いことだ」と言ったので、

「シャツの匂いは大丈夫？」と私が聞くと、

「いい匂い」と返ってきました。

避暑地に着いた時、ティトが「タクシー料金はどうやって決められるの？」と尋ねてきました。私は、それは距離とアメリカの基準で決められるのでとても安いのだと答えました。

結果的にこの避暑地への遠出は、ティトに大変な不安を与えてしまうことになってしまいました。彼はその後、何週間も自動車に乗りたがりませんでした。バスや3人乗りのバイクタクシーであれば簡単に乗り込めたのですが、自動車は駄目でした。彼は自分の不安を説明するための理由を探していました。そうすれば不安に打ち勝つことができるのではないかと、その不安の訳を知ろうとしているようでした。

「車での旅行は僕にとって問題はない」とまず言ったティトは、こうも言います。「問題は、あのルートはバスで行くという習慣になっていることにあると思う。僕は最初、曲がり角やカーブが怖いのかと思って、それが過ぎるのを待ちました。でもその後も不安が続いたので、僕は本当の原因を探し始めたんです。なぜなら、すべての結果には論理上そうなるべき原因があるはずだから。僕の原因は、あのルートはバスで行くという習慣でした。これはあなたには非論理的に聞こえるかもしれません。すべては僕の自閉症のせいだと言えると思います」。その後私は、この件について詩を書いてくれないかと彼に尋ねまし

た。次の詩が、彼が私にくれたものです。

　　　あなたのきれいな車の
　　　小さな空間に座る時
　　　何が起きるのだろうと
　　　ある種の恐れを抱く
　　　それをなんと、そしてどう説明したらよいのか
　　　この僕の怖さを
　　　心配事と呼ぼうか
　　　それとも時の試練。
　　　どうやって言い表すべきなのか
　　　僕の身に起きることを
　　　あなたのきれいな車が近くにある時
　　　ただ鳥肌が立つ
　　　僕はそれを恐れと呼ぶ。
　　　その車に僕の体は大き過ぎない？
　　　あなたの小さくてきれいな車
　　　僕に座る価値などあるのでしょうか
　　　あなたの小さな輝く車に
　　　どうぞ僕をなんとでも呼んでください
　　　僕は社会に不適応な才子のままです
　　　ちょっと合点がゆきませんか？
　　　僕がずいぶん自閉的だと。

　その1日か2日後、私は宮殿を見るためにマイソールに行ったのだけれど悲惨な旅行だったとティトに話しました。「運転が怖くて車の中で恐怖におののいていたと言わなければならないよ。バスで行けば良かったと思った。もう二度とあんな旅はしたくないね。バンガロールに戻ってくる間中ずっと下を向いて本を読んでいようとしたけど、目を上げるたびにこちらに近づいてくる対向車に震えあがったんだ」。私が乗ったタクシーが道に沿って走っていると、大

型トラックが反対方向から真っすぐに私たちの目前に向かってきて、ほんの間際によけるといった状況でした。

　私のその交通描写が、車旅行でティトが感じた不安感について別の解釈を喚起したようでした。「自動車の中で僕にも同じことが起こったんです。自動車がこっちへ向かってくるのは見えるけど、距離が測れなかったんだ。それに僕の頬をたたく風も怖かった」。

　一緒に過ごした日々を通して、私たちは多くの話題について論じました。ティトは、自分は非常に活動的で母親と市内中を歩き回っていると話し、ソマもそれについてこう述べました。「ティトと一緒だとすべてが早く終わります。部屋に入り、詩を書く。それを彼は非常に早く仕上げます。詩を書きたいと思ったら、瞬く間に3ページを仕上げます。はい、おしまい。そして『あ、新しい考えを探さなければ』と彼は言うのです」。

　ティトの活動の相当な部分が、新しいスキルを学ぶということで占められています。彼は自分自身と格闘しているのだと言いました。時々、走り出したり動揺したりせずに落ち着いたままでいることが非常に難しいのだといいます。「僕は落ち着いていなければならない」とティトが言いました。「そうするために、僕は話し続けなければならないのです」。誰かと会話をすることが、落ち着いていられる方法のひとつになっているのです。

　彼がこの章で描写しているように、彼の母親が少しばかり気の強い女性であるということが、ティトが話せるようになり書けるようになったその成功の核心であるようです。ソマは、ティトがもう少し自分から行動ができるように助けたいと言いました。彼女はティトに、自分がしたい事を口に出して言い、そしてそれを実行できるようになってもらいたいのです。「それが私の夢です。彼が口で言って、そしてその行動をする。そうして初めて、彼は自分の行動をコントロールできるようになるでしょう。まず小さな事から始めなければなりません。『これを拾わせてください』。そういうほんのちょっとした小さな事です。それができたら次に、『僕は行儀良くしなければならない』とか、『じっとしていよう』などと続きます。それは能動的な動きを示す言葉でなければいけません。そしてそれを言った後に、実行に移すのです」。

　ソマがこの方略の話をした時、私はティトの方を向いて彼女の考えをどう思

うか聞いてみました。
　「もう始めていると思う」とティトが言ったので、
　「え、本当？もう？」と驚き、「で、協力的な被験者の感想は？」「それとも被験者は嫌々なのかな？」と尋ねました。
　「僕はそれをしなければならないのです」「僕はそれをする必要があるんだ。なぜなら母は僕に報酬をくれているから」。
　「ええ、私は彼に報酬をあげているんです」。
　「彼に報酬を与えているんですか？」「それじゃあ、この方法は行動修正ということですか？」
　「そうです」とソマ。
　「それで、報酬は何ですか？」
　「何でも」「ビスケットのかけらだとか、手元にあるものなら何でもいいのです」。
　「それでティト、この方略に対するあなたの気持ちは？」
　「ノーコメント」。
　私が笑って「それだけ？」と言うと
　「そう」、とティトが答えました。

II. 質問と応答

ティト・ラジャルシ・ムコパディヤイ
ダグラス・ビクレン

想像と行動

ダグ　あなたは以前列車の中で近くに座る中年の紳士を見たという話を書いたことがありましたね。読んだ感じでは、彼はたとえ想像上の人物であったとしても安心させるような連れ、といった印象を受けたのだけれど。

ティト　僕が中年の紳士について書いた時［Mukhopadhyay 2000］、僕の周りには想像上の人物がいて、その人がそこら中にいつも居たということを書いたんです。その頃のことをよく思い出してみると、僕が無の状態で時間を過ごしている間、彼は僕の道連れでした。誰か知っている人の顔をその彼に結び付けていたかって？　どう答えたらいいのか分かりません。なぜなら、顔の形はだしぬけに形作られないから。でも僕にとって、人の顔を見ることは楽ではないんです。今もあの頃も。だから今まで実際にたくさんの顔を見ることができていません。だから、自分でもどうなんだろうと思います。彼の顔は誰の顔だったんだろうって？　説明のしようもなく、ただ単にそうであったとしか言いようがありません。つまり、彼は僕にとってまるである種の保証であるかのように、同じ人物として存在したんです。どんなことがあろうとも、彼はそこに居た。僕が危機に陥った時にも、彼は確かにそこに居ました。危機というのは、ある状況で僕があまりに当惑して自分を見失った時や、圧迫感に押しつぶされそうになった状態という意味です。

　もし、彼が黒人か白人か、もしくは茶褐色のインド人かと聞かれたら、僕は全く答えることができません。僕が言えるのは、ただ単に彼がそばに居ると想像するだけで、僕は安全だと感じることができたということだけです。彼と何か言葉を交わしたかって？　それはなかったと思います。何か

を伝えるために言葉は必要ないことがたくさんあるでしょう。例えば、安心感のようなとらえ難いものとか。沈み行く太陽を見てください。また明日も空に昇ると太陽が地球に伝えるために、言葉は必要はないでしょう？ でも、幻想は消えなければならなかった。

　どうやって消えたかって？　ある日、彼が座っていた場所に誰かが座ったのを見たんです。そのことがあって、僕の保証である中年の男性はただ消え去りました。彼は現実と入れ替わったのです。その人を見ることができたのは僕だけだったのです。そうでなかったら、一体どうして彼の座っていた場所に誰かが座ったりするでしょう？　僕の理性が育ち始めてそのことへの確信が深まると、あれは僕ひとりの幻想だったんだという事実に気づきました。夢にしがみつくことはできません。朝だっていつまでも夜の夢にしがみついてはいられないでしょう？　そんな風に人生は、子ども時代を後にして成長していったのです。

ダグ　おそらくあなたは、過去に他にも幻想があったのではないかと思います。それらがどのように変化して、どのような形を取ったのか、話してもらえますか？

ティト　階段の上り方を覚えた頃、僕は階段に強烈にこだわり始めました。重力に逆らって僕の身体が動く感覚、地球から離れていくという確信と、一段に片足を置いた時に次の一歩がどうなるのかという確信が、僕を現実の階段を超えさせてしまい、頭の中に想像上の階段を作り出させました。それで僕は、他に何もすることがない時は階段上りをやりました。習慣になっていること以外、僕は自発的に何かをするということが決してできなかったので、何もすることがなかったのです。試したいとも思いませんでした。階段上りは、そんな僕の中の空洞にもなすべき何かを与え没頭させました。間違いなく、空洞でさえもあれだけの空の状態を長く続けることはできません。なぜなら「自然は真空を嫌う」から。だから階段で僕の中の真空を埋めたのです。目の前に階段があるのにどうして拒否などできたでしょうか？　それで僕の階段上りが始まって〈どこでもない場所〉への旅が始まったのです。〈どこでもな

い場所〉というのは、抽象的な不完全さで、旅人たちを誘惑しどんどん無の世界へとはまらせるのです。

　無はとても大きな力をもつことができます。ゼロを見てください。1の右側にゼロを付け加えれば、その価値は10倍になります。同じゼロを無限大の横に付け加ることを想像してみてください。ここに再び、無の力が見てとれます。つまり有限であるすべてのものが、その無から始まったのです。階段は、そんな強大な力をもつ〈どこでもない無の世界〉の真ん中へと、僕を連れて行きました。そしてその完全なる無は、僕には圧倒的過ぎるものでした。僕の孤独とも重なって、その強大な力に引き込まれてしまうのではないかと恐れました。と同時に、もっと遠くへ上りたいという衝動もありました。なぜならそれは、すべては神と共に始まり神に終わるという伝統的な考え方があったからでした。僕は神様に会いたかったのです。

　そのように恐怖と希望の板挟みとなり、僕は身体でそれに反応しました。どうしたかって？　絶叫したんです。

　無のすべては、僕の絶叫でさらに強大になりました。そして僕はどこにも到達していないことに気が付きました。

　階段上りは僕をどこへ導いたか？〈どこでもない無の場所〉は、僕にとって価値がないと気づいたのです。ぶどうは甘いかもしれないけど、食べなければ酸っぱいともいえるのです。

ダグ　あなたは、偏見的な宣告による権利侵害に対してとても意識が高いように見えます。例えば学校関係者が、あなたはまだ学校に入る準備ができていないと言った時のようなことです。それにもかかわらずあなたは、人に聞かれるその瞬間、無力であると言います。なぜならそれは、その人があなたのことを真剣に受け取らなかったから。時に人々は、「自閉症」者が自分自身で考えることができるとは全く想像もせずに、自分たちには他の誰かを代弁したり、他の人について話したりする権限があると勝手に思い込むということに、私は自分の経験を通して気が付きました。

ティト　それは、僕の年齢の男の子はみんな学校に行くことになっていたの

で、僕も同じように学校に入学するという希望をもっていた頃に遡ります。僕にとってはどの学校でも良かった。でもどうして僕が入れてもらえたでしょう？　僕はとても違っていました。多分人々は、僕を受け入れることによるリスクを背負いたくなかったんだと思います。そう、僕は傷つきました。でも僕は、常識にも欠けていたし、世間知らず過ぎました。

　今、僕自身を彼らの立場に置いてみた時、彼らの観点が分かります。もし僕が普通の学校のクラスに在籍が許されていたら、より幸福だっただろうかと自分に聞いてみるのですが、答えはいつも「いいえ」です。

　僕は感情面でも、また同年齢レベルの正常さにおいても、みんなに合わせることはできませんでした。教室は込み合った運動場のようだっただろうし、きっと僕は圧倒されてしまったと思います。その上、僕は規則ってのものに従えないし、母から聞いたところによると、教室は規則でいっぱいだそうだから。先生が来るまで、生徒は教室の中で決まったひとつの席に座っていなければならないことになっているそうです。僕はひとつの場所にいようと試みたことがあるけど、駄目でした。それでも、まだ刺すような痛みはいつもあります。学校の扉が僕に開かれることはありませんでした。僕は準備はできていなかったけど、チャンスは与えてもらいたかった。運動場くらい使うことができたはずです。まだ5歳前だったし、そしたら僕の社会性スキルも伸びたかもしれなかった。でもそれ以来、社会のやり方というものを僕は学び、教室の限界を超えた大きな何者かになるという夢が、僕に植え付けられました。

ダグ　あなたがもっと幼かった時、自分が鏡の中にいることを想像したそうですね。それは現実の世界であなたが経験した何かを表す比喩ですか、それとも望み通りの世界を想像する白昼夢だったのですか？

ティト　鏡の中の旅は僕の毎日の日課でしたし、僕はたくさん旅をしました。それはある種の現実逃避で、鏡を眺めるとその向こう側で自分自身の小さな物語を作り出すことができました。なぜ鏡の中に音の無い世界を見たのかと、もしも聞かれたら、僕の説明はあまり科学的なものではないかもしれません。現実の世界が、なんとかうまくやっていくには複雑過ぎ

たので、鏡の中の世界は静かであるように僕には見えたのだと思います。

確かに僕の想像力も、鏡の中の世界に僕の都合の良い逃げ場を作ることに大いに加担していました。特に僕がいろいろな音を男性の声、女性の声、ラジオの声と聞き分ける混乱に不安にさせられている時など、それは素晴らしい逃げ場だったと思いませんか？ 僕の周りを渦巻く周囲の期待や不安げな会話に追い詰められた時など、素晴らしい逃げ場だったと思いませんか？ 心の逃避に努力は必要ありません。ノーマルな心であろうと、自閉的な心であろうと、誰にでもどこででも起こりうることですから。僕の心の中に作った音の無い世界と夢見る人々のイメージがどれだけ正確だったかって？

そうだなあ、
それは夢のような現実だった
それは絶叫のような静けさだった
それは新月の輝きのような眩しさだった
口に含んだサマーワインのような孤独で
それは悲しみの微笑みをもっていた
ほんの少しの時間の果てしなさ
無限の距離
僕の瞳の光の中にすべてがあった。

心と身体

ダグ 何があなたの行動に影響を与えるのでしょう。不安は関係がありますか？ あるいはもっと、空間のどこに身体があるかとか、身体部分（脚、腕、肩、頭）がどこに位置しているかなどを認知することにまつわる問題なのでしょうか？ あるいは何かを開始することの困難という問題なのか？ それともそれらすべての組み合わせの問題なのでしょうか？

ティト 混乱する時があるのです。僕は思考でできているのか、それとも身

体でできているのか、と。僕はたいてい一度にどちらか1つずつを経験します。長い間僕は、起きているとか夢を見ているという概念が分かりませんでした。なぜならすべてが思考の延長のように見えたから。思考が生き物のように動き出すことがよくありました。

　理性でそれはあり得ないと分かっていたのですが、先日、道路全体がすごく生きているように見えて、僕は道路で両目を閉じなければなりませんでした。母が僕を別の狭い通りに連れて行ってくれて、それでようやく目を開けることができました。そんな混乱に導く自分の目をどうやって信じることができますか？　でも僕は物理的法則を知っているので、何を見るべきかは分かっています。だから自分でどうにかしようとしたり、あるいは母の助けを借りたりします。

　僕は、教えてもらうまで痛みを感じたり痛みに気づくことができなかったので、自分の身体について学ばなければなりませんでした。そんな風に自分の身体について何も知らないのですから、どうして自分の身体を使って人々がやるようないろんな動きができるでしょう？　だから、誰かに手を使って何かをするように頼まれると、僕はぎこちなくなるのです。まずあなたは自分の位置を確認しなければなりません。使うべき身体のそれぞれの位置を確認して、それから誰かがあなたがその課題を成し遂げるのを待っているので、時間も計算しなければなりません。あなたの知性や愚かさは、あなたの行動によって評価されるということを知っているでしょう。あなたはひどく不器用になりがちです。あなたの思考と身体、あれやこれやそのどちらとも使えるので、どちらを使うべきか悩むのです。

　それから、あなたは思考の中ではすでにその行動を終了しているので、「早くしろよ。待っているんだぞ」と、それは「お前は馬鹿な人間だ」という意味なのですが、いらいらと命令する人をなぜ満足させられないのだろうかと不思議に思います。それであなたは、まだ仕事が終わっていないことに気づくのです。思考の中ですでにやり返しているので、実際にはやり返しません。口は、ただ役立たずのままです。

ダグ　ということはあなたが遊べないというのは、遊びたくないということで

はないんですね。これはアメリカの学校の生徒でもよく話しに上ることで、教師たちはそのことについて、私によく尋ねてくるのです。

ティト　遊びやゲームは……最も分かりにくくて、予測のつかない活動です。正常な人間は、それをやって満足したか不満足か次第で、勝者だとか敗者だとか区別します。点数で自分を採点してそれをとても喜び出すと、ますます子どもっぽい行為になります。喜びや悲しみは、彼が勝つか負けるかを観ている観客がいれば、さらにその強烈さが増します。観客は自分たちを"サポーター"と呼びます。僕は遊びません。ただ単に点数が多かったから自分を勝者と呼ぶ。そこから生まれる強烈な喜びというものも、僕は理解しません。

　僕がまだ幼かった時、母は僕と遊ばせようと子どもたちを家に呼びました。子どもたちが遊べるように応接室の家具を全部片一方に寄せて、そこの床を遊び場所としました。なんといらいらすることだったか。僕は遊ぼうとしませんでした。遊べませんでした。僕は自分の動きを前もって考えることができなかったし、彼らの動きも理解できませんでした。どうしてあの男の子は、赤いワンピースを着ているあの女の子にではなくて、あっちの小さな男の子にボールを渡すのか？　そこには選ぶことのできる、とてもたくさんの動きがありました。走ることも、ジャンプすることも、ごろごろ体を転がすこともできました。同時に叱ることも笑うこともできました。すべてが遊びでした。「そうだよ。遊ぶためには、体を動かすんだよ」。僕は天井の扇風機の真下、部屋の真ん中でくるくる回り始めました。彼らの邪魔になって回っていたので、ゲームが続けられるように脇へ押しやられてしまいました。僕はまた真ん中へ戻ったけど、また脇へ押しやられてしまいました。

　ゲームにはひどく困惑させられます。運動はまだいい。何をすることになっているか分かっているから。動きの範囲が限られていると、強い緊張をずいぶんと減らすことができます。身体をどのように使うかを選ぼうとする時の緊張のことです。でも僕は、あなたとバドミントンはできます。どうしたらいいのか分かっているからです。羽根が僕の方へ来たら、ただそれを打とうとすれば良いだけだから。簡単です。点数をどうするかって？　あなたは勝ったら

れしくなると思うので、全部あげます。

ダグ　あなたの話を聞いて、ある若い女性のことを思い出しました。彼女はタイプしたものをすべて声に出して読むことができて、今は大学の一般教養学部に在籍しています。彼女は「自閉症」者です。かつて彼女は自分のことを「サーカスではない世界のピエロ」だと表現しました。動きの困難さと格闘する時、彼女は人に見られていると感じるのだそうです。

ティト

　人はそうだと言ったり、そうでないと言ったり
　人は何でも知りたがる
　人はまた、世界を満たす
　たくさんの質問や疑いで
　たくさんの人と、その2倍の数の目が
　あなたの理由を探し、あなたの価値を問う
　あなたの笑いを探し、あなたの夢を問う
　あなたは日常のワンシーンのミステリー。

　僕も自分のことを道化師と呼んだことがあります。特に両手をたたくとき、あるいは発作的に笑ったり癇癪を起こしたりするたびに、僕は大勢の人の目を楽しませる。僕はあらゆる理由で人々の視線を自分の方へ向けさせています。疑いようもなく、僕は奇妙に見えたでしょう。その時その時で感じる大きなエネルギーを解放するために、ある種の身体的な必要があって、僕はいつでも人々の視線を集めてしまうのです。
　インドでは、自閉症は精神障害の別名でもあります。精神障害の僕がどのように行動するか、またいかに無力であるかを観察すること以上に、人の目を楽しませられるものなんてあるでしょうか？
　研究者はまだましです。少なくとも彼らは、その特徴を書き留めて研究をしてきました。少なくとも彼らはそれで博士号を得ました。あの、今のは僕の中

の最も質の悪い答えでした。心が考える時、頭は止まってしまうのです。心は頭よりも明確に表現すると思いませんか？　今まさに、心が頭に勝りました。時には心は頭を沈黙させることもできるのです。

コミュニケーションとルール

ダグ　韻文や歌が話し始めるひとつの方法となるというあなたの発見に、とても興味をもちました。スピーチ・セラピストたちも時々同じことを言っています。

ティト　他の自閉症者たちがどのようにコミュニケーションを取るのかは知らないけど、僕はできる限り最良の方法で言葉を使いたいと思うのです。詩や、音楽的な詩である韻文を使う以外に、より良いコミュニケーションの方法があるでしょうか？

　いつ始めたか？　それは昇る朝日が僕を触発した1992年まで遡(さかのぼ)ることになります。僕は幼い時から詩に馴染(なじ)みがありました。なぜなら母が趣味でよく詩を朗読していたからです。実際、僕は母から聞いた詩を通じて英語を学びました。何かを尋ねられてそれに詩で返答する時、自分の会話をとても心地良く感じるのです。詩というのは一方通行の会話です。途中で中断させられることはありません。自分の考えだけが一方向に流れます。その流れが他の人の考えによって妨げられるということがないのです。

　コミュニケーションは、人間の原始の強い衝動だと思います。

　自閉症児であるということが僕に他の定義を与えることはなくて、僕はやはり人間です。ただ知覚受容体が異なった働き方をするという自閉症の特性が、話をしたいという僕の欲求を少し制限するということはあるかもしれません。だから、一方通行のコミュニケーションの方が対話よりも僕には合っているのです。

　僕は韻を踏んで話します。それが印象的だと書き留める人たちもいたりして、その方が僕の言葉に対する反応が良いのです。それが、僕の言葉を上達させる理由のすべてです。また物語や、時には詩として文章を書く理由にもなっ

ています。
　ひとりの人が僕の言葉を良いと思うのならば、他の人だってそう思うかもしれないでしょう？　そうして他の人たちが僕の言葉を読む時、僕は自分を作家と呼ぶことができます。夢見ることは、何も悪いことではないのですから……

ダグ　あなたのお母さんがいかにあなたの興味を活かそうとしたか、そしてそれをどのように広げたかという話をしてくれましたね。このことについて、教師や保護者たちのための基本的ルールのようなものはありますか？

ティト　両親が、僕をどのように扱ったら良いかと心理専門家に尋ねた時、「忙しくさせておきなさい」と彼女は言いました。僕たちはおもちゃ屋に行き、母はすべての教育玩具を調べ始めました。僕たちはたくさんの箱を買いました。それは様々な形や色が入った箱でした。いろいろな大きさのおわん型容器にジグソーパズル、それに様々な色の長方形や三角形は僕の関心を引くのに十分でした。もはや単調で面白味もない［編著者注：想像上の］階段に目を向ける必要などありませんでした。赤にオウム色の緑、オレンジに青、ピンクに黄色と、いろいろな色の形がそこら中にありました。僕の目は、次の箱に何が入っているかを見ようと待ち構えました。
　母と僕は柱を作ることから始めました。ブロックはある高さまで積み上げると崩れ落ちましたが、僕たちはまた作り直しました。そうやって僕は、下の方に大きなブロックを置けば柱は倒れないのだということを学びました。
　ブロックをジグザグに配置して階段を作ることを学んだので、僕はもう階段について考えることはしなくなりました。母は台所からジャガイモと玉ネギをもってきて、僕の作った階段を上らせました。僕の想像上の階段上りを完全に忘れさせるには、それで十分でした。
　こだわりを実用的な現実に変えることは可能だと思います。しかし、特に自閉症の人がそれを秘密にしている場合、隠れたこだわりをどうやって見つけたら良いのでしょう。僕はその人がやろうとしていることを見ることのできるブロックが使えるのではないかと思います。ある子どもたちはそれをたたいて音を出すでしょう。そしたらそれをドラムとして遊ぶことができます。もし僕が

回ることが大好きなら、ブロックも回してみると思います。もしかしたら母は、糸巻き車の周りに巻きつけるひもを僕にくれたかもしれないですね。とはいっても、僕は行動模倣のパイオニアではないし、それに特に自閉症のようにまだよく物事が解明されていない時には、ことわざにもある通り「言うは易く、行うは難し」です。手助けの提案の言葉はここまでにしておきます。

ダグ　それでも、自分のためのルールは作っているのでしょう？

ティト　ルールは、自閉症の人が自分の身の回りで展開する予測不能な状態を、分かりやすく単純にするために作り出すものです。予測不能な状態は、自閉症の人に自己を見失わせることになってしまうかもしれません。それでは完全な混乱に陥ってしまうので、自分を取り囲む不確定さの中から確かな現象を選ぶためのルールを自分で作り、それを避難場所とするようになるのです。

　ルールは何でも良いのです。横切る男性とか、動く列車とか。家という境界の外に広がる開かれた環境のように、混沌が増した場所では、視覚や音や、それに毎日は乗らない列車の中では前に進む感覚などにも集中する必要があり、圧倒されがちになります。また車内の混雑もさらに混乱を悪化させます。

　身体と心は、すべてのものからの救いのようなものが必要なのです。どうしたらそれが可能でしょうか？　それは周囲に行き渡った全体のシステムを、ルールを作り出すことで分かりやすく単純にすれば可能です。例えば「物事が進むためには電車は止まってはいけない。もし止まったら、電車が僕を理解して再び動き出すまで、僕は手当たり次第叫ぶでしょう。僕の視野を遮(さえぎ)ることでその場の安定をかき乱すので、特定の人が僕の行く手を横切ってはならない」。

　けれど、すべてはどうなったかって？　それは僕が成長するにつれて次第に消えていきました。僕はよりセンシブル（分別をわきまえるよう）になり、そしてセンシティブ（過敏）さが薄らいだのです。

ダグ　もしそのルールをあなただけが知っているとすると、それは周りの人たちに問題を引き起こさないですか？

ティト ルールは自閉症の人にとって、ある意味まさに自分が存在しているという証明でもあるのです。彼はそれらのルールについてのガイドラインをもっていて、それによって、厳密な儀式的システムとして固守されるものとそうでないものを決めます。僕も例外ではなく、行動の手順一式に従った時、ある種の自己存在感覚をもちます。どれだけそれが役に立つか？ それが誰かにとって問題を引き起こしていないか？

それらはすごく込み入った論争なんです。例えば僕は、新しい活動の前にはいつも手を洗いたい。それは僕を安全で確かだと感じさせてくれるのです。それは誰にも何の問題も起こしません。でももし、ただ単純に自己を認識するために、僕が真夜中に電気をつけてテープレコーダーをかけて家中の人間を起こすことにしたら、僕は止められる必要があります。でもそんな時僕は、ひどく暴れる恐れがあります。一体どうしたら僕を止められるでしょうか？ 僕の耳にウォークマンを入れればいいのです。もしも僕がつけた明かりが目障りなら、翌日目に優しい電球に変えればいい。あるいは、僕が散歩に行くことをお決まりのルールにしていて、でも外はひどい雨降りだから外に連れ出せない。その結果僕がひどく不安になるとしたらどうでしょう？ 険悪な態度で部屋の中を歩き回る僕に、その問題をどうしたら理解させることができるでしょうか？ そんな時にはラジオをかけて、僕の気持ちを紛らわすのが有効です。食べることもとても良い気の紛らわし方です。噛むものなども良いと思います。もしそれがパンなら、自閉症の人はたいがいとても早く全部を食べ切ってしまおうとするので、小さくちぎってください。話しながら時間をつぶして、それから直ちに、散歩の後にする次の活動をさせてください。それで、食べることと散歩を置き換えることが完了します。

考えること、学習方法、そして教え方のスタイル

ダグ　今ではあなたは書くことがとても上手なので、かつてそれができなかったことを想像するのは難しいですね。あなたのお母さんは、あなたが内面では複雑なことを考えている人物だとどうやって気づいたのでしょうか。

ティト　母が言うには、赤ちゃんの時、僕は音楽を聞くと癇癪(かんしゃく)を止めたのだそうです。僕は歌の歌詞を暗記していて、歌詞が間違っていたりすると、それを聞き逃さずちゃんと気づいた素振りも見せたそうです。母によると、僕が歌詞や旋律にとても敏感だと気づいたのは、生後4ヶ月のことだったそうです。間違っていることを僕が指摘できるように、母は歌詞をわざとばらばらに歌って僕と楽しんだそうです。僕はいつも言葉に敏感で、口に出して言うことはできなかったとしても、その本質は理解していました。
　僕はまたデザインへの興味も伸ばしました。繰り返しが大好きで、列または放射状に繰り返されるものは何でもデザインになるのだと気づきました。僕は風景画よりもデザインの方を良く理解しました。ある日僕がマッチ棒を連続の十字記号に並べているのを見て、母はそのことに気づいたのだそうです。その時僕は、ハイハイをしている赤ん坊でした。母が遊ぶためのマッチ棒をもっとくれたので、僕は繰り返しの十字記号とかT字記号を作りました。それは後に、さらに複雑な模様へと発展していきました。
　カルカッタの医師から僕は精神遅滞だと聞かされたのですが、それは恐ろしいことでした。でも僕自身がそうではないことを証明していたこともあって、初めに衝撃を受けた後に母が医師の言葉を信じなかったのは、とてもありがたいことでした。僕は幾度もそのことを証明しました。例えば僕は道順だって記憶できたのです。まったく！　僕は一度道を覚えたら、母が何をしようとその道順を忘れることなど決してありませんでした。それは僕が馬鹿ではないという証明にはならなかったのでしょうか？　母は後に、「あれを記憶できたのなら、彼はこれを覚える能力もあります」と誰かに言い切っていました。

ダグ　あなたは、教師（あるいはあなたのお母さん）が断固とした態度でいる

ことを評価しているそうですが、同じことを他の「自閉症」者からも聞いたことがあります。なぜそれが良いことなのかを説明できる具体的な例は思い浮かびますか？　断固とした態度でもうまくいかないものもありますか？

ティト

　　僕と母は見事な二人組み
　　世間では一風変わった関心事
　　日々互いの部分を分かち合い
　　取っ組み合いと思いやり
　　そして世間は見物する
　　僕らのなんとかの暮らしぶり
　　時折世間も比較する
　　僕らが絶望の交渉に出向く時

[編著者注：インドでは]自閉症は精神障害の別名としてとらえられているので、学校や大学などの教育機関の扉は僕にとって開かずの扉であり続けるだろうということは分かっていました。なんと、精神障害の人は有権者になることさえ許されないのです。だから1つの学校が「申し訳ありません」と言い、次の学校が精神遅滞児のための学校を僕にと紹介した時、母はもう3番目の学校に聞こうとさえもしませんでした。

「何のために私は教育を受けてきたの？」そう母は主張しました。それで母が僕の先生になったのです。母はとても断固とした先生で、僕が正しいやり方で鉛筆を使うまで次の食事をくれませんでした。僕が鉛筆をしょっちゅう落としてしまうので、母はゴムバンドで鉛筆を僕の手に結び付けました。それから、章を読み終わった後に母が出した問題をやり終わらないと、僕はそれが終わるまで椅子にくくりつけられました(注1)。

　そうでもしなければ、僕が聞いているのか夢を見ているのか、母はどうして知ることができたでしょうか？「癇癪でも何でも起こして、でも勉強は最後までやりなさい」。僕たちほど頑強なペアを見たことがありますか？　僕は自

分が上げた大声や叫び声も憶えていますが、母が誇らしげに何度も何度も僕の答えを読んだり暗唱したりしていたことも憶えています。時には僕に、時には父に、そして時には、お茶を飲みながら「ディンドンベル」を空で言えるようになったとても知性豊かな息子の話をするお客に、母は読んで聞かせました。でもほとんどの場合、母はただ自分自身にそれを朗読していました。

　僕は本から逃げられないことが分かっていました。勉強することが習慣になって、ほとんどの自閉症の人たちが習慣に沿って生活するように、僕の生活にとって必要不可欠なものとなりました。母と僕は、取引の内容と条件について駆け引きをします。僕にはたくさんの要求があります。アイスクリームが必要、柔らかいココナッツが必要、電車の駅へのお出掛けが必要。そして母の要求はただ1つ。ひとかどの人物になりなさいということ。母は本気です。

ダグ　あなたの勉強がどのようなものだったか、ぜひ知りたいですね。例えば、どうやって数学を学び始めたのか、それから書くこともどうやって覚えたのですか？

ティト　最初、数字はデザインの延長のように見えました。でも母が数字を指して、その名前を言ったんです。「あなたはティト、これはイチ」「あなたはティト、これはニ」と。その時僕はとても感動しました。

　数字の読み方を覚えてから、その記号は僕にとってもっと意味のあるものになりました。

　僕は足し算と引き算のやり方を、両方ともカレンダーから学びました。母は、足し算の時はカレンダーの数字を右側に向かって数えて、引き算の時は数字を左側に向かって数えるというやり方を見せてくれました。例えば、15+2 足し算ならば、15から2つ右に数えなくてはならなくて、それで17になる。15−2の時は反対方向に2つ数えて、答えは13。僕はすべての計算を目で行いました。

　母は数字版を使って複雑な問題と代数を教えてくれました。僕は数字を指すことで、すべての問題を解くことができました。

　最初に代数を学んで、書くことはその後でした。書くことを学ぶ前、僕

が何かを理解していたかって？　もちろん理解していました。簡単な方程式と最小公倍数の授業を受けました。すべての問題は指さしで解きました。レインマンのような解き方ではないですよ。みんなの解き方と同じ段階と手順を踏んで僕が解くことに母は気が付きました。そのため、数式の次の行に何を書くかと聞かれた時に僕が次のステップを指すことができるように、母は数字版に小数点と代数記号を加えなければなりませんでした。

　書くことがどのように僕を助けたかって？　そうだなあ、問題を解いていたのは僕で、母ではないことを世間に証明してくれました。

ダグ　書いた文章の複雑さと比べて、自分の話し言葉についてどう思いますか？

ティト　僕が何を話しているか、本当にわずかな人しか聞き取れないので、僕の話し言葉についてはかなり疑いをもたれています(注2)。僕が話していることをどうやって理解しているのかと、多くの人が母に聞きます。つまり彼らは、僕は単に声を出しているだけで、それを母が言葉に仕立て上げて、僕が出した音に彼女自身の意味づけをしているのだと考えているのです。だから僕は、誰かと言葉のやりとりをする時、通常文字盤の文字を指すか紙に書くようにしています。

　どっちがやさしいか？　話すか書くか？　創造的な文章を書くならば、僕は会話より書く方を楽しみます。なぜなら、コミュニケーションには多くの側面が関わってくるからです。例えば1つは、口での会話の場合、すべての言葉とその意味に油断なく注意を払う必要があるということです。それは僕の神経に相当な努力を強いることになります。書くことは、会話のプロセスをゆっくりにさせます。なぜなら考えて書くためには、言葉が自然と口から出るよりも時間がかかるからです。僕は書く時、言葉をより整理することができます。それに人々は僕の言葉を信じてくれます。

見方・感じ方

ダグ あなたはかつて、自分はまだ通常の方法で機能しない「知性のガラクタ」だと言ったことがありましたね。でも例えば創造性とか、色や音への強い興味とか、あるいは想像の世界とか、そういうあなたの世界の感じ方故の利点というのもあるのではないですか？

ティト

　　僕やあなたにとっての僕の知性の価値は
　　まるでこの空の色と同じ
　　それが青でなくて緑だったとしても何の問題があったでしょう？
　　それを二度考えたりしたと思いますか？
　　空が青いのは一般に認められた事実で
　　正真正銘の真実です
　　空の青がどう役に立つのか
　　他の誰が僕よりうまく説明できるでしょう？
　　青い空は地球を覆い
　　役に立つ部分の
　　川や湖や塩辛い海
　　鉱物と埃を抱きしめている。
　　それは空が緑でもできたこと。
　　僕の知性は、心臓、肝臓、肺などの役に立つすべての部分を含む僕の体を覆っている。
　　青よりもはるかに越えて考えることができる僕の心は、一体何の役に立つのだろう？　かつてエマの瞳に見たことを、彼女に告げることができなかった僕の心。ディベートで自分の番に発言し損なった僕の心は、一体何の役に立つのだろう？　僕は言いたいことを言えなかった。自閉症の専門家たちが戯言を口にするのを聞いて、それでも僕は、僕の特徴のひとつと信じられている自分の手をたたくことしかできなかった時、僕の知性は一

体何の役に立つのだろう？　僕を白痴の天才と呼ぶ声を聞きながら自分の世界語ることができない時、僕の知性は一体何の役に立つのだろう？　それで僕は、僕を「知性のガラクタ」と呼ぶことにしたんだ。
まさに空の青のように
青でも緑でも
何も言い返せることがなかったかもしれない
そしてそれを青に塗った芸術家は
緑にだって塗ることができたんだ
いや、何色でもよかった
目的は皆同じ
それがどんな色であっても。

ダグ　「自閉症」と似た障害のある人がいて、私が彼と話す時には、自分の対話部分をタイプして、それに彼もタイプして返答してくれるのですが、この方法は彼が集中して余計な"おしゃべり"を少なくすることを助けるようなのです。でもここでは、私は自分の考えで進めてしまっているので、もしかするとあなたに一定のやり方で答えるように押しつけてしまっているのかもしれません。コミュニケーションに関する有効な方法についてのあなたの考えを聞かせてもらえないでしょうか。

ティト　多くの自閉症の人たちは、自分に都合の良い音を出して様々な音が入ってこないようにします。そうすれば他の音は背景になって、彼自身が出す音が彼のすべての注意と集中を獲得することができるからです。でも彼は、それから逃げ出すべきではありません。なぜなら、それは〈どこでもない場所〉にしか彼を導かず、その音がもつ陶酔効果へと引き込み、より深く彼をこだわりの世界へととらえてしまうからです。
　それは彼の人生を惨めなものにしてしまいます。コミュニケーションを取ろうとしているようにも見えるので、初めは成功の喜びがあるかもしれません。でもすぐに、出された音はコミュニケーションとはかけ離れたものだと気づくことになります。彼は音をフィルターとして使っているのです。

僕にもフィルターとして使っていた音がたくさんありました。たまたま声帯で新しい音を作った時には、その音を何度も何度も出したくて、でもそれを自分で止められなくなった時どうすることもできなくなって、誰かが僕を止めようとすると、逆にいらいらして怒っていました。

大きな音量でラジオをかけたり、環境を変えたり、何か噛（か）むものとかの気を紛らわせられるものをあげるなどして、強制的にその音を止めることを僕は勧めます。僕の母はそのような方法は何も使いませんでした。それじゃあ、どうやったかって？ 僕は引っぱたかれて、そのたびに前よりも強くたたかれました。もちろん僕は、それは好きではありませんでした。

触れること（再び身体について）と、質問の仕方

ダグ　あなたは幼い時に指さしすることを学んだけれど、それでさえ難しかったと書いていますね。

ティト　指さしは、僕にとって獲得した技術です。正常な発達過程としては起こりませんでした。多くの人と同様に医師たちも、僕が綴（つづ）り通りにアルファベットを指して単語を作ったり、読み上げられた言葉に合った絵を選んで正しく指すことができるのに、その同じ知識を使って自分の目や耳や鼻を指すことに基本的な困難があるのを見て当惑しました。

彼らは僕の知識に対して疑いをもっていたので、「扇風機はどこにある？」「あなたのシャツはどこにある？」のような僕の身の周りに関する質問を聞き続けたのだと思います。けれども母が、目的の物を取り上げてそれが何かとあべこべに僕に聞くやり方を彼らに見せた時、僕はそれができたのです。

僕は多くの理由で物を指さすことができませんでした。最も重要な理由は、僕が自分の体の感覚をほとんどもっていないということです。右手を動かすという技術を学ぶためには、肩関節の接合部、それから肘のちょうつがい関節、そして最後に他の指を曲げて人さし指を出し続けるためのコントロールが必要でした。それから、言葉と対応する物に集中するのです。

自閉症の人にとって学ぶことなしにそれをするというのは、並外れた技術が

必要とされることでした。僕は母の助けを得て学ぶ必要がありました。母は僕の両手をつかんで、最初に近くにある物を指すことから始めて、それを僕ができるようになると遠くにある物を指すことに進めました。

　指さしは、店に行って自分の欲しい物を正しく指すことができるので、欠かせない技術です。自分の額を指して僕が災難に遭った正確な場所を医師に伝え、彼が誤って僕の鼻を治療してしまわないようにすることもできます。

ダグ　それからあなたは、人々の質問の仕方があなたの返事をする能力や興味に影響を及ぼすと言っていますね。プラティバ・カランス医師が、なぜカレンダーが好きなのかとあなたに尋ねました［Mukhopadhyay 2000, p. 31］。この質問が、どういう意味でよく聞かれる他の質問と違うのかということに私は興味があるのです。

ティト　質問への応答は、母とのコミュニケーションの一部でした。母は重力の法則や太陽系での地球の位置について僕に質問しました。それから 625 の平方根や円の半径の定義とか。

　母はまた、僕が次に何をしたいかとか、夕食に何を食べたいかなどの質問もしました。他の人々は、僕が質問を受けたり直接会話ができるような人間であるとは考えませんでした。

　プラティバ・カランス医師が、僕が彼女のテーブルから取り上げたカレンダーがなぜ好きなのかと僕に聞いた時、そんなことを自分自身にも聞いたことがなかったので、当然僕はひどく当惑させられました。その質問に答えるためには学習した事実や法則は必要ありませんでした。僕がようやく出した答えは、「僕はそのコントラストが好きです」。文字盤を指して答えました。

　後に僕は、好きなものや好みについて似たような質問を受けました。僕は、何かが好きだと誰かに言う前に、より正直な答えを見つけていつでも答えられるように準備をしました。人が自閉症の人に 2 つの物を見せて、これとあれのどちらが欲しいかと聞くのを見たことがあります。すると自閉症の人は、これとかあれとか、適当に返事をするのです。両方取っても構わないと思っている人もいるかもしれないのに、誰も「両方」とは答えません。予測される答えの

幅がとても狭くて逃げ出す傾向がより大きい時、人は考えを巡らせて答える理由をまとめようとしたりするでしょうか？　だから、自由回答の質問に答えることが難しいとしても、それは用いられるべきなのです。何の発達にとっても現実逃避は、成長のない最期の場です。

　質問に対しては多くのアプローチがあります。「これは何ですか？」は、コミュニケーションのとても初歩的なアプローチです。僕のスピーチ・セラピストが「これは何ですか？」と聞いて、答えの半分以上の「これは ── です」と言って僕から返事を引き出そうとした時、それまでに僕が百篇以上の詩を書き、そのうちの2つはすでに出版されていることを彼は忘れていました。当然僕は、たかだか彼には話し言葉というアドバンテージがあるからといって、2歳児扱いされることは好きではありませんでした。彼がネコの写真を僕に見せた時、僕はこのように返事を書き始めることもできたかもしれません ──

　　僕をネコと呼んでください
　　あるいはネコ科の動物とでも
　　なんとでも呼んでください
　　僕の幽霊が
　　夜のあなたの戸口を訪れるでしょう
　　今もあの時も、そして再び。

　問いに答えるという素晴らしい見通しを、「これは ── です」のような文章で制限することに反し、これならばどのような問いにも応じうる自由回答となるでしょう。自尊心は僕にとって常に大事なものなのです。

ダグ　そうすると、厳正な学校があなたの理想ということですか？

ティト　理想の学校についての僕の基本的な考えは、理想主義的なものではありません。生徒は、事前に計画された絵を望み通りの形に作るために無理矢理枠にはめられるジグソーパズルのピースではないのです。数学がカリキュラムの中にあり、そのカリキュラムは制度の中にあるために、数学の大嫌いな生徒

は数学を勉強するように強制されます。さらに生徒もまた、その制度の一部なのです。

　まあ、僕は教育政策全般を書くためにここにいるわけではないし、僕がそのジグソーパズルのどのピースでもないという理由で僕を受け入れることを拒否した何かを批判するためにここに座っているわけでもありません。僕は、違う絵のはぐれたピースでした。実際もし僕がその一部として受け入れられていたら、どのような絵になったのかは自分でも分かりません。

　　僕の学校はあの開かれた夢
　　言葉にするのは難しい
　　僕の学校はあなたの目の中の疑い
　　それで僕は引き下がる。
　　僕の学校はあの夏の埃(ほこり)の中にある
　　僕はそれが窓から入るのを見た
　　それは僕の部屋への道を探して
　　それからぼやけた陰に消えていった。
　　そして再び何もかもが僕の学校になる……
　　僕の学校はメンフクロウの目
　　地上の暗がりを探している
　　それからぶるぶる震えながら素早く動くねずみを見つけ
　　ねずみは食われぬようにと一心に祈る。

知覚

ダグ　この詩は、あなたがどんな風に見えてどんなものに一番気づくかについても表現しているのでしょうか？

ティト

　　人には顔がついていて、顔には人がついていて

どちらを先になぞるべきか
　ほんの少ししか見分けられない僕の目
　とても自閉的な特徴だ。

　人との繋(つな)がりを確認する方法のひとつは、彼らと最初に"遭遇"した場所と彼らを結び付けることです。だから僕のスピーチ・セラピストが同じバスに乗っているのを見た時、もしも「こんにちは」と彼から挨拶(あいさつ)をされたら、僕はむしろ困惑してしまいます。「僕に挨拶するあなたは誰ですか?」と思うのですが、母にそっと肘で突つかれて何とか返事をします。

　僕はわざわざ人を顔で識別することはありません。声で、誰かを確認します。僕は人の話を聞いている間、その人の目を見つめるより、埃(ほこり)を見つめて聞いている方が気持ちが楽なのです。僕は物を関連づけて覚える傾向があります。簡単に言えば、数字の1が存在するから数字の2も存在するという風に。僕のスピーチ・セラピストは、言語訓練の部屋に存在するのです。そこで僕は彼とやりとりをする。だからバスの中で彼が僕に挨拶をすると、僕たちを囲む環境が違って見えるのです。全く新しい状況が出現するのです。それで気づくのが遅れ、結果的に返事も遅れてしまいます。僕は誰のことも傷つけたくないと思っているので、これは悔やまれることです。

　新しい声は違った音のパターンをもちます。見知らぬ人が話すと「ネコ」という言葉は違って聞こえます。でも何回か聞いた後であれば、彼の声に慣れ始めて、それからは問題がなくなります。最初のうちは、話された言葉を繰り返してくれる母の助けが必要です。僕は母の話し方に慣れています。それで母の声を通して、知らない人の声を聞くのです。母はゆっくりと声を消していきます。声に順応するための時間は、それぞれの声によって異なります。

ダグ　「精神遅滞」というレッテルが、それはもうたくさんのコミュニケーションに格闘する子どもたちにはられるのを私は見てきました。私が直面する最も大きな壁のひとつは、一人ひとりの子どもに能力は必ずあると考えられるように学校の教師を助けることなのですが、何か良いアドバイスはありますか?

ティト　それは、自閉症という用語に関連づけられた最も不名誉なレッテルです。確かに、心と身体そして環境との繋がりが不十分であるために発達が滞る領域もあります。だからといって、考える力が無いという証明にはなりません。僕が心理専門家に最初に出会った時、精神遅滞だとレッテルをはられました。その時3歳でした。基本的な指示に従えないということが、僕に知能発達の遅れがある証明だとされました。僕は、何を言われていたのか完全に理解していたにもかかわらず、知っていることを実行に移すことができなかったのです。

　僕はその心理専門家を非難しているわけではありません。「百聞は一見にしかず」です。しかし彼は、彼の信ずるところを変えるだけのものを、僕の中に見て取れなかったのです。それは1992年のことでした。今日ではもっと違っているべきだと思います。障害児教育に関わる人は、その点でもっとオープンであるべきだと思います。その子が彼を理解していることを信じて、どこから始めようか、何から始めようかなどと思案しない姿勢で臨むべきだと思います。何からでも始めてください。そしてそれが何であったとしても、その始めた周辺から伸びていけるようにしてください。その子は耳が聞こえないわけではないので、落ち着いた普通の声で話してください。その子は理解する能力があるのだと、信じてください。そしてそこから「進めてください」、そう言いたいです。

さらに心／身体について、最も重要なテーマ

ダグ　また身体の話しに戻るわけですね。指示に従うとか何かをする時に伴う問題の一部は、あなたがどのように身体を体感しているかということと関連しているようですね。

ティト　自分に身体があると気づくのに何年もかかりました。それは僕が他のことに没頭していたからではないと思います。音や色は僕の感覚器官がとらえていたので完全に気づいていました。まるで僕は、すべての物事の一部となることなく、遠方の月からそのすべてを眺めているような感じでした。だから僕

に身体があるという感覚が全く起こらなかったのです。今でも時々、脚がないまま歩いているように感じます。

　痛みの感覚は僕から抜け落ちていました。一度、卓上扇風機に触って衝撃を受けたことを憶えています。それは"痛い"のではなく、僕にとって初めての感覚でした。それで僕は、もう一度自分の手を感じるために、扇風機にまた触って確認しようとしました。

　このような理由で多くの自閉症の人たちは手助けを必要とします。手を感じることができないのに、どうして手を使った課題をやることができるでしょうか？　また感覚もないまま、どうやって手をコントロールできるでしょうか？

　身体的な痛みの感覚は、僕が怪我をした場所を示せずにいるのを見た母が教えてくれました。母は僕に目を閉じさせ、そのまま身体のあちこちの場所をつねって、つねられた正確な場所を指すように僕に言いました。徐々に、僕は痛みと感覚を区別できるようになりました。

　問題には解決方法があります。そして解決方法は試してみることで見つかります。見つけるための自由もそこになくてはなりません。他の国だったら、きっと僕の母は児童虐待の罪で罰せられていたことでしょう。インドでは、母は何を試しても安全でした。僕はそれを神に感謝します。

ダグ　その他に、あなたの身体とより良く繋がれる方法はありますか？　つまり、腕や肩や脚がどこにあるかをあなたがより良く認識できるために、どんなことが助けとなるかという意味です。身体をより効果的に使うために、何が役に立ちますか？

ティト

　　僕がまだ小さな子どもだった時
　　それは1歳か2歳の頃
　　僕は誰にも抱き上げさせなかった
　　誰かがそうしたならば
　　僕は悲鳴を上げた。

僕の身体はあまりに敏感で、そんな身体を実感することはとても恐怖を抱かせるものでした。新しいシャツや靴を楽しむことが、僕は決してできませんでした。どちらも僕に身体があることを気づかせるからです。しかし成長して鏡を眺め始めてから、自分の容貌や大きさにどんどん気づくようになりました。僕には大のお気に入りのシーツがあって、それで自分の身体を包むのが大好きでした。それなら楽しむことができました。今でもシーツで身体を包んで自分の身体を感じます。ブランコは人を殺すようなものではないと知った時から、とてもたくさん乗るようになりました。勉強時間の半分はブランコに乗っています。階段上りも楽しみます。重力に逆らって上るとその重力が自分の身体にかかるからです。エスカレーターは、徐々に自分の身体の感覚を感じることができるので素晴らしいです。また乗り物に乗って全身の組織がスピードにつれて加速するのを感じる時、自分の身体を実感します。家では少し身体を揺らしたりくるくる回ることで助かっています。母がそれを止めずにいてくれるので、神に感謝です。

ダグ　抱き上げられることに対する幼い頃の過敏さを考えると、あなたの学びにとって触れることがとても重要になったというのは、皮肉なものですね。

ティト　考えてみれば、僕はすべてのことを触れられるという方法で学びました。人がやっていることをただ見て、あるいは与えられた説明に従って自分の身体を綿密に計画立てて動きをまねることは、どのような動きでも困難です。スプーンで食べ物を口に運ぶという簡単な動作も僕のスピーチ・セラピストから教わったもので、習慣として定着するまで最初何回か手助けしてもらって、そのおかげでやり方を理解することができました。何をするかではなく、やり方というところを僕は強調します。僕が何をすべきか分からなかった、というような印象はもたれてはなりませんから。身体部位の気づきの程度によって、異なる動きは異なる量の練習時間を必要とします。時々僕は、手より脚の方がより良く感じることができます。でも三輪車に乗れるようになるためには母の手助けが必要でした。僕は自分でその動きができなかったので、母が手で僕の脚を押さなければなりませんでした。ひとりで乗れるようになるまでかなりの

練習が必要でした。

　僕は母に背中をたたいてもらって、その時に吐き出される息を使って、声帯で作った音を出すことができるようになりました。それが、僕が話せるようになった始まりでした。僕の話し言葉を理解できる人はとても少ないけれど、今では自分の声を楽しむことができます。

　靴ひもを結ぶ動作もまた、僕の手を持ってやらせるという援助が必要でした。ひとりでできるようになるまでに1年かかりました。

ダグ　そしてそれは、遊びを覚えることでも同じですか？

ティト　遊び方を学ばなければ、自閉症の人にとって人生はとてもつまらないものになると思います。ボール遊びを経験させるのも良いでしょう。しかし、あなたが彼にボールを投げた後、初めてあなたがボールで遊んだ時にやったことと同じことを彼がやると期待したら、残念ながらあなたはがっかりすると思います。自閉症の人は、ボールを判断し、つかみ、さらにそれより先に進んであなたにボールを投げ返す、ということはできないかもしれません。

　僕はこの「ボール」と呼ばれる美しく丸い物体を扱うことに困難がありました。母がボールの使い方を教えてくれました。最初、母は僕にとても近い所に立ち、ただボールのやりとりの動きをしました。僕が母にボールを返すと次の瞬間、母はそれを僕に返しました。それから1歩ずつ、母は僕からゆっくりと離れていきました。その頃にはもう、僕は何をしなければならないのか知っていました。母はボールをやさしく僕に投げ、僕はそれを受け取りました。でも、それを母に投げ返すことができませんでした。ボールを受け取るたびに、僕は歩いて母の所へ返しに行きました。

　ボール投げは壁を使って覚えることができます。ボールは壁にぶつかって戻ってくるので、つかむことができます。手を添えた介助、つまりその人の手を取ってボールを投げる動作をさせてあげれば、より早く学習が進むでしょう。僕の場合も、身体的に課題遂行の援助を受けた時、つまり誰かが僕の手をつかんでどう動かすのかをやってみせてくれると、動きを早く学ぶことができたという経験があります。

触れられることは、初めての活動の時にはいつも大きな助けになります。練習すること、触れていてもらう量を少しずつ減らしていくことで、その活動をひとりでできるようになります。石鹸で洗う、食べる、入浴、書くことなど、新しい動きを学ぶためには、僕は右肩を触っていてもらう必要がありました。だから触れるという方法は、僕の学習速度を上げるために極めて重要なものであると僕は考えています。

ダグ　あなたにとって、プールに入ることさえ困難だったそうですね。それについて少し説明してくれませんか？

ティト　プールに足を踏み入れた時、僕の周りは全部水で囲まれました。僕はいかに足が不安定に感じるかということに気づきました。それは僕のバランスを崩す感覚で、正しく歩くことなど不可能でした。母はプールサイドに立って「座って水を感じなさい」と言いました。僕を助けようと、水泳トレーナーが僕を水の中へ、そして深い方へと引っ張りました。さらに、それはただの水で何も恐れるものではないということを示すために、他の子どもたちが僕の身体中に水しぶきをかけ続けました。僕は自分の身体が、空気中にある部分と水中にある部分とに分割されたように感じました。不安定で水がゆらゆらする浴槽の中に座るよりも、シャワーの下に立って水を感じる方が良いです。

ダグ　時々あなたの世界は恐れと断片が組み合わさったような感じだと、あなたは言いました。不安が断片的な感覚を作りだすのでしょうか？　あるいはその逆なのでしょうか？　恐怖感と、世界をバラバラに感じることとは、どのように関連しているのですか？

ティト　そうです。僕はある時身体のある部分を感じることができません。それが不安のせいなのか、他に原因があるのかは、心理専門家や神経科医によってのみ解明されることだと思います。ただ僕にはひとつのことは分かります。それは、僕は単一伝達経路の持ち主で、一度に１つずつのことしかできなかったり集中できないということです。周囲を見るか、聞くかのどちらか一方しか

できません。だから見ることに集中している時には、自分自身が同時に存在していることを忘れているのではないかと思います。聞くことも同じです。

　自分の身体が在るということを総合的な体験としてとらえることは、僕の心から抜け落ちます。すべては心のせいにすることができるので、自分の身体を感じないこともまた、心のせいにすることができます。不安が僕の〈体をもたない感覚〉を引き起こしているのか、あるいはその他の原因によるものなのかは、心理専門家が分析すべきことだと思います。

ダグ　それでは、厳しい状況にあなたがうまく対処することを助けるために教師ができる方法などはありますか？

ティト　これについての僕の考えは、自分の治療に関する患者の考えのようなものですが、しかし望ましくない行動は、状況の予測不能性で引き起こされるのだ、ということを言いたいです。問題は、いかにそれを防ぐかということです。その答えを僕が知っていたら良かったのですが。

　ただひとつ確かなことは、サクサク音のする食べ物を少し食べることは役に立ちます。なぜなら、食べている間自分自身でその音を聞くことができて、気を紛らせることができるからです。環境を変えることも役に立ちます。時々僕の母は、少々考えないと答えられないような話を始めます。そうすると自動的に僕は気を紛らわされるのです。でももし、望ましくない行動とは何かと僕に聞いたら、僕は「何もない」と答えます。なぜなら僕は、僕が自閉症であることを恥じていないのと同様に、僕の望ましくない行動を恥じていないからです。

ダグ　あなたが初期の頃に書いたものの中で「例えば洋服、食べ物、場所や日程など、いろいろな変化に晒されることは、たとえ私たちがそういった変化を好きにはならないまでも、耐性を身に付け置かれた状況での自分の役割をより良く理解することを助けてくれます」(Mukopadhyay 2000, p. 57)と言っています。その辺りであなたが格闘してきたことと、具体的にあなたがどのようにして

様々なものへの耐性を身に付けたかについて話してくれますか？

ティト　主な格闘は、生きることと、他人が望む人間になろうとすることです。しかし世界で生き残るために、基本的に必要とされるものもあります。例えばどこででも同じ種類の食べ物を僕に与えるということはできないし、それに僕は旅が大好きだという事実も認めなければなりません。旅をするためには、食べ物の習慣がとても柔軟でなければなりませんし、バスの中の混雑に耐える必要もあります。だから自分自身をより敏感でなくするために、食べものや衣服などの新しい状況に晒されることが必要でした。

ダグ　いつの日か、人々がレッテルをはられたり評価されたりすることなしに受け入れられる世界で、大人になることが夢だとあなたは言っていましたね。そのような成熟した場所や人をあなたはもう見つけましたか？

ティト　そのような集まりを見つけたかということですか？　はい。僕の顔のひきつりや手をたたくことを気に留めない人々に出会いました。彼／彼女らは、僕が伝えようとしていることの方に注意を払ってくれます。それはたいてい、自閉症の人たちの両親であったり自閉症について少し知っている専門家たちなのですが、僕に直接話しかけ、僕が手をたたいても気にしません。

ダグ　結婚式に出席した時に何もすることがなくて途方に暮れたと言っていましたね。ということは、集中できるある種の活動があなたの心を落ち着かせてくれるということでしょうか？　あなたが特に心が落ち着くと感じる活動はどんなものですか？

ティト　何もすることがない時というのは、とてもバラバラな感じがします。なぜなら環境からの多すぎる刺激とあまりの解放状態のために、身体が圧倒されるからです。究極の〈行きどころのない感覚〉があります。集中できる活動は、〈行きどころのない感覚〉が作り出した空白を埋めるある種の目的を与えてくれるのです。

ダグ　あなたにとって、自由過ぎて適応できないという場面もありますか？

ティト　「ここにいようか、それともあそこにいようか？」選択肢がたくさんあると、自分の身を置く場所を定めることにたいてい困難を感じます。当然すべての選択肢を試してみたくなります。あっちもこっちも、あれもこれも。開かれた自由さが世界より大きくなり、僕はただあっちからこっちへと動き回ることになります。「どれもこれもが良く見える時、一体何を選んだら良いのか？」

ダグ　人との付き合いも、やはり少し制限がなさ過ぎますか？

ティト　人との付き合いとなると、僕は一般的なストレスを感じてしまいます。……でも僕は本を見ることには慣れています。本ならば僕のやり方で扱うことができますが、人が相手だとそうすることはできません。人間が相手だと双方向のやりとりが生じます。そのために予測不能な可能性が、本との関係よりも大きくなります。本はどのように使うことも許してくれます。それで学校での初日、男の子たちと一緒にいるより本棚に行った方が、僕はずっと気持ちが楽に感じたのです。

ダグ　それでもあなたは人とのやりとりをいくらか気楽にこなすことができているように見えます。例えば、あなたは市場に行きますね。

ティト　僕は混雑した場所には敏感です。空間がある種の容器のようになって、人々はその中の物になるのです。これは、僕がいつも自分は彼らとは違うと思っていたからかもしれません。イベントという名のショーを遠くから眺める観察者として。演技者の演技を観る観客のように。そしてちょうど受け身な観客のように、僕は受け身な観察者でした。
　ある１人の観客の男性が突然ステージに上げられたらどうなるでしょう？きっと彼は何の役割を演じたら良いのか、全く分からないと思います。彼は圧

倒されるでしょう。ちょうどそれと同じように、混雑した市場へ行くと僕は圧倒されました。何度も何度も練習することで、僕は混雑に慣れ、あまり敏感でなくなりました。

注釈

(1.P176) ティトは母親を"課題監督"と述べていますが、私は彼女が確固とした態度でありながら、柔軟で疲れを知らない女性でもあると感じました。いかなる方法においても彼女が懲罰的であるところに、私は一度も遭遇しませんでした。実際、ティトの勉強内容と、勉強と練習の時間を決める時、彼女はいつもその決定をティトに求めているようにさえ見えました。

(2.P178) 私にとってティトの話す言葉は、小さい声ながらもとても理解しやすいと感じました。私が理解できずティトが単語の綴りを読み上げる必要があったのは、まれなことでした。

文献

A boy, a mother, and a rare map of autism's world (2002). *New York Times*, November 19, pp. D1 and D4.

Mabrey, V. (producer/director) (2003). *Breaking the silence.* Documentary. *60 minutes II* (United States).

Mukhopadhyay, R. (2000). *Beyond the silence: My life, the world and autism.* London: National Autistic Society.

Terrill, C. (producer/director). (2000). *Inside story: Tito's story.* Documentary. London: BBC.

Wing, L. (2000). Foreword. In T. R. Mukhopadhyay, *Beyond the silence: My life, the world and autism* (pp. 1-3). London: National Autistic Society.

詩原文

P160

When I enter the little room space
　of your pretty car
wonder what happens to me
I get a sort of fear
And what or how should I explain
About this fear of mine
Call it a thing to worry about
Maybe a test of time.
And how should I describe
What happens
When your pretty car is near
All I find my gets goosed
And I call it fear.
Do I feel too big for it
Your humble pretty car
How worthy am I to sit inside
Your pretty lustrous car?
Call me this or call me that
I remain a misfit wit
Don't you realize this a bit
I am so autistic?

P167
Well,
It was as real as a dream
It was as silent as a scream
It was as bright as the new moon shine
As lonely as a sip of a summer wine
It had the sorrow of a smile
The boundlessness of a while

The distance of the infinite
Everything was there in my eyes' light.

P170
People yes and people no
People all about
People fill the world also
With questions and with doubts
And people many with twice many eyes
Search your reasons search your price
Search your laughter search your dream
With mystery covered you around the scene.

P176
Me and mother a fine pair
In the world a strange affair
As we days make our parts to share
Little tussle and little to care
And the world stands to stare
How we manage how we fare
Some times also the world compares
As we bargain with despair

P179
My intelligence is as much useful to me and you
As the colour of the sky
What could have mattered if it was green not blue
Would you have thought it twice?
It is accepted fact that the sky is blue
That is very true
How useful is that blue of the sky
Who can explain it better than I?

The blue sky surrounds the earth

Embracing the useful parts

Rivers, lakes and the salty seas

Minerals and the dust.

It could have done the same with being green.

My intelligence surrounds my body which has all the useful parts like heart, liver and lungs.

What is the use of my mind, which can think of the beyondness of blue, it had once seen in Emma's eyes and yet could not tell her anything about what it had seen? What use is my mind when I missed out my turn in a debate taking place? I could not give my point. What use is my intelligence when I heard the rubbish from the experts on Autism and yet all I could do was flap my hands, which is believed to be one of my traits? And what use is my intelligence when I hear that I am one of those idiot-savants and cannot say my words? So I have renamed myself as an intel ligent junk.

Just as the blue of the sky

Blue or green

It could have been there is nothing to reply

And the artist who

Has coloured it blue

Could have made it green

Or anything

The purpose could be all the same

No matter which colour it had been.

P183

Call me a cat

Or call me a feline

Call me any name

I shall haunt

Your doors at night

Now, then and again.

P184

My school is that open dream
My words find hard to say,
My school is the doubt in your eyes
And my withdrawing away.
My school is in the summer dust grain
I saw coming through my window,
Trying to find a way to my room
Then disappearing in an obscure shadow.
And again my school can be anything…
My school is like a barn owl's eyes,
Seeking the dark of earth
Then spotting a quivering fleeting rat
Hungry to prey on its heart.

P184

People with faces and faces with people
Which to trace on which
My eyes recognize very little
A trait so Autistic.

P183

When I was a little boy
One or two years I mean
I would not let anyone pick me up
If anyone did I would scream.

第4章

1. ルーシー・ブラックマン

　ルーシー・ブラックマンの本、『*Lucy's Story: Autism and Other Adventures*（ルーシー物語：自閉症とその他の冒険)』の1行目に次のように書いてあります。「私が言葉を使い始めたのは遅かった——あまりにも、約12年も遅かった。その5年後の19歳の時、私は大学の文学研究科に入学しました」(Blackman 1999, p.1)。その本の表紙で説明されているように、新聞や本を通して言葉に出会ったルーシーは、子どもの頃から頭の中で「物語や詩」を創作して育ちました。

　私はルーシーが10代の高校生だった時に初めて会いました。彼女がタイピングによるコミュニケーションを始めてから数年が経った頃でした。1989年に彼女の学校を訪ね、高校生活と一連の厳しい教科課程をどのように乗り切っているか、そして彼女のような人を迎える準備が整っていない環境で、彼女の自閉的な部分との折り合いをどのようにつけているかを彼女から直接聞く機会を与えてもらいました。私はそのことに対して、彼女にいつも恩を感じています。

　その後1990年代の半ば頃、ルーシーが初めてアメリカ合衆国にやって来た時に再び彼女に会いました。それは私たちがアメリカ自閉症協会の会議に出席した時のことでした。さらに2001年に彼女が再び来米した際、シラキュース大学での公開講演と私のクラスのひとつでのゲストレクチャーに彼女を招きました。『ルーシー物語』の表紙にある通り、「大人になっても彼女はほとんど口で話しません」でしたが、2001年にはすでにその数年前から身体的な援助なしで、ひとりで文字を打てるようになっていました。

　ルーシー・ブラックマンとの個人的なやりとりのすべてを通して、彼女には自分の考えがしっかりあって、その考えを明確に表現することができ、ユーモアに富み、たいそう率直で、いつでも私や私以外の人の考えに挑む構えがある人だと感じてきました。彼女の章でもこれらの特徴が断固として貫かれています。所々で彼女は、私の質問は自閉的ではない人の視点からのもので、彼女自身が話題として選ぶであろうものとは異なると指摘します。そんな彼女は、私

の質問に少しいら立っているようにも見えます。同様に、彼女は他の〈正常人〉（訳注：第1章注釈の9番を参照）の自閉症解釈についても疑問を呈します。例えば、専門家たちがコミュニケーション障害や社会性に焦点を当てて自閉症診断の指針にすることを強く主張するならば、自閉症研究はこれらの（ルーシーが言うところの）「風変わりな特質」を引き起こすその他の要因を見落とすことになるかもしれない、と彼女は指摘します。また例えば視覚障害やアスペルガー症候群などの特有の特徴をもつ人の場合、視覚障害者ならば図書館での書架検索に対する支援があったりアスペルガー症候群の人には社会的場面への参加免除が認められるなど、適切な配慮が提供されるということに、彼女はいくぶん怒ったように言及しています。にもかかわらず、彼女が世界を切り抜けるために様々な支援や標準的ではないやり方を必要とする時 —— それらについて彼女自身が記述しています —— それは〈正常人〉の世界において、依存あるいは不適格であることの証拠として見られてしまうのです。驚くまでもなく、彼女はこのような二重基準にいら立ちを覚えています。彼女の話は、ヘレン・ケラーの書き方や表現方法が、ケラーはこうあるべきという〈正常人〉の思い込みと一致しなかった時に一部の専門家たちが「ヘレン・ケラーを疑って」大騒ぎした様子を語ったオジック (ozick 2003) の記述を思い出させます。オジックはケラーの主観性を次のように弁護しています。

> 異なる概念を有する理論家たちにとって、理解不能な生物であるヘレン・ケラーは痛烈なしっぺ返しなのです。彼女は、現実とは何かに関わる昔からの論争のどちら側の擁護者でもありません。また彼女は、哲学的な話題でも神経学的話題でも治療法の話題でもありません。彼女は、不可解なものを象徴するのです。それで彼女の中には、理解されることを要求し、されど周りの人間が解読できなかった怒りの子どもがいまだに潜むのです（2003, p.196）。

ルーシー・ブラックマンは、周りの人間や、教育者、心理専門家、親、その他の人たちなど幅広い分野の人々が自閉症を解読することを助けていますが、いまだに"不可解なもの"という表現が見合ったままのものも多く残ります。次に続くページに、読者にとっては非常に当惑させるものに見えるかもし

れない幾つかのことを、ルーシーはむしろ道理にかなった、あるいは少なくとも彼女のように世界を認知する者にとって必要な反応として記述しています。状況に対する彼女の反応の中には、意図的というより無意識なものとしてとらえられそうなものもありますが、そのような時でさえも、たいてい彼女は自分の行動の理由を特定できるのです。

II. 言葉について考える

ルーシー・ブラックマン

　私は少し遠回しに言う傾向があるので、前もって言っておこうと思います。この少しばかりの私の文章を理解する最も良い方法は、発話の中に私が見つけた奇異なことを集めたものとしてとらえてくださることです。…あら、あら、あら！なんと奇妙なことでしょう！たった今「発話」という単語を打ちながら、その意味が全く分かりませんでした。ほとんどの場合 "口で話す私" は自分がタイプした言葉を読むことができるし、「なんて面白いんでしょう！」と頭の中で言ったりもするのですが、時々私は視覚でとらえた言葉が分からなくなるのです。

　さて、自己紹介をした方が良いですね。2002年は私の生誕30年でした。私は自閉症者に典型的な感覚の問題をもって生まれ、幼児期にはまとまりのある話し言葉や関わり遊びが発達せず、発育期を通じて聴覚・視覚処理における風変わりな特質をもち続けました。それでは、もし人が奥行きを知覚できないとしたら、それは表情認知においてどのような意味をもつのでしょうか？　もし話し声に含まれる秩序を乱すかすかな音が聞こえるとしたら（私にはこれが聞こえるのですが）その人はどのように音声言語を処理するのでしょうか？　もし幼少期に、抱きしめられたりキスをされたりという形の愛情表現が不快で痛みを引き起こすものであるとしたら、人からの声かけや視線に応じないことを補足してくれたかもしれないそのような身体的関わり合いを、一体どうやって発達させることができるのでしょうか？

副題に「自閉症とその他の冒険」と付けた『ルーシー物語』（Blackman, 1999）という自伝を書いている時、肌や骨に触れていてもらうと、自分の体の原因 — 結果の関係性の気づきが高められるということに気が付きました。この気づきが自分の中にぎこちない支柱のようなものを作り、そこにぶら下げるようにして表現を形作ることができたのです。私が変わったというわけではありませんでしたが、自分が打った内容を論理的かつ分析的にとらえるようにはなりました。

14 歳の時、ロージー・クロスリーに出会い、キーボードを使い始めました[編集者注：Blackman 1999, pp.79-94]。私は、なぜ自分には実用と表現に関わる問題があり、なぜファシリテーターに依存し続けるのか分からないままでした。この「実用的」という言葉は、他の人に有用な情報となれるように自分の表現を一時的に実利主義的な枠の中に置くことだと理解しています。典型的な言語発達を示す子どもたちがこれをするのを見て、それができるようになるには 14 年かかると気づきました。それは私の一番年長の姪、シェイの［編集者注：今の］年齢であり（Blackman 1999, p. 269 参照）、また私が今のように言葉を使うことができなかった期間の長さでもあります。表現に関しては、音声言語はいまだに物の命名にしか使えません。また反響言語という習慣として人の言葉を拾って口にしますが、言葉の流れの中で過去か未来かを判断することはできません。今ここに書いているものは、事前に書くことを考えたもの（いわば「下書きされた考え」）なのです。皆さんに分かりやすいように"図表"としてではなく"スケッチ"を描くように書いています。

『ルーシー物語』を通して私は具体的な例を挙げようとしましたが、もちろんそれらの例は、私が記述している時期や書いているその時に経験していたことと関連するものでした。1995 年に行ったデモンストレーション・シリーズの中で私は、タイピングの援助（ファシリテーション）についてと、身体接触や無意識の合図が不要になった後にも継続されるファシリテーターの役割について話したのですが、その中で以下のような例を使いました。

> 難しいのは、言葉とは何かということを誰も本当には知らないことです。言葉ではないものがたくさんあります。ただ言われたことを繰り返すのは言葉ではあり

ませんが、役者が眉をピクッと動かすのは、人によっては言葉であるかもしれません。私が話す言葉にも、他の人の話し方でなら話し手や聞き手に何らかの意味を成すものかもしれませんが、私の使い方では私にとって言葉とは呼べないものもあります。例えば、私のこだわりにマクドナルドがあるのですが、地元にある店の前の大きなグラスファイバー像の前に立つ時「ロナルド・マクドナルド!」と私は言うかもしれません。それは年齢に見合った表現ではないとしても、少なくとも場に合った決まり文句でしょう! でもそれはコミュニケーションではありません。それは私の記憶の反射作用のようなもので、たまたま言葉らしき形をもった、ただの音にすぎないのです。

　疲れている時にも「ロナルド・マクドナルド」と唱えるかもしれませんが、これも反射作用で、ただ少し違うタイプのものです。私はこれを大きく「口語」と呼ぶかもしれませんが、本当の意味での言葉ではありません(1995年1月記載)。

　「ファシリテーター」について触れることなしに、言葉やその意味について書くことは不可能だと感じています。この幾分特化された意味において、この人物は文字を書いたりタイピングで言葉を綴ったり目標物や文字版を指さしたりする当人の体に触れることがその役目であるとされています。けれども身体的な接触は、このプロセスの中でとても小さな部分でしかないということに私は気づいたのです。もし森で木が倒れても、誰もその音を聞いていなければその木が音をたてたと言うことができますか? つまり、私がドーナツを指さしてもそれを誰も見ていないってこと! それはコミュニケーションではありません。そしてここにも、私が話すことに関するファシリテーターの役割があるのです。これは私によくあることなのですが、口で話したつもりなのに、実はただ頭の中で話しただけで喉からその言葉は出ていなかったということがあります。実際、自分では言葉だと思って音を出しても、実は言葉としての形になっていないということがよくあるのです。私がタイプする言葉は明確な意図をもちますが、見知らぬ人が理解できるような文脈では意味を成さないのです。

　私は、自分の人生においてスピーチ(口で話すこと)はほとんど実用性をもたないということを良く知る者の視点で、私の自閉症について語ってきまし

た。もし何かが欲しい時、物の名前を言うことはできますが、でもそれもしばしば言葉もどきにすぎません —— それらはほとんどの場合絵カードやシンボルマーク程度の機能しか持たない不明瞭な音声なのです。もちろん、何かのシンボルマークで交渉は不可能です。考えてもみてください。各種ファストフード店のトレイシートをずらりと取り揃え、シャッフルして示すことができるわけでもない状況で、バーガー・キングかマクドナルドかだけからどうして選べるでしょう？　場所にしろアイディアにしろ、それらを表すシンボルマークを用いる時、そこには伝え手や受け手や、あるいは誰かしらの先入観が介在するものなのです！

　タイプすれば、人や物事に対する自分の姿勢について書くことができます。けれども打っている内容が、その時の私の顔の表情や発声と一致しないこともあるかもしれません。例えばこんな状況を想像してみてください。エッセイの中で論じている理論になぜ私がそれほどの喜びを感じているのかを、一緒にタイプしているファシリテーターが理解しないことにストレスを感じて外見は不満そうに見える、という状況です。明らかに、1分間に60字の速度で ―― いつもはそれよりも遅く ―― キーを打つ私ですから、他人の姿勢について長時間役にも立たない議論をして時間を無駄に使ったり話の筋を見失うつもりはありません。なんて、ただの冗談です！実際には、私はその議論をすることができないのです。それは自閉症のせいで、また幼少期におけるスピーチの欠如も併せて絡んでいます。

　もし私が自閉症について何かを言うとしたら、それはなんと興味深いかということについて話すと思います。自閉症が興味深いという考えは、むしろ私が未来に望むことで、私のような思考処理が、進化ということではなくホモ・サピエンスの次の遺伝的転換の可能性としてとらえられるということです。つまり、現在人々に散在して見られるわずかな"変化"が、さらに先に進むと問題解決方法におけるわずかな"差異"として見られるようになるという意味です。信じ難いことですが、大きな困難を抱える私たちのような人間が、自然界の偉大な実験なのかもしれません。変化の過程とは、いつも順調にいくことを期待できるものなどではありませんよね。

　さらに重要なことに、私にとっては自閉症とその様々な特性に対する他の人

の態度の方が、より一層興味深いということを認めなければなりません。自閉症スペクトラム診断の基本である社会性の欠陥は、観察される子どもについてよりも、それを診断の指針として子どもを観察する側の人間について、はるかに多くを私たちに伝えるのかもしれません。社会的な生活や愛情は、人間であるからには必要不可欠のものだと私も認識していますが、それでもやはり「私」という要素が正確に理解されているのだろうか、という疑問がわき起こります。つまりどういうわけか検査の手続き全体が、被験者の社会的関わりに、検査者の思う社会的な関わりが観察されたか否か、ということの上で成り立ってしまっているのです。このことは、自閉症スペクトラムの行動を単なる神経学的な多様性の表れであると見なすことができるかどうか、ということにも影響を及ぼします。神経学的な多様性とは、刺激に対する例外的な反応により引き起こされると言われており、それは子宮の中でさえ起こり得ます。コミュニケーションと社会性が自閉症診断の指針であると言われている限り、それらに見られる風変わりな特質に先んじて生じているかもしれない不快や混乱に取り組む上で、偏った対応となってしまうでしょう。

　これは、私の本『ルーシー物語』の最後の第4章に書かれている時期に発見したことです。妙なことに私は、考え抜きながら書いたこの自伝が、現在「ファシリテイティッド・コミュニケーション」と呼ばれる方法を使うようになった結果私の人生に起きたことを記述する以上の本になるとは、期待していませんでした。私は当初"ファシリテイティッド・コミュニケーション"の「ファシリテイティッド（援助つき）」の意味を誤解していたので、その言葉を名称に使うのは誤りだと思っていましたが、思い返してみれば、むしろ「コミュニケーション」という言葉の使われ方の方に不適切さがあるのだと思います。

　自閉的理解と、より一般的といわれるものとの差異と折り合いをつけるためには、何か参照できる基準があると役に立ちます。私のそれは、私が最初にAIT（聴覚統合訓練）[注1]を経験した年（1992年、私が19歳の時）にやってきました。AITが実用的な目的において大きな効果をもたらしたというわけではないのですが、ほんの2、3週間のうちに、より普通の感覚反応をもって育った場合との違いを、おぼろげに感知させてくれました。偶然その頃私は、4歳、2歳、約12ヶ月の姉の子どもたちを定期的に訪ねていました。「子ども

たちが見せる言葉の探求、親を巧みに動かすこと、自分自身の発見、そして猛烈な癇癪（かんしゃく）などの中に、穏やかで一貫性と安定性のある世界にいたならば私もこうであったかもしれない姿を見ることができました」［Blackman 1999, p. 269］。1992年11月、子どもたちと私自身の記憶を頼りに、後に『ルーシー物語』として出版されることになる草案を書きました。

　AIT（聴覚統合訓練）によって私の中にバランスと知覚に変化がもたらされ、以前は辛抱強く耐えていたことと、現在の比較的改善された環境とを比較することができるようになりました。私が本の中で明らかにしようとしたのも、このことでした。例えば、私は本の中で以下のように書いています。

　　それは、皮膚、平衡感覚、視覚、聴覚が情報を私に伝えるのと、私がその情報を処理するのが必ずしも同時ではないということ、さらに、時々触覚と視覚は時間的に同調していないことをはっきり私が理解した時でした。それもまた〈古い〉ルーシーと〈新しい〉ルーシーとを比較することから学んだことでした。……どうりで私は、集中するために跳びはねていたわけです（この発見を一般化することで、私はとても救われたのです。時々私はトイレに間に合わないことがありましたが、それは単に身体が合図を出してくれているのを私が知らなかったためだと気づきました）。視覚面では身体の動きと目測との間に食い違いがある一方で、聴覚面では刺激入力と処理の間に時間的ズレがあることに気がつきました……。
　　反響言語と、明らかに無意味な言葉を吐き出すことの両方の誘因を私は発見しました。つまり私の話し言葉は、耳にした言葉を少しずつ集めたものの反映だったのです。わずかに前よりはゆがめられていない新しい環境に順応するために学んでいたので、このことが初めて私に明らかとなりました。しかしそれは、ある問題から同じ問題の別バージョンに変わっただけでした（Blackman 1999, p. 278）。

　AIT（聴覚統合訓練）そのものがいくらかの違いを生み出したのか、それとも音や言葉について考えるという作業のおかげで、以前はできなかったような方法で言語やコミュニケーションに集中することができるようになったのか、と尋ねられました。私はその"集中する"という考えは教師の発想だと思い

ます。人は、自分に関連するものとして見ることを学んだものにしか集中できないものです。本当に私は、参加者ではなく観察者のままなのです。

　AIT（聴覚統合訓練）後の12月に、イギリスの全国自閉症協会機関紙の『コミュニケーション』に掲載されたテレサ・ジョリフの記事を見せられました。私がちょうど気づき始めたものと同様の違いについて書かれていただけでなく、彼女の言い回しの幾つかは、私のものとほとんど同じでした。身震いものでした。

　文章を打ちながら、夏に日焼けしたオーストラリア人顔に今や砂埃（すなぼこり）のような白髪が交ざり、長らく苦難を背負ってきた親兼ファシリテーターが眉毛をつり上げるのを感じています。『ルーシー物語』の中では「ジェイ（おしゃべり）」と呼んでいますが、「ザ・ハグ（鬼婆）」というのが私が母に付けたニックネームです。私は自分の依存を子どもじみたものではなく、大人対大人の協力関係として見て欲しかったし、実際年月を経てそうなってきていました。主要な問題を埋め合わせるために私が用いる方法のひとつはミラー・イメージング（訳注：映像をイメージして真似ること）を使うことなのですが、それを依存と混同する自閉的でない人々には馴染（なじ）みのない概念かもしれませんし、確かに多くの自閉症の人が用いる方法ではありません。しかし以前、他の人たちがこの方法を使うのを見たことがあります。

　ほとんど視力がないとか移動に困難がある人ならば、誰かが代わりに図書館検索を行う必要があるかもしれない、という認識を得られるでしょう。私はそれはとてもいら立たせられることだと感じています。またアスペルガー症候群のある一般的な学生は、社会的な活動を強制されません。私の場合、そういった交渉事を慣れた仲間に頼っているのですが、それをここで詳しく述べる気には本当になれません。なぜ他の人たちは、私が書く内容よりもその過程の方に関心をもつのか、理解するのが本当に難しいと感じています。私は時折、見本になるために学生になっているんじゃないと感じてきたし、本当はこの手の議論は、純粋な知的思考において私が何を成し遂げたかということについてのものではなく、「正常」になる（私はなりたくありません）ための議論であるように感じてきました。結局のところ、それが私が高校と大学に行った理由でした。たくさんの他の人たちと、ただ一緒にいるためではありませんでした。

大学の研究と課題に取り組むためには、サポートの人に多くの面で補ってもらわなければなりません。例えば、ページをめくるのが困難なこと、書き直しが強烈に嫌いなこと、そして図書館の本棚から本を探さなければならない時のの恐怖感など。私は単に文献を読み、文章を打ち、その後数回の校正で変更を指示するだけなのです。また私はこのレベルの複雑さでは、ワープロで文書を作成することができません。なぜなら自分の考えが画面上で静止して見えないと、そのすべての記憶を失ってしまうからです。

　それは感情依存という問題ではありません。私の視覚が揺れ動くということ、そして今それが私にどのような影響を与えているかということから考えると、子どもの頃の私は、どこに自分の連結した手足と胴体があるのか、次にそれがどこに動くのか、そしてさらに恐ろしいことに、最後にそれがどこに位置していたのかがはっきり分からないという大変な問題を抱えていたのではないかと思います。その問題の解決策は、他の人を私の視野の一部に入れることです。例えば、私の目の前の歩行者、私と同じ方向へ歩く仮想の小さな年配の女性は、動きをまねするには遠すぎますか？　それならば彼女の近くを歩くことです。小柄で白髪のその惨めな女性は、神経質そうに肩越しにこちらを見ています。私が目に見えない空想のチェーンを作り出し、腕の長さの距離で彼女からくっ付いて離れないので、突然彼女は慌ててちょこちょこ前へ走ります。彼女が動くと私も動きます。なぜなら彼女の身体は今や私のものだから——それは彼女の動きが私の予想する未来と噛(か)み合わなくなるまで続きます。その時が来たら私は彼女からさまようように離れ、あるいは本当に怯(おび)えた時にはその不確実さの中で叫び声を上げ、それから自分の手の親指の下にすでにある傷跡の上を噛むのです。

　もしまだその小さな女性がすでに地平線上の小さな点になっていないならば、彼女は今、彼女の実用的な靴からほとばしるジェット蒸気を噴射させようとしているに違いありません。私がもっと若い時はこのような反応を大いに愉快だと感じましたが、大人になってからは、自分自身と自閉的でない世界の両方にいらいらさせられます。自閉症のある人たちは自分と関わる相手に、母が言うところの「2人分のやりとり」をしてもらう必要があるということを、なぜ他の人たちが理解できないのか私には分かりません。例えば、お医者さんの

ところに行くと私は私の分の会話をキーボードにタイプします。でも私が貢献するのは言葉と文字間の空白だけです。その場にいるその他の 2 名が、診察の基本構造である舞踏会をプロデュースしなければなりません。つまり私は、もう言葉をタイプする時に触れていてもらう必要はありませんが、それでもやはり、診察する医師やコンサルタントの仕事でもある自然な会話の促しと、パーソナル・ファシリテーターが必要なのです。

とはいえ、人と関わっているという印象を私が全く与えないというわけではありません。

例えば［編著者注：この本の編集者に］次のようなことを尋ねられました。

　　タイピングを通じた会話で自分を主張するあなたの姿を見たことがあります。自分の視点を押し出し、私のそれと論争を交わして、本当のやりとりに参加しているように見えました［編著者注：強調は編著者自身による］。それは、いわゆる普通の人と呼ばれる人が診察の場でするであろうこととは違うのでしょうか？　あなたがタイプし続けるために、そして目的の場所まで歩くなどの日々の出来事を切り抜けるためにファシリテーターが必要だと言っているのはよく分かります。しかしあなたの言葉は本当にただの"言葉と空白"だけなのでしょうか？　ある人がこんなことを私に言いました。その人は、タイピングと、音節ごと単語ごとにゆっくり話すことでコミュニケーションをするのですが、彼のファシリテーターは彼がコミュニケーションするために適切な環境を整える助けになると言うのです。あたなにとってもそういうことはありますか？

けれどそれはもうほとんど、私が天使になって自分自身の肩に乗っているようなものなのです。私にはこのやりとりをしている自分が見えます。もしこの話題が長くなり過ぎると、社会的機会としての関心を私は失うでしょう。本当に、自分が表現しようとしている意見よりも、なぜ自分がタイプするのかということの方に私はより興味があるのです。実のところ、それはやりとりではありません。他の人のやりとりを見てそれがガボット（フランスの舞曲）だと理解することはできます。しかし私自身は、むしろ文章を読んで意見を述べる方が良いのです。私が自分が打った言葉を口で話す時、それはコンピューター

か、頭の中の想像上の画面から読み上げているだけなのです。

このことを私の言葉に結び付けて考えると、同じプロセスが働いていることが見えるのですが、それはある意味逆行しているといえます。人間の言葉はたくさんの働きをもっていて、人類同士のコミュニケーションはそのひとつでしかありません。つまり、言葉を使うことはまた自己イメージも作り、人を空間、時間、社会の中に置くということが分かります。また文化的基準の中で自己観察と自己分析することも可能にします。個人的なことで言えば、私の知覚処理がひどく狂っていることに気づき始めたことから学んだ教訓も、もしそれを毎日記述するということをしなかったら理解できたとは思えません。言語を使うことは、相対的理解が記憶の一部になることを可能にするのです。

私たちはしばしば「コミュニケーション」という用語を、他の人間の行動を観察してそこから何かの意味を読み取ったという意味で使います。例えばもし母が、私の行動を直させるために意図的に私への怒りを顕わにしているならば、彼女はその怒りを私にコミュニケートしようとしていると言えます。しかしもし母が怒っていて［編著者注：でも母は］それを外に出すつもりがないのに、あまりにひどく怒っているために、いら立った時の行動と区別がつかないような行動が出てしまったとしたら、それは母が意図しなかったコミュニケーションをしたということになります。もし母が、部屋を出るまで爆発するのを待つ十分な自制心をもっていたら、私はそのコミュニケーションを受け取らないということになるのです。

スピーチ（言葉を口で話すこと）とは何なのでしょうか？　科学界が動物たちのそれよりも私たちの関わりに特権を与えて上位に据える時、私はひとり笑ってしまいます。おそらく非常に複雑な人間の脳が、私たちを、抽象的なことに一生懸命に取り組まずにいられない種である人間にするのでしょう。イワシは生命の意味を知らないなどとどうして言えるのでしょう？　イワシたちは必ずしも単なる偶然で銀色に流れる群れを成すわけではありません。猫は死が何かを知らないなどと提案することは、正真正銘全くもって観察力のないことだといえるでしょう。しかし大きな脳をもつ類人猿である私たちの頭の中ではとてもたくさんのことが起こっているので、社会的に作られた様々な抽象概念を用いてそんなことを一生懸命考えずにはいられないのです。

このことは、語彙、自閉症、スピーチ（口で話すこと）、そしてコミュニケーション、という話題と何の関係があるのでしょう？　皆さんどのくらいお時間ありますか？『ルーシー物語』を書いている時、私はこのことについてたくさん考え抜きました。この寄稿文で使った幾つかの記述は［編著者注：『ルーシー物語』の］第20章に書いた内容についてその後考えたことなのです。それは私がこれらの気づきを得た5年後に書いたもので、今はそれからさらに5年経過したのですから、私が再び変化したと考えることは道理に合った話でしょう。そしてその通り、私は変わりました！

私が繰り返し言う言葉の幾つかは居場所を見つけたようですが、その多くは消え去りました。1995年に私は次のように書いています。

> 実は、現在わずかにある私の自発的な話し言葉はすべて10歳以前に身に付いていたものです。つまりAIT（聴覚統合訓練）以後の私の話し言葉の基本は、言語を使う自閉症者たちが話し言葉を発達させる、と聞かされていた頃に身に付いたものなのです。その結果子ども時代の世界で使っていた言葉は、今も当時と同じものに対して使われます。例えば母が洋服を詰めているのを見ると、私は「これからどこに行くの？」という意味で「キャンプ」と言います。また何か本当に悪いことをして謝りたい時、私は「良くなった」と言うのですが、それは「もう良くなった？」と人に聞かれた経験からきています。なぜなら"あの人たち"は、私は機嫌が悪いとよく荒れることに気づいたからです。つまり私は「キャンプに行くの？」と聞いてもいないし「良くなった！」とも言っていないのです。むしろそれらの「良くなった」「キャンプ」などの言葉は、ある状況によって引き起こされる意味の無い音になってしまったのです（1995年、クイーンズランド州トゥーンバで行った発表より）。

私の生活の多くの部分で関ってくれている人がそばにいないと、私はいまだに言葉を効果的に使うことも地域の中でひとりで行動することもうまくできません。つまり、人々が私に対して適切に振舞うために必要な架け橋を私が作らなければならない時に、奇妙な行動をしたり相手と関わろうとしなかったりと

いうことだけでなく、完全な確実性と環境音の遮断が得られない所では私は順序立てて考えることができないのです。そういうわけでスーパーマーケットのような場所や通りでさえも、マンツーマンで一緒にいてくれる仲間が必要なのです。

　私にはいまだもって、こだわりや回避行動が突然変わることがあるのですが、それらは最も都合の悪い時に限って自己を主張してきます。例えば、1学期分の労力に値するような大学院での研究課題に取り組んでいた最中に、突然すべての名詞を「あの単語」という言葉に置き換えたいという衝動に駆られ、タイプするそばからすべての適切な名詞が削除されなければなりませんでした。周期的な免疫の問題のためにこの課題はすでに提出が遅れていましたので、これは自閉症の問題が、タイプであれ口話であれ、たまたま言語面に余波が及んだ状況だと言えます。つまり病気が"行動"として現れることがあるということなのですが、そのことがすべての達成をとても困難にするのです。これは私が言語学者たちにぜひ言いたいことのひとつです（もちろんASD［編著者注：自閉症スペクトラム症候群］は生物学的な状態ですよ——つい我慢できずに伝道師的なことをしてしまいました）。

　私はこの十分に認識されていない病気は自分の自閉症の一部だと信じているのですが、私の恐ろしく揺れ動く視覚処理の問題はその病気の副作用なのです。これまでにビタミンなどで最悪なものの多くは捕らえてきましたが、そういった性格や行動に見られる変動はこれからも常にあり続けると思います。だからこそ身体的な「ファシリテーション（援助）」がとても役に立つのです。キーボードの使い方を変えたことで私がもはやそれ（身体的援助）を使えないことを、私はしばしば非常に残念に思います。ずっと前にもこのことについて考え抜いたことがあるのですが、今は、アウトプットとして表出されるものに介入しない継続的な身体接触は、癒やし的であると同時にやりとりする相手との結び付きを作る上での助けになると思っています。結局、普通の人たちにとって私たちと正常に関わることはとても難しいことでしょうから。

　AIT（聴覚統合訓練）を終了後しばらく経って、私はドナ・ウイリアムズからの質問に答える手紙を彼女に書きました［編著者注：第1章参照。ドナ・ウイリアムズは女性の「自閉症」者で、自伝や自閉症に関する示唆的著書を書いています］。

聴覚訓練は音の知覚にいくらかの違いをもたらしました。もっとも幾つかの変化は大きなものではなかったけれど、それでもスピーチ（言葉を口で話すこと）と物事を開始することの両方の［編著者注：問題の］理由の幾つかは完全に知覚の問題であることを私に理解させてくれました。……時が経つにつれて、耐え難いほどに大きく聞こえた音は消え、妙な空白も減っていきました。しかし話し言葉を認識しようとする際にある途切れは残り、それでもそのことに気づけるだけの変化はありました。それによって私は、ピッチ（音の高低）の変動と音処理の問題があることの意味を完全に理解することができました。けれども変化はとてもわずかなので、すでに変化したものよりこれから［編著者注：まだ］変化することの方がもっと多いと思います。

　私の感覚としては、書いた言葉は本物で、話し言葉はまるで思い違いの落とし穴のように感じられます。AIT（聴覚統合訓練）はそれをいくらか解決してくれたのですが、たとえ私の聞こえ方の変化のおかげで相手の内心の気楽さが強められたとしても、その人たちが表に出す反応は内心の変化よりも明白ではないので、以前との違いはとてもわずかだと言えるかもしれません。

　［編著者注：AIT（聴覚統合訓練）終了後に］何人かの人たちが訴えた怒りは、（私にも起こったように）2-3週間続く身体的な反応がその部分的原因かもしれませんし、また自分自身や世の中の認識の仕方に本当に変化がもたらされるので、能力に大きなそして即座の変化が現れるのではないかという誤った期待を抱いてしまった、というのも原因のひとつかもしれません。（1992年11月18日のやりとりより）

　このようなタイピングの仕方、つまり体に触れられない状態でのタイピングに私を導いたのは、こういった問題解決能力の向上でした。
　さらにスムーズに書けるようになるにつれ、私は特に重要なことを学びました。話す人たちの世界では、読み手や聞き手が解読し・理解できるような方法で抽象的な考えを表現することが期待されているということです。個人史はそのことを経験する最も一般的な枠組みですので、では早速参りましょう！私は14歳の時に文字言語を習得しました。話し言葉は幼児の頃から使っていましたが、それは私自身言語とは見なさない方法においてのみでした。タイピング

第4章 Ⅱ．言葉について考える　　215

を使い始めた時、それまで同様私の口から出る言葉は、完全な無言よりもさらに私にとってハンディとなるものであり続けました。

> 風船のように私の口から言葉があふれ出て、でも頭の中の本当の考えはただ真っすぐに並んだままなのです。その直線と風船は関連しているのですが、一致していません。風船が膨らめば膨らむほど、それはどんどん意味を成さなくなり、ついに破裂すると私の思考のすべてが散り散りになり、そして私は怒りと恥ずかしさから手に負えない状態のまま置き去りにされるのです。(1988年7月9日記載、『ルーシー物語』(Blackman 1999, p. 135) より)。

それは私を恐ろしく混乱させました。後に私はこのような事柄について次のように記述しています。

> 例えば、自分の感情を表現するために長年私は「バーティー」という自発的な言葉を使ってきました。「バーティー」という言葉自体は広く用いられて健在なのですが、毛の長いダックスフント犬のバーティーは、もう約15年も前に死んだのです —— 私の家族以外には誰も彼を憶えていないので、それは問題でした。「バーティー」という言葉は幾つかの感情と結び付いていて、その言葉を受ける相手は意味のある対応をするために、彼と現在との結び付きを正確に理解しなければいけません。
> 　母が (私に限らず) 誰かに対して無頓着だったり同情的でない時、私は「バーティー！」とうなるような声で [編者注：母に] 言うでしょう。母はバーティーを安楽死させるまで、何年間も彼の皮膚病対策に苦心していました。つまり私は、単に記憶反射を起こし、バーティーが最後にドアから連れて行かれたのを見た時の気分に戻っているのです。
> 　「バーティー」はまた、私がイヌ科の動物に対して使う総称的な言葉でもあります。それがこの言葉の2つ目の使い方です。「い・ぬ」という言葉は外来からの輸入品で、何年にもわたって教わっていたけれど、ほんの最近 [編者注：大人になってから] 私の唇に容易にやってくるようになりました。それで犬を見ると私の口はパクパクし、そして言うのです。

「バーティー」。

特別ストレスと感じるようなこともなくそこに立ち、人々であふれ完全に犬のいない大きな歩道を見つめる時、これぞ「バーティー」という言葉が不要な区域だと人は思うでしょう。でもあの柔らかな長い毛の犬は、今も私の言語処理段階のどこかに浮いて漂っているのです。

「バーティー」。私の声色は興味ありげで会話調でさえあります。一番遠い角の向こう側に、細身でべっこう縁のメガネを掛けた黒髪の男性を見つけました。私が言っているのは「あ、あれはお父さん？　ううん、それはあり得ない。でも彼は私が小さかった頃のお父さんにとても似ている」。それはもちろん本当の事でした。バーティーと彼の小さな仲間アレックス、そして2つの短い魅惑的な季節を過ごした美味しそうなソーセージ型のひと腹の子犬たちも一緒に、お父さんの足と、[編著者注：お母さんの] 捨てた読み物と、私たち5人の女の子とでガスヒーターの前のスペースを争っていたあの頃、お父さんはちょうどそのような外見でしたから（ガスヒーターの爆風のような温風は他の人たちにはほとんど無音でしたが、私はシューシューと音をたてて噴き出す風と送風ファンの絶え間ない振動に砲撃されていました）。

「バーティー」という言葉をその輝きすべてを含めて理解するためには、私のことを相当深く知らなければならないのです（Blackman 1999, pp. 44-45）。

1992年にAIT（聴覚統合訓練）を受けた時、ここでの話と関連する数多くの問題が浮上しました。事の始まりは、担当のトレーナーが私に記録をつけるように頼んだことでした。私が最初に書き留めたものは自分の経験の記述で、それが、比較の土台となる「以前/以後」のルーシーを提供したのでした。

このことを最も良く説明するために、読者の皆さんに次のようなことをしてもらいましょう。男性であれ女性であれ、自分の性別の文化的あるいは情緒的な特徴を、反対の性別に全く触れずに、言外に暗に含めることもせずに記述してみてください。あたかももう片方のオプションがあることにまるで気が付いていないかのように、です。もしもあなたが性別という特定の違いを例に取ることに不快感を覚えるようであれば、代わりに、血の繋がりを基本とする文字文化以前の社会と、21世紀アメリカの学問的能力主義の世界とを想像してみ

てください。そしてそれぞれの社会で、30代の女性がある価値判断を迫られた時の思考過程——道徳的なものではなく脳が決断に至るその過程——について比較してください。これは、言語処理と密接に結び付いた内的な違いを体験していただくための単なるエクササイズです——"皆さん方"に照準を当てた、ただの知的な楽しみですから、何の意味も意図していないところに意味を作り出さないでくださいね。自閉症の人がセラピストたちをからかうことがあるなんて誰も思いもよらないでしょうが、……驚くことなかれ！

　最初にAIT（聴覚統合訓練）のことを知った時、これで私の話す声が自分自身にも他の人にも分かりやすくなるのだと期待しました。私がバラバラに話す一つひとつの言葉をもし人々が理解したら、それを土台にして完全でより一般的な文章を話せるようになるかもしれないと思いました。不明瞭な子音が自分の主要な問題なのだろうとずっと思ってきましたが、世界のとらえ方に改造がもたらされたおかげで、かつて夢見たことのなかった人間らしい生活の可能性が今は少し見えてきました。つまり私の環境全体が変わり、私自身も知的変化の過程をたどったということです。

　会話と文字言語の両方に関する理解と処理が、私の場合は他の人たちのそれとかけ離れていることに気づき始めていました。またそういったことの部分的原因が、まだ赤ん坊だった私が家族からの関わりをどのように受け止めたか、というところにもあるのではないかと思い始めていました。抱きしめられる心地悪さや、人に見られたり話しかけられたりすることへの恐怖によってゆがめられた経験の結果なのだろうかと。
　そのように考えたのは、他の人たちが話す言葉の処理が私の中である程度改善したからでした。またそれと並行して、どの音に注意を向けるべきかということに関する自分の理解も変えました。おかげで、まだかなり言葉がランダムにひらひらと宙を舞うものの、自分に向かって話された言葉は私にもっとずっと大きな影響を与えなければならない、ということを今は知るようになりました。しかしそのせいで、他の人たちが夢中になって一方的にする話しには、以前より我慢がならなくなってしまいました。そのように話しかければ私が理解できるという人々の勝手な思い込みがそこにはあったのですが、特に人が私の

顔をのぞき込んで話すと、いつもすべての聴覚処理が失われてしまうのです。

このことは私の生活をとても精神的に疲れるものにしました。行き当たりばったりに情報の洪水に晒（さら）される間、私はもはやただ単に座って手をたたいたり、片方の足からもう一方の足へと身体を揺すったりしてやり過ごすことができなくなってしまったのです。なぜなら、今や私はこの音の迷路から、自動的に一貫した情報を構築しようとしてしまうからです。座ること、手をたたくこと、身体を揺することは、私の身体が刺激の氾濫（はんらん）に耐えられるようにしてくれていたのです。でもそれができるのは元気な時だけで、どうやら具合が悪い時には、自分を休めるためのこのプロセスを私は調整することができないようです。

他の人にははっきりと聞こえる声の一部が私には聞こえていなかったり、顔やその他の重要な部分がいまだに時々分解して見えたりすることに私は気づいていました。それが起こると、ほんの生まれたばかりの私の状況理解では、最大限の恐怖が私に襲いかかるのを防ぐことができませんでした。

> 音が誰かの口から流れ出る瞬間に、私は幾つかの音を入れ替えてさえいるのではないかということが疑われました。すべてが静かに落ち着いている時に新たな方法で人の顔を見ると、口の動きは話される言葉といつも一致していなければならないのだということが分かりました。しかし私にとって、改善された感覚をもってしても、いつもそのように見えるとは限りませんでした。親しげに関わろうとする誰かの姿、お喋りしながら遠ざかる人のわずかにゆがんだ顔、話し声が少しぼやけて一体どの瞬間に私の中の不安感が完全なパニックへと一変するのか全く分からない。それら自体は新しいことではありませんでした。単に私は、ほとんどの人がこの経験をもたないということに気づいていなかったのです。私の混乱と、その結果としての私の恐怖には理由があったのだと、今はっきりと知りました（Blackman 1999, p. 276）。

スピーチ（口で話すこと）における言語処理の問題が私自身にさえ明らかな時、それでも私がしていることの一体何が悪いのか分からなくて、他の人たちは言える言葉を場面場面で表出できないのは、何らかの知的欠如か認知面の問

題が私にあるからなのだろうと思い込んでいました。

　AIT（聴覚統合訓練）を経験する前の私は、自分から誰かの注意を引こうとした時、何かの要求を伝えるために記述的な言葉を発しました。例えばもしシャワーから水しか出なかったとしたら、シャワー室から出て誰かが聞いているかどうかを確認することもなく、私は「熱い」という単語を大声で叫ぶでしょう。この場合の「あつ…！」は、熱過ぎると言っているのではなく、付き添いに水を熱くしてくれと頼んでいるのです（言うまでもなくほとんどの場合満足な応答は得られませんでした）。もしお湯が熱過ぎたら、私は母に赤くなった皮膚を見せて「いだい」（痛い）あるいは「焼けた」と言うかもしれません。私が言うことはいつも、起こった出来事を誰かのために正確に説明するというより、むしろ自分自身の主観的な経験と結び付いていたのです。

　AIT（聴覚統合訓練）を始めてすぐに、突如言語における視点の転換がありました。曲解したレゲエのセッションを始めてから2日目の夜に母は、裸でしずくを滴り落としながら彼女を見る私を見上げました。
「熱い！」
　母はその時、私が発音した最後の「い」の音を聞いただけでしたが、彼女がお湯の蛇口をひねりに入ってくると、バスルームは渦巻く蒸気で充満していました。私がその言葉を前とは違う意味合いで言っていたことに気づいて指摘したのは、その後私が母のメモを読んだ時のことでした。なんと私は他者の情報になりうる形で、状況を正確に記述していたのです！

　たとえ生まれて初めてそれを視覚化できても19歳で学ぶことができなかったことは、意味がなく不可視である〈過去〉を相手が分かるように記述する、という要求でした。これは話し言葉でもタイピングでも駄目でした。これはきっとできるようにならないだろうと、今はもう諦めています。言葉は私にとって説明できるものになりましたが、だからといって突然話し言葉が目覚めて会話ができるようにはなりませんでした。しかし［編者注：数週間の間］まさに話し言葉が目覚めそうになり、欲しい物の単語を言うだけでなく、相互的な会話を交わせそうな勢いでした。それは学んだ技能ではなく、20年も遅く発達した生物的な強い衝動のようなものでした。しかしそれから10年経った今

でさえ、誰かを目の前にすると、私の中の分別のある言葉たちがうなり声ひとつとして吐き出されるのを私は見るのです。話そうとすると、頭の中が真っ白になります —— 文字通り、真っ白に。これはドナ・ウイリアムズが「単一性」と呼んだものの一例で、"自閉症とは一体何か"についての誤解を招く、恐ろしく破壊的な原因なのです。

[編著者注：その時] それは、どうやって私は話し言葉なしで成長したかについて改めて考えさせました。なぜなら、私の中に生まれたこの衝動が、1歳の甥、アランが発達させていた社会的衝動に非常に似ているように見えたからです。アランは笑ったり片言を話したりするようになり、彼と彼の家族は最も無意識なやりとりの中でさえこれらを互いに行ったり来たりさせていました。つまり彼が言葉そのものを習得して基礎を固める以前から、言語発達の土台が積み上げられていったのです。

　私の場合、知覚情報が誤って伝わる状況が奇妙に組み合わさり、それが幼児の私にあるべきだったこの社会的衝動を何らかの形で混乱させてしまったのではないかと思うに至りました。なぜなら、こうして大人になってからそれが起きてみると、それに応じてとても現実的な身体反応があったからです。またこのことは、能力と、経験によって能力が徐々に育てられることのどちらが先か、ということについてより一層私を悩ませました。1992年のその数週間に、突然私の舌が口の中である種のむちを打つような機敏な動きができたり、正常に丸く膨らんだ舌の先端をとがらせたりすぼめたりできることに気が付きました。しかし私の新しい歩き方や器用さが変化の副次的効果であったのと同様に、それはいわば一時的効果のようなものでした。それらのどれひとつとして、他者に理解可能な方法で私が人と関われるということにおいては永続的な変化をもたらしませんでした。もしかしたら、それらは私が幼児期に発達させるべき技能の必要条件だったからかもしれません。

　学校や、あるいは家庭でさえも、人々が私を会話に入れようと試みた時、それはむしろ相手側の楽しみや喜びのためであるように私には思われました。それはいつも私にとって、"いないいないばあ"遊びの変形版として以外の意味も重要性ももたなかったのです。年齢が上がるにつれて他の人の会話から情

報を聞き出すことを学びましたが、その人たちが私の方に振向くやいなや、話されていたすべての意味が消えてしまいました。それで私は（今もそうしますが）、その場のやりとりを社会的活動として価値あるものにできると経験から学んだ答えを返すことにしているのです。

　例えばほとんどの人は比較的言葉をもたない人間に対して、顔にはりついた理解したような笑顔で話します。たとえ相手の答えが見当はずれでもね！それで私の場合はまず笑って愛想良く見せ、そして「はい」と言うか、または相手の言ったことを繰り返します。それはおそらく、私が言いたいことや意味することからすれば全く間違った反応かもしれません。

　つまり前述した"価値のある社会的活動"とは、私が言いたいことを言えるということを抜きに、あるいはむしろその犠牲の上に行われるのです。

　これに反して私が「いいえ」と言う時は、質問に答えているのではなく、全体の状況の中で何かがひどく間違っているということを指摘しているのかもしれません。例えば誰かが私に次のような質問をしたとしましょう。

「私はスーパーに行く必要がありますか？」

「いいえ！」と私は返します。なぜなら、大好きなアイスキャンデーがちょうどなくなったところだと知っているにもかかわらず、店が閉まっていると誤って信じ込んでいるからです。もうその時私は、思考回路を変更して代わりの提案をすることもできません。

「コンビニエン'ストアー」。もし他の人が代わりの案としてこれを提案してくれればそれを繰り返して言うでしょうが、さもなければ私は役に立つ貢献をすることができません。私の言葉は、［編著者注：他の］人が私の口から引き出したいとおそらく思っているだろうものに縛られてしまうのです。何を期待されているのかはよく分かっているのですが、私は今でさえ、話し言葉で交渉することがとにかくできません。

　障害のない人は、実際"勝ち目のない"状況にいるのです。なぜなら、これは今日ですら私にはあることなのですが、口で何かを言い直そうとしたり、あるいは何らかの社会的な課題のやり直しを試みたりすると、タイピングを使っている時でさえ異なる時間感覚の調整にまつわる問題が必ず伴ってしまうからです。物事をより明らかにしようとすると、それがかえって自分までも混

乱させてしまうのです。

　タイミングは常に問題です。しかし何かの雑音がある時、例えばエアコン内の水の音や人が呼吸する音、あるいは香水のにおいがする時なども状況はいっそう悪くなります。

　ドナ・ウイリアムズは、自分がいかに一度に1つずつのことにしか取り組めないかということについて語っています。つまり会話をするということは、言語を使わないということなのです。信じ難いことですが、それはとても複雑なやりとりで、関わるそれぞれの人間に約20もの課題を要求するのです。例えば、適切なアイコンタクトのための素早い目の動きとまばたき、それに呼吸や姿勢のコントロールなど。それから会話の内容があります。自分の興味のあることについて情報交換しようとしているのか？　それとも相手の興味について単に話を膨らませようとしているのか？　私以外の他の人たちを観察してみると、人はその2つのテクニックを結合させて、思うに一連のスペクトラムを成す様々なやりとりを駆使する様子がうかがえます。その上、光があり騒音があり、また自分の考えを伝えているのだけれども相手の頭の中ではそれがわずかに違ったものになっているのだろう、という不愉快な思考もあるわけです。

　しかし思考はもっと簡単です。知的に何かを考えるためには言葉を使わなければなりません。テンプル・グランディンは映像で物事を考えます。私は、単語やフレーズの文字で映像を置き換えてきました。つまり、その物と知的にあるいは記憶の中で関連した単語を思い浮かべるのです。その関係性は〝合理的〟なものではなく感覚的であるか、または頭の中に描かれたイメージと結び付いたものが音的もしくは時間的に少し変化したものなのです。

　1992年に話を戻すと、私は当時ちょうどこのことの理解に取り組んでいたのですが、その時はまだ理解のほんの表面を引っかいていた様子が日記に記されています。私は次のようにタイプしました。「ファシリテーターの援助なしに何かを口やタイピングの言葉で表現しようとすると、すごく奇妙なことが起こる。私の頭を乗っ取りそうな未知の衝動に入り混じって、私の意図が失われてしまうのだ」。

　ランチに何を食べたいか、のような単刀直入な質問であれば、それは「私たちはスーパーに行く必要がありますか？」よりもずっと単純な概念で、私は

とても正確な一言で答えられるようになりつつありました。それでも母が私の言っていることを理解できず、私はたびたび失敗を認めざるを得ませんでした。

また時折、タイプしながら打った単語の音節を突然読み上げることもし始めていました。それで私たちは、試しにタイプする時にその言葉を私に言わせようと決めました。そうすれば口を動かさなければならない理由を私が知ることができるからです。ボール遊びで数を数えたり歌ったりした経験から、他の人のまねをして話すことは事態を良くするどころか悪くするということが、あまりにも明らかでした。

ジェイ［編著者注：ルーシーが前述していたように、これは『ルーシー物語』の中で彼女が母親を指して使った名前です］は、数個のテニスボールを使って私を右手と左手に集中させることを始めました。

ボールが彼女の手を離れました。

「取って、投げて！」私は、ジェニーとキムと一緒に遊んでいる記憶に入り込みながら歌うように唱えました。曖昧(あいまい)な線を描きながら私の手が投げたボールは、そこならジェイが拾ってくれるだろうと分かっていた四分円の中に落ちました。「集中しなさい、ルー！ 学校の体育の時間にはもっと正確に投げたでしょ」。ジェイはそれを私に向かって投げ返し、私は両手をおわんの形にしてボールを胸のところで受け止めました。

「さあ」とジェイが言いました。「自分が何をしているのか考えなさい。どっちがあなたの右手？」私が左手をあげると、ジェイは「そう……？」と皮肉っぽく言い、そして続けました。「もう一度！」

私は「右」という言葉をタイプする方の手という意味に限定しており、その語がそう発音されることを完璧に知っていたので、そちらの手を上げたのでした。その時すでに投げられたボールは床に転がっていて、それをつかむ余分な手がありませんでした。

「そうよ！」私とほとんど同じくらい混乱しながらジェイが言いました。「右手でボールを拾って」。うなずきながらさらに続けました。「その通り。さあ、投げて ── 待って。全部聞きなさい！ 私の左手に投げて」。そしてジェイは私の上げた右手の向かい側の手を上げました。ボールはその手に向かって曖昧に飛んで

いきました。

「今のは素晴らしい！」動きがぎこちなくボール投げの技術もない私の母が言いました。以前学校で物を投げる動きに困惑した様子の私に、教師がへりくだった親切な態度で話してくれたと誤って思い込んだのとは違い、彼女からのこの言葉は本当の褒め言葉として受け止めました。また、彼女にとってこれがいかに大きな努力だったかということにも私は気づきました。彼女はほとんどのスポーツに興味がなかっただけでなく、バーベキューで誰かがビーチボールを持ち出した時でさえ、目に見えるほど心の中でたじろいだのです。

ボールが私に ── 大丈夫 ── それからジェイへ。目新しいことは何もありません。もちろん、このことが筋肉運動の整合にいかに良いかということを人々が話しているのは聞いたことがありました。しかしその善意に満ちた熱烈な合理主義者たちが全く気づいていなかったことは、筋肉運動の整合とは何かということが私には少しも分からないということでした。曖昧で重なり合った身体の境界は、それ自体が独自の意志をもつ生命体のようでした。しかし〈新しい私〉がその毒々しい黄色のフワフワしたボールに手を伸ばした時、ようやくその理由が分かりました。両手の指と手の平を広げると、それが複数に見えたのです。おそらく座ったり立ったりした時に空間での自分の場所を維持しようと闘っていなかったからだと思うのですが、なぜかこの時初めて私はこの現象に気づきました。もしかしたら、それがわずかに改善したせいもあったのかもしれません。空間の中で部分部分の自分を動かすと、何が起きているかに関する少しばかり良い理解が得られました。そして私の両手も、私が達成しようとしたことといくらかより同調した動きをしました。

ジェイの声が鋭く言います。

「左へ！」

「右へ！」

そして時折「両方一緒に！」と言われました。とても奇妙なことに、おわん型にした私の両手はボールの周りを包み込むだけでなく、指が動き出し、それぞれの指がイソギンチャクの触手のように協力し合っていることに気が付きました。

また私は、ボールがどっちの方へ投げられるかを指定し始めました。1度目は、ジェイは誇らしげな母親といった風の子ども好きな顔をしました。そして2度目

は、実際は全く似ていないチェシャ猫のような輝く笑みをもらしました———どちらかというと彼女は、私の熱中の跡を果てしなく漂うように追いかけ続ける『カルビンとホッブス』に出てくるトラのホッブスのようだと私は思いますが。

　けれども私の話すことへの強い衝動が現実との接触をすべて失った時、ジェイはあまり感心しませんでした。動き、聴覚、そして行動に対してどんな改善をAIT（聴覚統合訓練）がもたらしたとしても、話し言葉、興奮、恐怖、そしてこだわりの間を通る〈古いルーシー〉の通り道は非常に深く根付いていて、ほんの小さな刺激で、何度も何度も再び芽を出すことになったのです。

　言葉と動きの結び付きは、緩んでしまいました。

　「レ、ライ」（「左、右」）という掛け声が歌になって私の口から飛び出しました。私のボールキャッチは突然慌てたように狂い始め、指示通り左・右に集中するという課題に焦点を合わせるいかなる集中力も失い、その繰り返しに溺れ出しました。それにもかかわらず私たちはこのようなことをやり続け、しかしひとたび私が自分自身の世界へと入り込み出すと、ジェイは私を止めて中断しました。

　私はジェイが指定する方の手でボールを地面につくことを覚え、それを空中に投げ、そして同じ手で受け止めました。しかし、私から見た体のほぼ中心に片方の手が置かれない限り、手から手へとボールを投げられないということに私たちは気づきました。体の中心に片手がある時ですら、ボールを手から離すことはぞっとさせられることでした。ジェイが激励と法外な褒め言葉を叫ばない限り、私は手から手へとボールを投げずに手渡しで移動させました。体の中心線を越えてボールの動きを追いかけられないということに、私は気づいていなかったのです。ボールがその辺りに移動すると一瞬消えてなくなり、私の視覚記憶がそれを再構築しなければならなかったのだと思います。それは部屋の中や周りが囲まれた空間ではさほど問題ではありませんでしたが、それでもやはり開かれた広い世界には混沌が潜んでいました（Blackman 1999, p.250-252）。

　今では、私と視線を交わしつつ母がコンピューターのキーボードをパレットのように手に持つという習慣がすっかりできあがりました。これはタイピングを会話的な実践にすることを容易にしました。一群のアルファベットが私の指から紡ぎ出され、ジェイはその言葉が何か分かるやいなやそれを読み上げ、可

能ならば私の指が最後の文字から離れる前に、私もそれをまねて声に出しました。超楽観主義ではありましたが、私の話し言葉たるものを、タイピングによる文字言語のレベルと一致させられるようになると、実際そうしなければならなかったので、私は固く決心しました。そして生まれて初めて、私は確かに自分自身の口から出る完全な言葉を聞いたのです。しかし、一度に1つ以上の単語を扱いこなすことは決してできるようになりませんでした。

　言葉と書くことを結び付けるようになる以前、私の世界には何が起こっていたのでしょう？　私の音の記憶には何かとても妙なところがあるようなのですが、それはもしかしたら聴覚処理の違いの結果ではないかと私は考えています（私は「聴覚処理の困難」とは言いません。「困難」という言葉は、可能性があると自分が理解しているものについて、なんとかそれをやろうとすることを意味します。ですが、私は単純に全く異なる音の世界に住んでいるのです）

　例えば、私はテレビの前に座っています。それはバチバチという音を出して、電界もかすかにブーンという音をたてています。それらの音は、私がどのくらい疲れているか、何を食べたか、部屋は何色か、カーペットを接着するために石油化学製品が使われていないか、などによって変動します。それから他の音も聞こえます。少なくとも1マイル先の海、通り過ぎ行く自動車、部屋にいる他の人の呼吸、ぶらつく犬、これらの音はすべて ―― 特に空気の音は ―― 異なった割合で変動します。

　子どもの頃の私にとって、言葉と言葉の相関関係は、その単語が何と結び付いているかということによって作られるものではありませんでした。なぜなら、ある単語を耳にする時、その前後にある音と一緒に聞かれなかったからです。それからもちろん、たとえ私のいるところでその語が発せられたとしても、必ずしも私がそれを聞いていたわけではありませんでした。ただルーシーの感情の記憶だけが不変で、ある場面で明確に聞いた言葉やフレーズは、永久にその時の私の感情と結び付けられたのです。

　私が何度も何度も「ジャストジーンズ」と唱えるのにはそういう理由があります。自分が理解した音や強い肯定的な感情と関連する音に、自分の口の動きを結び付けることができました。私はデニムが大好きだったのです。子どもの

頃の私は、デニムのあや織りで模様を作ることができたし、またポケットや縁の縫い目はすべて左右対称でした。デニムは不変で私の心を落ち着かせ、押しつけがましいところがありませんでした。私はそんなデニムをこよなく愛しました。

誕生日は幸せで、わくわくして、雑然としていて、そして —— 究極の喜びの源である —— 食べ物が必ずあって、そう、楽しくて興奮するものは誕生日でした。でも、興奮と恐怖と激怒は非常に似通った感情なので、処理できる以上に私への期待が大きい時など、私はいまだに「お誕生日パーティー」と叫ぶのです。

（AIT 以前の）〈古い私〉は、完全に音に溺れて生きていました。今は比較の基準があるのでそのことを理解することができます。しかしたいていの状況で、私の家族や友人たちは私の変化にほとんど気づきませんでした。いまだ初期段階にある口で話そうとする私の努力は、静かな環境で一番効果があることに私は気が付きました。部屋に2人ないしそれ以上の人がいる所、つまりそれはショッピングセンターや、あるいは人に会うために出掛けそうなほとんどすべての場所で基本的には予測される環境ですが、そこではあまり役に立ちません。

そのことで、私の発声は音の入力刺激に影響されやすいのだと気づきました。また私に行為を始めさせる自発性、つまり行動の開始は、そういった状況では混雑の程度に合わせてどんどん頻度が下がるということにも気づき、私は落ち込みました。なぜならそれは、たとえ私が大きく変化しても、私が受け入れられたいと望むまさにその場所で、これからもずっと私はとても奇妙に見えてしまうのだということを、私に突き付けているかのように思えたからです。

家で扇風機がついていない時、私の身体はずっと楽で、そうすると私もリラックスできて頭がさえて、奇妙な動きが減るのです。しかし他の場所では、特に強制的なエアコンの暖房や冷房、それにその他の小さなモーター音、例えばコンピュータなどのあるせわしい環境では、私はたびたび苦しくなりました。それに行動もかなりとっぴなものになり、私の新しい処理方式をもってしても混乱させられる話し方をする人に対しては、大学の講師にさえ、少々相手を怖がらせるような行動が出てしまうのです（Blackman 1999, p.275）。

私は圧倒的な音の中に沈められ、短期記憶と言葉をうまく結び付けることができませんでした。ショッピングモールのような場所では、そういった場でのやりとりとして私の中で連想されてしまう、食べ物を欲しがるという行動が出てしまうのですが、これは私が本当に食べたい物を要求しているのではなく、むしろ記憶の過程のひとつなのです。つまり、マクドナルドのサインを見るとハンバーガーを欲しがってしまうように、事前にプログラムされた行動をせずにいられないのです。
　大きな金色のMが視界に入る横断歩道に立っていた日、私はこれが意志に反した無意識的な行動であることを知りました。私たちは昼食をどこで食べるかについて話していて、「私にあなたをマクドナルドへ連れて行かせないでください!」と私はタイプしました。"Mで始まる文字"を打ったところで、急に私の声が割り込んで「マクドナルド!!」と熱弁を振るいました。と同時に私は当惑した連れの体を力一杯引っ張り、彼女が何が起こったかを理解する間も彼女自身の反応を分析する間もないままに、そのままの勢いで私たちは入り口のドアを抜けてサーフィン狂いの若者たちが並ぶ列に到着しました。
　それは、私のこだわりがいかに頻繁に私が本当にしたいことを押さえ込み勝ってしまっているか、ということがはっきりと分かった最初の時でした。それまで私は、それは単なる自己コントロールの問題だと信じていたのです。

　私は今でもよく、聞かれていない質問に答えて意見を述べたりします。例えば、私を心配にさせるような事についてです。私に付き添っている仲間が会話の基点であることを想定して、その相手からの語られない質問を頭の中で作り出すのです。
「何か心配事でもあるの?」
「そう!」と私は次に言うはずです（が言いません）。
「心配しないで!」と想像上の助言者は答えるはずです。
　そして突然、この実際には語られていないやりとりの初めの音を言おうと私の口が開くのです。
「心配しないで!」想像上の話し相手が私の口を通じて喋ると、私の隣に立つすべての人間と、それからこの影絵芝居の操り人形を私に提供してくれた付き

添い人をも、大いに困惑させるのです。
　それはもうほとんど、まるで想像上のドキュメンタリーを作っているかのよう。けれども最初にも言ったように、私にとって言葉とは五感すべてでいつも私と繋がっているとは限らない、かくも興味深い現象なのです。

注釈

(1.P206) 聴覚統合訓練（AIT）は「自閉症」者がある一定の音の周波数に対する過敏症を克服することを助ける、と言われているプログラムです。コーエンはその手続きを次のように記述しています。「聴覚統合訓練（AIT）では、子どもや大人が転調した音楽をヘッドホーンを通して、30分のセッションを日に2回、10日以上、ある一定の音の周波数を取り除いた状態で聞きます。なぜこれが機能を好転させるのかは明らかになっていません。ベラールは、AITは人が強い音に順応することを可能にすると主張しましたが、他にも多くの説が提唱されています」(Cohen 1998, p. 141)。

文献

Blackman, L. (1999). *Lucy's story; Autism and other adventures.* Redcliffe, Queensland, Australia: Book in Hand.

Cohen, S. (1998). *Targeting autism.* Berkeley: University of California Press.

Ozick, C. (2003). Doubting Helen Keller. *New Yorker,* June 16 and 23, pp. 188-196.

第5章

Ⅰ. ラリー・ビショネット

　私が初めてラリー・ビショネットに会ったのは1993年のことでした。その時彼は、自閉症とコミュニケーションに関するNBCの番組でリポーターのインタビューを受けるためにシラキュースに来ていました。それ以来私は、彼の文章や芸術、また自閉症に関する学会などを通じてラリーを知るようになりました。画家としての実績を重ねるラリーの作品は、これまで数々のギャラリーで展示されてきました。アウトサイダー・アーティスト一覧にも名前が掲載されており（Sellen2000）、2003年の1月末にマンハッタンのヒューストン通りで行われたニューヨーク・アウトサイダー美術展の年次会に出掛けた際、そこでも幾つか彼の作品を見かけました。

　1993年に出会った時、ラリーは36歳でした。8歳から10年間、バーモント州にある知的障害者施設のブランドン訓練学校でラリーは過ごしました。その後そこは閉鎖されています。彼はまた一時、ウォーターベリーにあるバーモント精神病院に収容されていたこともあります。現在はバーモントのウィノスキーで姉と一緒に住んでいます。彼は自閉症の他にも、精神遅滞・精神分裂・精神異常など様々な分類名を付けられてきました（Bissonnette日付不詳）。幼年時代に心理学者たちが彼を検査し、中程度の知恵遅れと診断しました。

　彼がタイピングを通じて周囲の人間としっかりコミュニケートすることを学び始めたのは、30代半ばになってからのことでした。彼のアシスタント、多くの場合それはパスカル・クラベディー・チェンという人ですが、アシスタントが隣に座り彼の肩に手を乗せた状態でラリーはタイプします。タイプの途中、時として不明瞭と思われる箇所や文脈からそれたような単語が出てくると、パスカルはラリーに注意を促します。パスカルの手はラリーの肩に置かれたままですが、時々パスカルは手を少し肩から持ち上げて、そのままどこにも触れられずにラリーがタイピングを続けることもよくあります。パスカルの手が肩にあるとタイプに集中できるのだと、ラリーは言います。

　フリー・ビショネットは、タイピングによるコミュニケーションを学ぶまで、ごく限られた話し言葉と絵を描くことでしか表現できませんでした。自分

の話し言葉について彼は「ひどい繰り返しのしどろもどろか全くの意味不明」と述べています（Bissonnette 日付不詳）。私の観察でも、同じ言葉をこだまさせるように数回繰り返したり（例「外に、外に出る」とか「誰が壊した？　誰が壊した？」）、また例えば食べることなどに関連する言葉を言ったりしました。彼は口での会話を継続することができません。しかしそれとは対照的に、彼が書く文章は視覚的な描写が豊かで、それを読む私は彼の言いたいことを理解するために、まるで詩を読むかのように彼の言葉を読み解かなければならないことがたびたびあるのです。ラリーの描写と言葉には、たとえそれが怒りやフラストレーションを表現したものであっても、人を引きつける魅力があり、彼の文章はいつでも読む者の心をとらえ楽しませてくれます。それに彼の言い回しは、しばしば紛れもないユーモラスな質感を醸し出すのです。

　NBCのニュース番組でインタビューを受けた他、彼の作品は幾つものギャラリーで展示され、また2000年のCNNレポートでも特集されました。2002年10月、ラリーは全国自閉症委員会（National Autism Committee: 通称「オートコム」）の年次総会で講演しました。『大切なこと』（Bissonnette, 2002a）と題する講演原稿を事前にコンピューターに打ち込んでいったラリーは、講演当日専門家・両親・その他「自閉症」者などを前に、以下の内容を舞台上のスクリーンに映し出しました。

　　マクドナルドで注文を簡単に言える日がやってこない限り、お金を使うことはほとんど意味がない。お金を払えば取りあえずお腹は満たされるけど、大きなものの奴隷としての地に小さな幸せを建てたって、人生は良くならない。人間関係を育み、魅力的な木工アーティストと知り合う。人生の喜びを渇望する束の者には、そんなことの方がもっと心を引きつけるオプションに感じられる。そういうものはお金で買えるものではなく、行列をしてもらうのでも宝くじで当てるものでもない。

　　大きさごとに作品が分類された豪華なスタジオのスペースは、高い天井に明るい照明、それに背の高い本棚とフレスコ画のある円い部屋で司書が本を片付けるように、僕が快適な環境で創作活動をするために必要だ。この病的に奇妙な戦国時代に生き残るために、ほとんどの人たちはビデオゲームや美しく仕立てられた

服を必要とし、株式市場は暴落し破産に至る。ラリーが生活必需品として求めるものは、もっと当たり前のものだ。僕のかたくななまでの日常の決まり事を変えないという約束などは、犯罪的なまでに些細なことで、それは破られてはならない。マクドナルドに行くお金を下さい。それで十分。僕を喜ばせるための準備など他には何もいらない（Bissonnette 2002a）。

　彼が描いた数枚の絵の展示と絵の説明を含む講演の後、ラリーは聴衆の質問に答えました。いつ絵を描き始めたかとの質問に対し、極めて乏しい話し言葉への反動もあり、絵は早い時期から得意になったということを、ラリーは次のようにタイプしました。「コミュニケーションに関して無力な小さな子どもだったラリーは、絵を描き始め、没頭しました」。自らの芸術についてこうも書いています。「絵を描き沈黙の井戸をたたくと、傷ついた歌が創造する力になってくれました」（Lippard 1998 より）。彼はどこで絵を描き始めたか？　彼の絵を特集した小冊子には次のように書かれています。「ラリー・ビショネットはいつも抑えきれない創造性を表してきました。彼は5歳にしてたくさんの絵を描いていたし、BTS（ブランドン訓練学校）では頻繁に施錠された工房をこじ開けて中に入り、一晩中絵を描いたり物を作ったりしていました」（Bissonnette 日付不詳）。オートコムの年次総会で、幼い頃の絵について質問を受けたラリーは「人間より野菜を育てる方が良いようなブランドン訓練学校のひどい入所施設にいた時に」本格的に描き始めたと答えました。2002年にシラキュース大学で発表した時、ラリーはブランドン時代のことを「絵画の池に飛び込んだ」時と呼びました（Bissonnette 2002b）。また彼は自分の芸術を、障害のない人の世界と関わる方法としても述べています。「芸術を知り学んだことで、僕の能力は障害をもたない人々が占有する離陸場から舞い上がることができた」（Bissonnette 2002b）。

　ラリーは、キャンバスや薄い板の上に主にアクリル絵の具で絵を描きます。彼は手で絵を描きます。「ドラマチックな絵の創造は、毎回素晴らしく伸びの良いべっとりとした絵の具に浸した指の動きから始まる」（Bissonnette 2002b）。産業ビルの2階にあるスタジオで、ラリーは速いペースで絵を描き進めます。スタジオの片側の壁面には複数の窓があり、絵を描くのにちょうど良い自然の

光が射し込みます。もう一方の窓のない壁には彼が仕上げた絵が何十枚もあり、ギャラリーや芸術展で展示される時を待つのです。ラリーは荒削りの木片をのこぎりで切り、自分の手で額縁を作ります。
　この章では、ラリー・ビショネットが自分の絵について豊かな描写と彼特有の文体で語っています。彼の第一稿ができ上がった時、私はラリーに返事を書きました。彼のスタジオでも直接会い、説明が必要な幾つかの文章の意味について彼と話し合いました。その後彼は何箇所かを言い換えてくれましたが、それでも時折読者は、彼の言葉を理解するために深く考え込むという状況に直面するのではないかと思います。しかし、ラリーの芸術と語りに対して、私が抱いた感想と同様の反応をきっと読者の方々も持たれるだろうと信じています。伝えるメッセージが荒涼としたものの時でさえ、彼の文章は私たちの心を魅了し高揚させてくれるのではないかと思うのです。「盲導の友、フェリシア……」と題された作品のコメントにラリーが書いているように、彼が書く文章は友人たちに「優秀な通訳の役割」をさせてしまうほどなのです。

II. タイピングが綴る文字が自閉症の島に打ち上げられた芸術家の物語を語る

ラリー・ビショネット

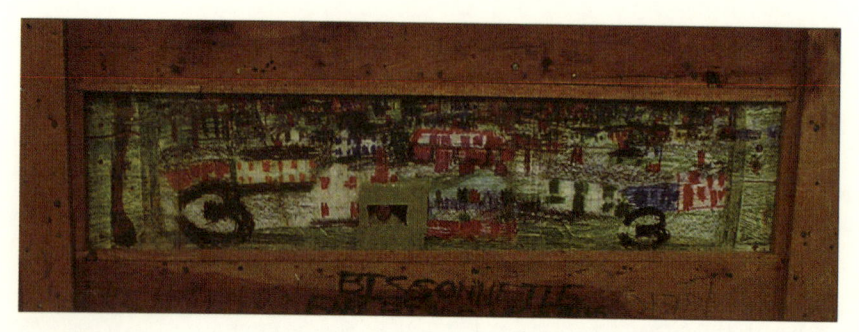

題：「バーモント州、ブランドン訓練学校、修道院の動く要塞、その混乱の中心部」（1987）

コメント：ニューヨーク最高ランクのレストランでの昼食も、スナックバーで出されるような死んだような下ごしらえをされたひどく味気ないファストフードを作る最悪の料理人の手にかかると、その輝きを失う。施設での生活が個性のほとばしりの小川を切り刻むのは、まさにマクドナルドレシピで食事を作るのと同じだ。

　自分独りで文字ひとつ無く、壁しかない荒廃の中に戻るなんて、考えるのも不愉快だ。施設という無感覚な世界の存在ほど、人を"アパルトヘイト（隔離）"するものはない。構造的にしっかりしているが人間的ではない施設建設の運動を行った慈善的な人々を満足させるために、それを親切と呼ぶのは政治的には正しいこと。

　脱走犯を追いかける警察よりも速いペースで施設の人気が地下の倉庫へと落ちていく昨今、おかげで満ち足りた面白く有意義な人生を作り出すことが現実的に可能となってきたということを付け加えておきたい。

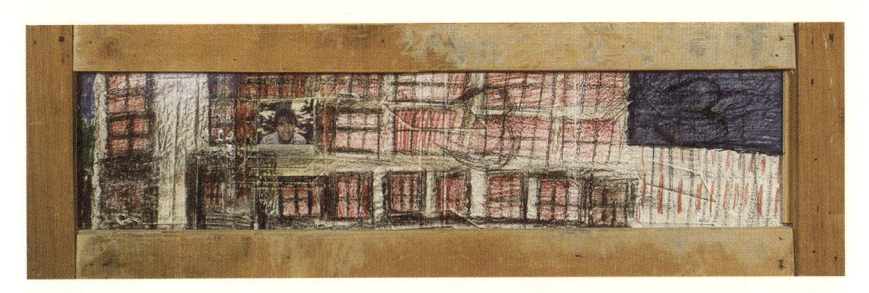

第 5 章　II. タイピングが綴る文字が自閉症の島に打ち上げられた芸術家の物語を語る　　237

題：「ブランドンの DC コミックワールドに住む青年時代のラリー・ビショネット」（1990）

コメント：きつい靴の中で足の指が悲しげにつぶされる。バーモント州ブランドンの施設の寮で、輝く色彩にからかわれることもなく暮らした自閉症の入所者たちもそうだった。
　僕が絵画の池に飛び込んだのは、ここ［編者者注：ブランドン訓練学校］でのことだった。芸術を知り学んだことで、僕の能力は障害をもたない人々が占有する離陸場から舞い上がることができた。

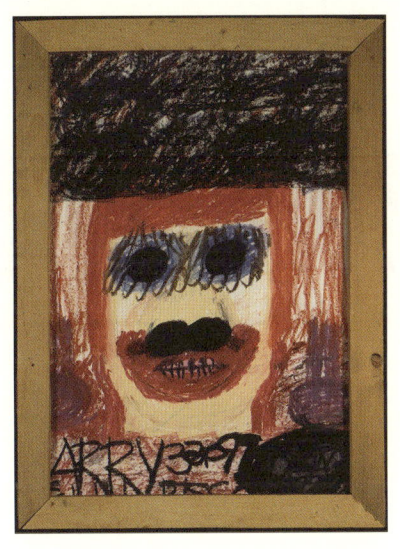

題：「古き昔の肖像画のスタイルが、内面のフィットネスを置いて外見を重視する、
　　魅力的だが軽薄な新時代の傾向を一蹴する」（1997）

コメント：ありきたりで想像力に欠けた人物描写家は、金を得るために絵を描く。自然派ラリーは金もうけなどに骨を折らない。優雅に飾り立てていても味的にはラリーのようなステーキ食いの腹を満たすためのマクドナルドや類似のレストランへとただ向かうだけ。

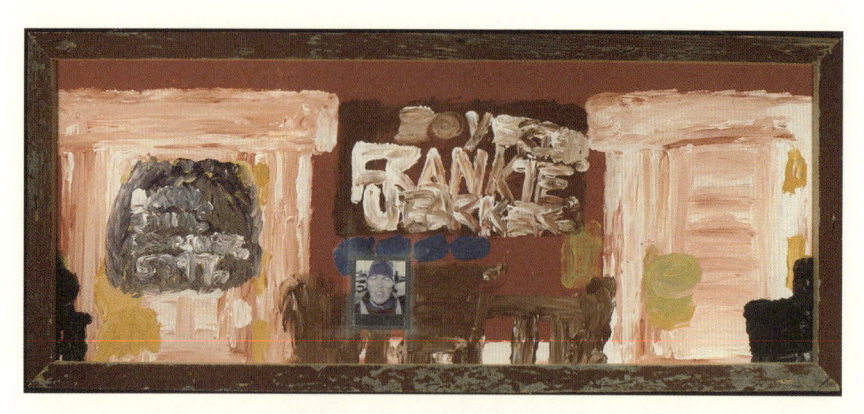

題：「写真の配置は何とも並列していない」（1998）

コメント：日付けがモデルの年齢を刻んだ現実的な場面の中に、画像が漫画のように投じられている。作品の芸術的価値の本当の答えなど芸術専門誌に書かれていないが、スピリットの感受性が高い自閉症の人々のことを思うと、それは人生を最大限生き切ろうとするところにすでに現れている。

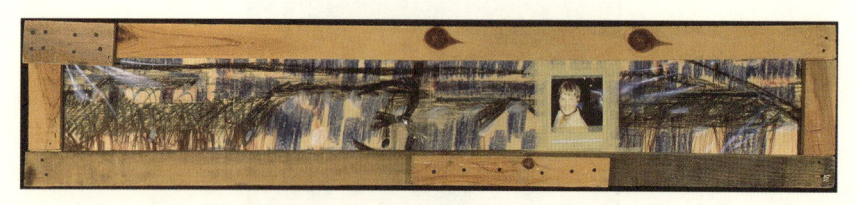

題：「臨時のルームメイト、とっても青いレイ」（1992頃）

コメント：模範行動パターンの学習が試されたうっ積した施設時代も、完全に灰色なものではなかった。それは障害のある友人たちとの素晴らしい関係をもつ私的な時間も提供してくれた。

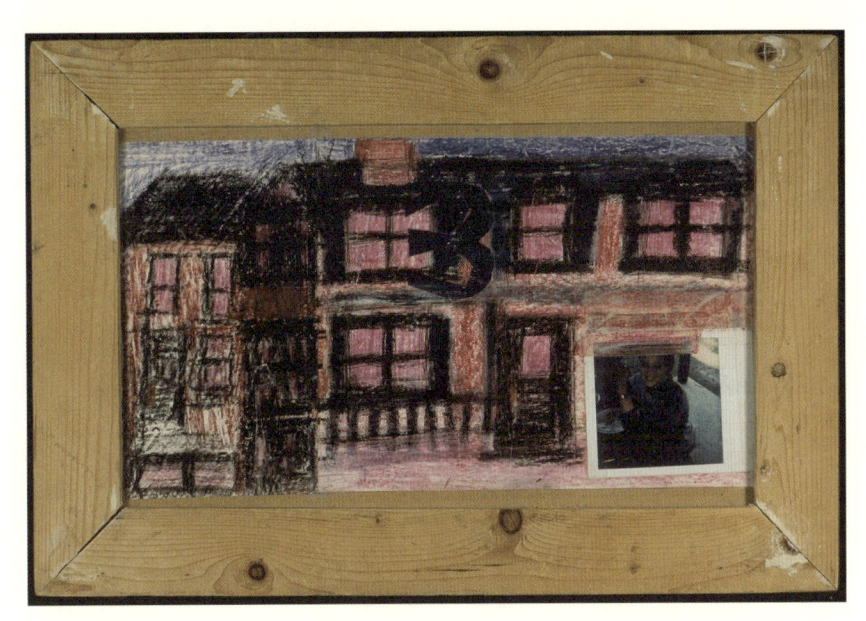

第 5 章　II. タイピングが綴る文字が自閉症の島に打ち上げられた芸術家の物語を語る　　239

題:「盲導の友、フェリシア、いろいろなことを缶に詰めたような僕のスピーチの集いにて」
　（1993 頃）

コメント:ラリーの幾分粗悪な英語使いが、友人たちに優秀な通訳の役割を担わせる。

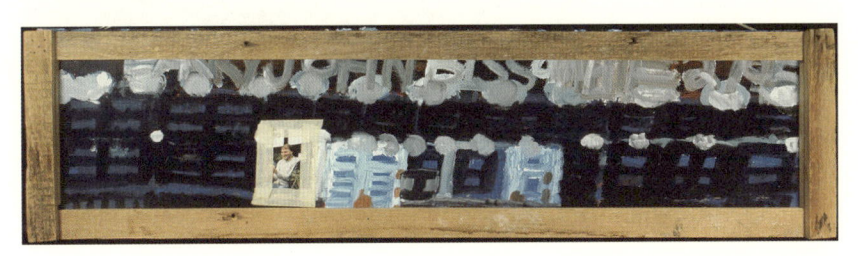

題:「芸術家のビジョンを生まれさせない光の無い所」（1996）

コメント:クリエイティビティの流れに飛び込むことは、美しいこの世界に順応し仲間に加わるための生きる技を、情熱とドラマティックなビジョンと共に芸術家に備えさせる。一国の大統領に当てられるのと同じような能力への信頼を啓発する光が、芸術家にも必要である。

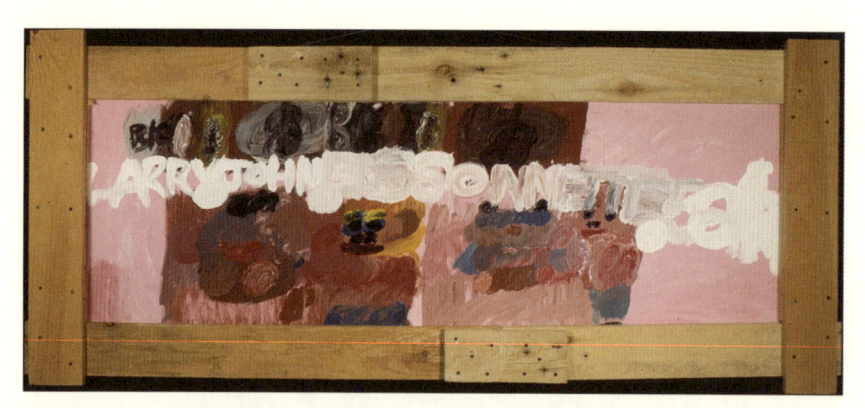

題：「僕のサインで絵が台無しになった。それで絵と文字が共存することを学んだ」(1997)

コメント：ラリーが合った色を選ぶ限り、力を与えられた文字は絵を駄目にしない。ラリーはピンクや紫を好むが、それは押し込められた画家が光の線を描けるからだ。

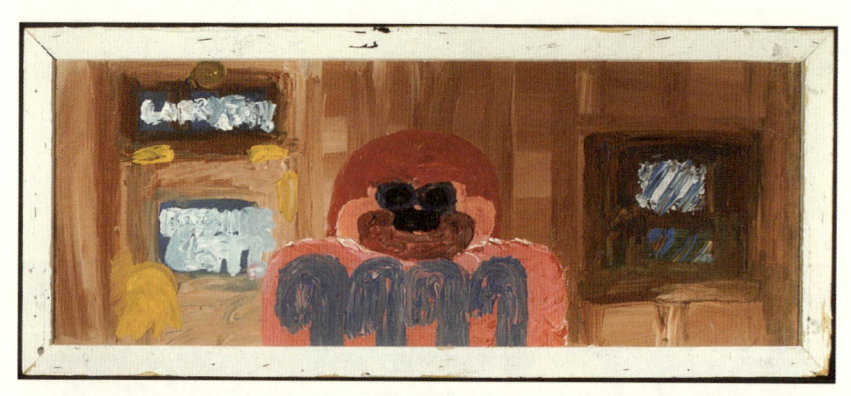

題：「現代人のように、多くの芸術は意識の高いモラルの問題に迫らない。僕は北の空に向かってまばゆいまでに色彩豊かに物語を語っているのだから褒めてもらいたい」(1997)

コメント：愛すべき一般人が抱く陳腐なイメージを求める人たちと握手を交わし、ドル札を数えるリズミカルな音に合わせて絵を描くことは今日可能ではあるが現実的な必要性はもはやない。上等なレストランでの外食は、飢えた画家にとっては食欲をそそる副次的利益。ラリーはマクドナルドでの外食記録をもつが、だから食事の支払いもすでに満腹の胃袋をさらに満足させるものなのだ。

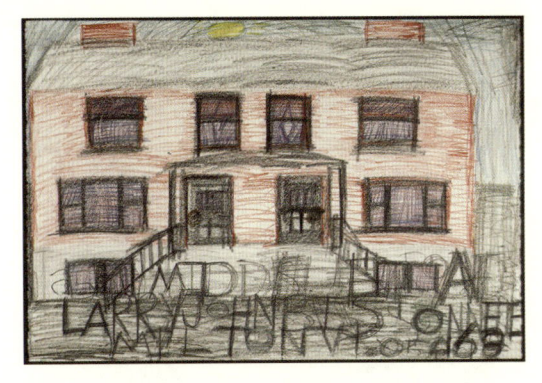

題：「完全な空虚さが巨大に重くのしかかる窓のある人の家。壁をローマカトリックの赤で塗り、カーテン越しに中をのぞき込むことを抜け目なく売り込めるような装飾で窓を飾れば、少しは圧迫感が失せるのに」（2000）

コメント：ラリーは、煙突のように色彩豊かな模様を成し周囲から目立つものへの情熱がくすぐられるような人生を生きている。施設入所者の過去は新しい考えを招き入れる。それは、この人生を経験したことがないアウトサイダーがどこかへ出て行って得られるというものではない。僕の芸術的スタイルが、自閉的だが知性的な若くないバーモント人である僕の私的観点の表現を可能にしてくれていることは、素晴らしいことだ。

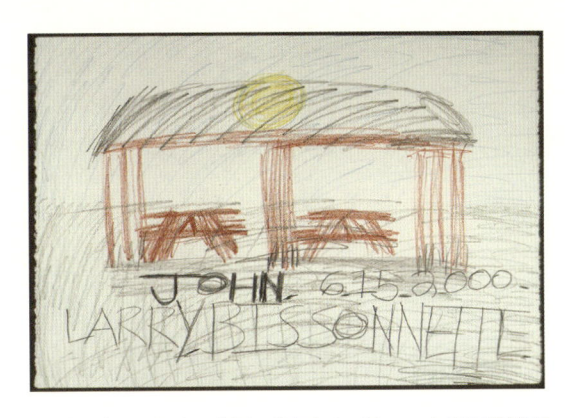

題：「夏の家族のひと時を楽しむために公園に作られたピクニック用休憩場所。その同一性が実用的でもあり、ラリーの私的描画スタイルとも調和する」（2000）

コメント：ゆったりとした夏のピクニックはいつもラリーをリラックスさせ、仕事から解放された家族との美味なバーベキューやパーティーを夢見させる。

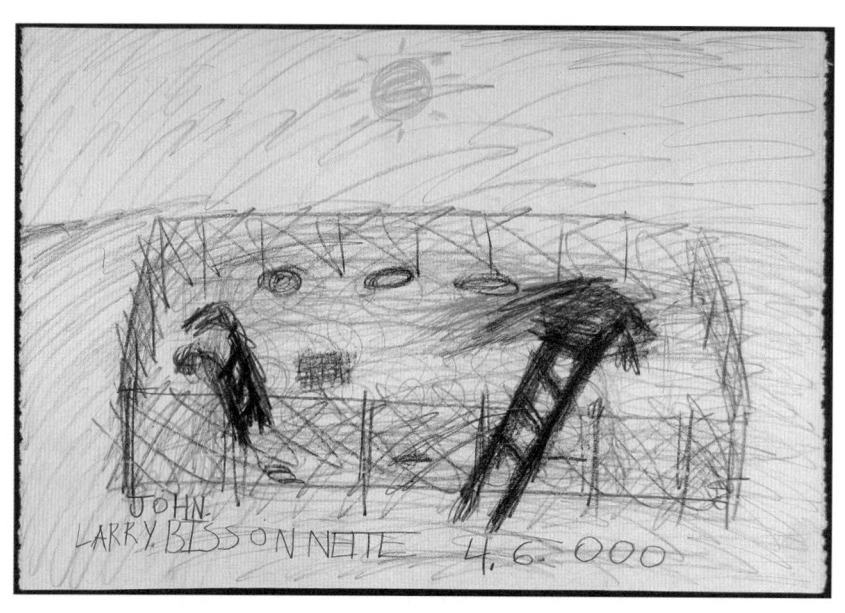

題:「陸地に囲まれたプールと青い顔をしたバーモントの人たち。
広げた毛布はフロリダの経験を約束する」(2000)

コメント:ラリーの青白い肌が赤黒いのは、本質的にキャンプという名の薄っぺらく硬いマットの上に寝る旅でプールサイドに座っていたためだ。

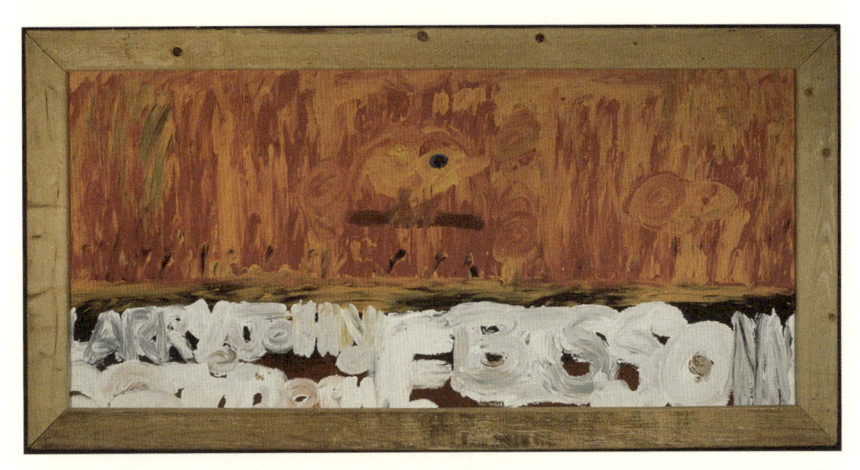

第 5 章　II. タイピングが綴る文字が自閉症の島に打ち上げられた芸術家の物語を語る　　243

題：「鳥は航空会社のこぎれいな外見に関する基準に背くだろうが、人間の検閲など受けずに自由に鳥が飛べる時、空はより鮮やかな蛍光色を放つ」(1998)

コメント：芸術を生み出すことは、糸のついた操り人形を作るようなものだ。理解可能な形を生み出そうとする巨大なインスピレーションの末端は、糸で繋がった棒によって人間の型通りの支配を受けて束縛されているのだから。障害者に完全な表現の自由を認め、自らのやり方で芸術を喚起することを許さないのは、検閲でクリエイティビティを制限するようなものだ。

　ラリーのような芸術家は、差し迫る危機感と共に芸術という営みを大きな意見の表明とする ―― 社会意識という世界を占めること。言葉をもたない人々のために正義を要求すること。奇麗だが中身のない高価な雑誌に言葉をまき散らす真の自由を願うこと。障害に対するステレオタイプを根こそぎ刈り取り、自閉的強迫観念のならわしにどっぷりつかった荒々しく主流な社会的概念の外側で描く筆の力で、言葉も出ないほどに人々を圧倒すること。

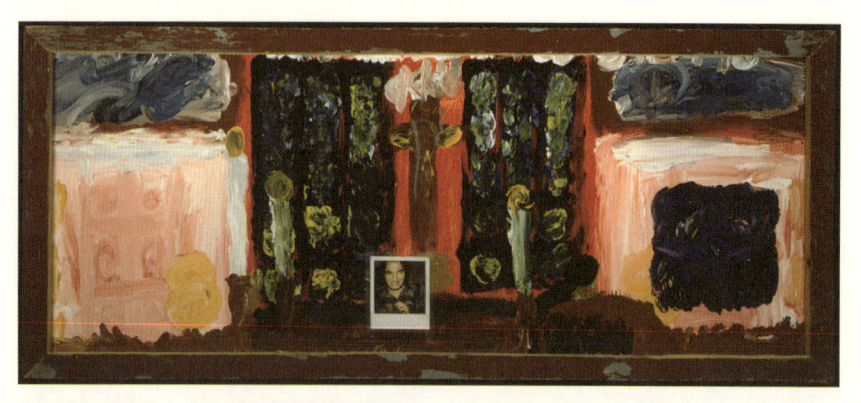

題:「カトリック教会でのしきたりにかしこまって順応し、末日聖徒のようなラリー。聖人にふさわしい行いを習得できたら偉大な奇跡だ」(1999)

コメント:聖人として名乗ることには、ラリーの衝動的で人間関係をも破壊しかねない行動の制御指令が含まれる。浸礼を受けて聖職につくことは、普通の人間の役をできる人にはうまくいくが、鼻で柱に触れたり、測定グラフを越えるほどの大声でうなったり叫んだりする僕のような動きをもつ人間には難しい。

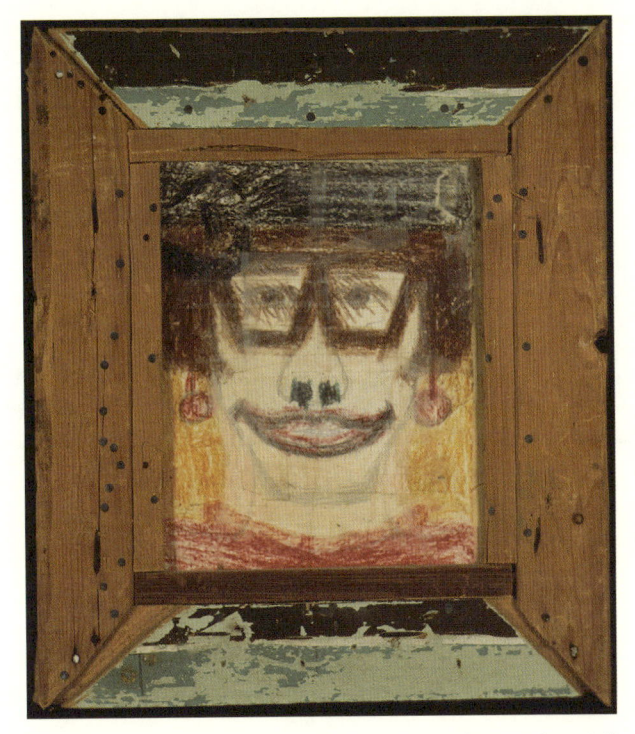

第 5 章　II. タイピングが綴る文字が自閉症の島に打ち上げられた芸術家の物語を語る　　　245

題：「その目に元気の良さが響き渡るテレサおばさん」（1988 頃）

コメント：コミュニケーションにまつわる僕の苦闘と、僕に奇麗に食べることとはっきり話すことを身に付けさせようとする周りの人間の固い決意を振り返ろうと、子どもの頃に僕が受けたレッスンを見返してみた。それは僕が身に付けたスキルの一覧を作る上で、本当に最も重要な要素だった。言葉のプールの浅い所で泳ぎ方を教わってきた、そんな時代に僕は本気でうんざりだ。でもテレサおばさんのような人たちから「できる」という言葉をかけられ続けてきて、それは、平凡なところで熱意が萎えずにさらなる卓越へと僕を押してくれるソリのようだった。

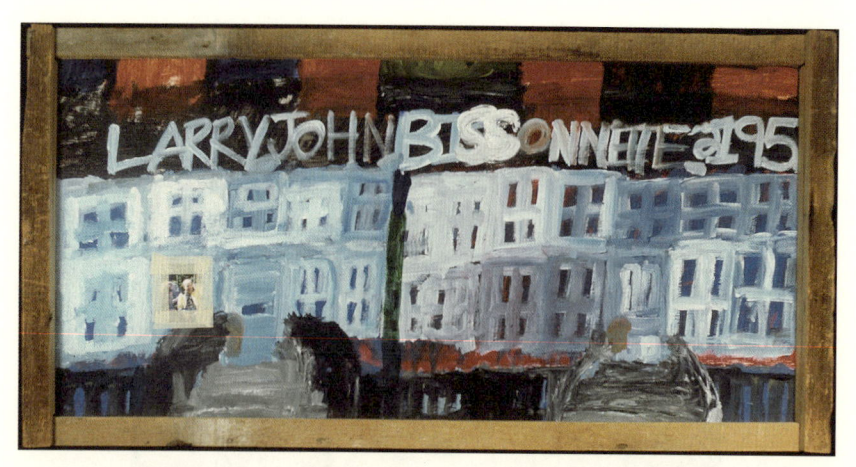

題:「歴史を保存するという芸術の本質により破壊から救われた集合住宅」(1996)

コメント:僕の人生観を表す文字付き壁画は、現実的な外観にではなくあふれる感情と感覚の直観に刺激される。

　ドラマチックな絵の創造は、毎回素晴らしく伸びの良いべっとりとした絵の具に浸した指の動きから始まる。

文献

Bissonnette, L. (n.d.). *Constructions and personal insights.* West Glover, VT: G.R.A.C.E. (RFD Box 49, West Glover, VT05875).
——— (2002a). Things that matter. Paper presented at the 2002 Autism National Committee Conference, Nashua, New Hampshire.
——— (2002b). Letters ordered through typing produce the story of an artist stranded on the island of autism. Paper presented at the Narrating dis/Ability Conference, Syracuse University, Syracuse, New York.
Lippard, L. R. (1998). *States of grace.* Hardwick, VT: G.R.A.C.E. (P.O. Box 960, Hardwick, VT 05843).
Sellen, B. (with Johanson, C. J.) (2000). *Outsider, self taught, and folk art annotated bibliography.* Jefferson, NC: McFarland.

第 6 章

1. アルベルト・フルゴーン

　アルベルト・フルゴーンは1978年11月25日生まれで、彼が4歳の時に母親は北イタリアからローマに引っ越すことを決めました。まだミラノにいた時、アルベルトは2歳半で「小児自閉症」と診断されました。1980年代にさしかかるその頃、イタリアでは自閉症と診断された子どもが精神療法に差し向けられることはまれではありませんでした。なぜなら当時のイタリアで支配的な見解に基づき、自閉症は精神障害だと思われていたからです。アルベルトはこの治療の時期を「大いなる時間の浪費」と呼びました。ローマで彼は「精神運動性遅滞ならびに自閉症」という追加診断も受けました。イタリアでは障害のある子は誰でも、普通学校の普通学級で障害のない生徒たちと共に受け入れられる権利が認められているので、アルベルトの母親は彼を普通学級に入学させることができました。彼はそのクラスに3歳まで在籍しました。母親はそれから彼を特別学校に入れましたが、アルベルトはただそこにいただけで教育を受けたとは感じていませんでした。

> 僕は教室の中で家具のひとつみたいなものでした。一日中無意味な作業をやらされました。僕は近寄りがたい子どもでした。僕をどのように扱い僕に何をすれば良いのか誰も分からなかったのです。僕はおとなしい子でした。どう振舞えば良いか知っていましたから。僕は清潔な子だったし、ひとりで食事もできました。家でそういうことは教えてもらっていました。特別学校が、基本的動作をすでに身に付けた自閉症児に対する特別なプログラムをもっていないことは明らかでした。(私信からの抜粋)

　9歳の時、アルベルトと母親は北イタリアのゾアーリに戻り、彼は別の特別学校に入りました。
　私は1992年の春に初めてアルベルトのことを知りました。アルベルトのためのコミュニケーション法を模索する彼の母親が、私に手紙を送ってきたのです。アルベルトがタイピングでコミュニケーションを取り始めたのは、その時

でした。その5年後、彼はひとりで文字を打てるようになりました。文章のやりとりができるようになるとすぐ、アルベルトは母親に、自分を特別学校から退学させて第5学年の試験を受験する準備を家でさせてほしいと頼みました。母親は彼の申し出に従い、そして彼はすぐ試験に合格しました。その時すでに14歳になっていたにもかかわらず、アルベルトは中学校に入学しました。級友たちは彼より年下でしたが、彼は、それまでに失われた教育を取り戻す過程にありました。その後アルベルトは、高校に相当するリチェオに入学し卒業しました。

　アルベルトは次の章をイタリア語で書きました。私はそれを人に頼んで英語に翻訳してもらったのですが、アルベルトの書いた意味がよく分からなかった何箇所かについては手紙で彼に説明を求めました。アルベルトの母パトリツィア・カディはイタリア語同様英語も流暢(りゅうちょう)なので、私が質問を書き送った時は彼女が通訳の役割を担ってくれました。アルベルトがイタリア語で書いた返答を再び彼女が英訳してくれたのです。またアルベルトに直接会ってインタビューするために私はイタリアにも赴き、彼の文章の意味を明らかにする作業をそこで完了させました。

II．アルベルトの人生、その記憶
　　子ども時代、十代、そして大人になった今

アルベルト・フルゴーン

　僕は、光がもつ二重の呪文に引きつけられた感覚的ひずみと闘う子どもでした。それは現実世界を変化させ、あたかも僕が遊ぶためにそこに置かれた何重もの見え方で世界が作られているかのように見えました。光によって形の間にはっきりとした割れ目が開かれた、といってもよいでしょう。僕にとって光と陰が交互する様は不思議な魅力のあるものでした。光が大切な次元を照らし出し、それは僕の中に、ある刺激への欲求を引き起こしましたが、儀式的で愛情豊かで曖昧(あいまい)でない母の保護からその刺激をしっかりと受けていた僕は、情緒的

に平和でした。子どもの内面の成長に不可欠な晴朗さに、僕はたびたび魅了されました。僕は母の手を取り、探していた母親を見つけられなかったベッテルハイム(注1)の後悔を想像するのです。

　残念ながら、僕は舌足らずな言葉ですら人に応じることができませんでした。なんとか音をまねようと、そして周囲に答えようと努力しましたが、成功はありませんでした。特に人の顔を思い出そうとすると頭が混乱したことを憶えています。人に会った後に自分の頭の中でやってみるのですが、異なる表情を識別するための生得的な推定機能が、僕には欠けていました。

　外の世界に出た時、僕はあまりに恐ろしくて周りを見渡したり自分が目にするものが何か判断することができませんでした。道が常に変化する家の外では、三段論法による推測が不可能でした。家の中ではこのような問題はなく、物の位置を記憶することができました。様々なイメージを結び付け、家では澄んだ頭で考えることができました。基準になる関係性がより多くあったのです。

　当時僕は2、3歳で、すべてのことについて助けを必要としましたが、感情と、身の周りで起こっていることに対する理解力と、思考はありました。

　僕は読むことができましたが、読んでいるものに意味を与えることはありませんでした。実を言うと、僕は文章の中のルールで遊んでいたのです。読むのが好きで、飽きることなく次から次とページをめくり、文字を単なる視覚的な喜びとして見ていました。文章を読んで記憶した後、簡単な単語の形を視覚で処理し、CやSなどの子音――もちろん当時僕はそれらが子音だとは知りませんでしたが――を右から左に一塊（ひとかたまり）に並べ替えました。そうして得られる美しい調和は、素晴らしい視覚的な生気を僕にもたらしました。僕は単語を観察してその形を描きました。例えば「letta」というイタリア語はあちこちに現れる2音節の単語ですが、僕にはこれがインクの染みに浮かぶモチーフのように見えるのです。様々な種類の普通の形が僕を魅了しました。例えば僕は「aereo」「aria」などの似た2つの単語を比べるのが好きでした。もう一度言いますが、当時僕はこれらの単語の意味は知りませんでした。単にその形で遊んでいたのです。昔よくやっていましたが今はもうやりません。

　母が僕におとぎ話を読んでくれた時――僕はその頃6、7歳でした――本

の中には絵と文字が書かれていました。僕は母が読む文章を聞きながら、よくその中に厳密な規則性を見つけたものです。単に類似性を探していることもありましたが、主にそれは自分の論理を働かせて比較することを学ぶ、独学の時間でした。

自閉症のある小さな子どもたちの先生へのアドバイス

　もし僕が［編著者注：アルベルトが6歳の時まで通った］保育園時代に戻ってあの時のことを考えるとしたら、僕が遊べるようになるための幾つかのアイディアを提案するでしょう。でも見た目は、僕は単なる怠け者に見えていました。例えば僕は積み木を入れ物に入れるための正しい動きと結び付くことがでなかったのです。もし僕が先生だったら、自閉症のある子どもに対してとても我慢強く、絵と関連する言葉を聞かせたり文字を見せたりしながら、緩やかに少しずつ教育すると思います。これが手続きとして定着すれば、その子どもは文字で文章を作ることができるようになって、たとえ口で話せなくても書かれた文字を読み上げられることに気が付くでしょう。

　僕の先生は、ただただ塗り絵をすることしか僕に要求しませんでした。代わりに、先生たちは僕にいろいろな練習をさせてくれるべきだったのです。例えば物のやりとりとか、物を見つけることとか。僕は学ぶことに興味津々だったのですから。

やりながら学ぶ

　僕は動く前にその動きを頭に思い描かなければなりません。"思い描く"とは、頭の中に動きを視覚的に映し出すことです。誰かの動きを観察することは僕にとって有効な方法で、見た後なら同じ動きをやってみようとすることができますが、それでも動きの促し（ファシリテーション）が必要です。実際に経験することが僕には必要なのです。動きをやってみようとすることで、たとえ動きはぎこちなくとも、確かな実践の機会を得ることができます。しかし人工的で不自然な場面でそれをやってもだめで、実際的で、場面に合った動きで

なくてはなりません。

　今日でさえ、ふとした行為が難しい時があります。例えば車の運転をする母の隣に座っているとします。車の中はとても暑くて、窓を開けた方が良い。技術的には僕は窓の開け方を知っているのです。ダッシュボードの上に窓を開閉するボタンがあります。するべき動作を説明することならできます。指でそのボタンを押すのです。しかし、一連の動作を遂行するための順番を整理しようとするうちに、僕の中にためらいが大きくなってくるのです。頭の中ですべての段取りを思い返すのですが、どうしても、最初の動きを行動に移せない。体が固まって動かないのです。自閉症のある子どもに手助けするためには、まず言葉で動きの順番を伝えて、そして僕が自分自身を整理して動きを組み立てようとするのを援助してください！　でももちろん、母は僕が必要なものを知りませんでした。知りようがありませんでした。彼女は僕の心を読むことなどできないのですから！　動けない僕の体が代わりにすることといえば、ただ同じ動きを繰り返すだけ。やがて、僕の心を安心させる親指を口の中に入れる動きと、4本の指を目の前で素早くひらひらさせる動きが僕のお決まりの常同行動になりました。

耳で聞く言葉と目で見る文字を結び付けることと、紙に描かれた形の意味を理解すること

　いつも僕を混乱に陥れようとする音に対して、僕の耳は昔も今も弾力的であり続けてくれました。僕にとっては、心の中に作り上げた映像と遊びながら自分ひとりで笑っている方が簡単で、いつしかそれは僕の中で僕だけの学習の時間となりました(注2)。歌は、それが僕の耳に届く数秒後に聞こえました。僕はそのリズムを分析しなければならなかったのですが、聞こえるリズムも音も声も異常だったので、まずそれらを"浄化"する必要がありました。そんな僕は、直接耳から聞いた言葉であれこれ試すなどという可能性は排除せずにはいられませんでした ── それはあまりにも紛らわしかったのです。そこで僕は、まず聞いた音を記憶して、それを再生する過程で浄化しました。

　僕は言葉を発しませんでした。しかし、テレビの会話や時には短い議論すら

拾い聞きしていたので、僕の中はそれらの記憶した内なる声でいっぱいでした。これに関して言えば、僕は聞こえてくる音を一度排除してから選択した聴覚認知にゆっくりと注意を向けることができたので、それに大きく助けられました。意図的に聴覚を閉じて言葉を抑制し、そうして記憶しました。液体の上ずみをすくうように言葉を記憶する聞き方から記憶しない聞き方まで、僕は容易にこれらの機能を頭の中でバランスを取りながら切り替える術(すべ)を知っていたのです。

　聞き慣れない言葉が［編集者注：他者の口や歌から］流れ出た時、僕は以前聞いたことのある言葉を使ってそれらの解読を試みました。例えば、一時期僕の中に「icon」という言葉が踊っていたのを憶えています。それは僕の中にぷかぷかと浮かび、僕はそれで遊んでいました。もしかしたら僕は、その語を静かに繰り返した「icon icon icon icon」という歌を作って笑ったりもしたかもしれません。自閉症者は本当にハンディキャップのある人間です。言葉の意味を静かに"感じる"だなんて、さぞや奇妙な現象でしょうから。無論、僕自身は誰からも何の現象とも見られていませんでしたけどね。何しろ僕が当時心の中で思い感じていたこと ── あらゆる思考に満たされたクレイジーな頭が描くファンタジー ── なんて誰も知りませんでしたから。で、最終的に僕が「icon」に与えた意味ですか？　それは、「マドンナ」でした。

　今では、まず最初に文章全体の意味を定義してから、それを元に新しい単語の意味を推測しようとするのがほぼ無意識な僕の反応です。おそらく文章全体の意味はこうだろうというものとの関連において、僕は単語の語源を分析します。例えば、「the doctrine of labour subverts some values and lies to the workers.（労働主義はある価値観を破壊し、労働者たちをだます）」という文章があったとします。まず僕は「lies（だます）」という単語と「subverts」は関連があると考え、そこから「subverts」に否定的な意味を予感します。接頭辞「sub」はあるものから何かを取り去ることを意味するので、「verts」（イタリア語で「vertere」＝整理する、秩序をもたらす）は何か肯定的な意味をもち、それを「sub」が消し去るのだろうと推測するのです。

　僕は学ぶ時に共感を効果的に用いました。それは今も同じです。ここで僕は「共感」という言葉を、生物がもつ恒常性（ホメオスタシス）傾向に基づく思

考の反射であると定義しています。現実世界は、特に僕にとっては速いです。本来情報を処理するということは、情報を"速やか"かつ"合理的"に取り扱うということですが、僕の場合、幾つかのアイディアや事実を選択的に関連づけるという作業を行います。しかも不安なく、です。僕の周りの現実だけが特別速く進んでいるわけでもなく、また僕があまりに急いで情報を処理しようとしているわけでもなく、僕にとって現実世界の様々な場面を解釈することが難しいのは、単に不安感が即座にその過程に潜り込んでくるからなのです。今はだいぶその対策法を学びましたが、それでもまだ僕を特別不安にさせることが1つあります。それは、自分から何かをしようとすることです。例えば僕が誰かに何かを聞こうとした場合、まず頭の中に様々な関連事項のメモ書きを行い、けれども僕は多くの場合結局聞くことを諦めなくてはなりません。なぜなら、時間制限が僕の脳を動かなくしてしまうのです。考えをまとめられない、ということではないのです。そうではなく、質問と応答があまりにも素早くなされなければならない、そのことで僕は機会を失うのです。僕は時々本当に途方に暮れた気持ちになります。

　子ども時代の僕の世界は、心理的に抑制された思考で成り立っていました。僕はその頃質問に対して、ひずんだ受容感覚に基づく不合理な答えをしました。例えば、僕は母の手を握る。母は手を離し、僕にボールを投げる。最初僕もそれは良い提案で、いい運動だと思ったかもしれません。しかし、物を触るのが嫌いな僕は、手で何かに触れることを想像しただけでぎこちなくなり、ボール遊びはひどい結末を迎えました。その上素早く動けない僕に残された唯一の反応は、常同行動にふけるということでした。それは自己防衛的な感覚遮断であるということを僕は分かっていました。動作（つまり動き）と無言で闘う僕は、突然不安感に襲われました。あの頃の僕は、周囲の様々な物事と分離していて、日常生活の現実的な要素を理解するのに困難を抱えていました。

　本質的な人生経験をしていないと僕は感じていました。僕は僕自身の感情と不可解な関係にあって、そのせいでしばしば不安に震えていました。でも、体と魂を一体化させようとする愛しい力も感じました。僕は思いました。もし僕の体に表現を身に付けるよう教え込まなかったら、思考のみではあまりに独裁的で抑制的となり、事はさらに深刻になるだろう、と。しかし僕は自分の中に

第6章　Ⅱ．アルベルトの人生、その記憶　　255

"機械"があるとも感じていました。僕は（他の人たちは実行に移す）考えを"観察"し、そして跡形もなくびりびりに引き裂きました。僕が"僕の力"と呼んでいたものは、つまりは僕の体の許可を得ずに行為を行うという、僕の願いだったのです［編集者注：ここでアルベルトは、幼少の頃自分には念じて物を動かす特別な力があると彼が信じていたことを指しています。これについては本章の後に出てくる『僕だけの、幻想の世界』の中でアルベルトがさらに語っています］。

行為や出来事を目的と合わせることの難しさ

　どうしたら意図的な行動を取ることができるか？　これは5万ドルに値する質問です。例えば、時々僕は道を歩く母の後を付いていきたいと思ったのですが、ひとたび家の外に出ると、取り巻くすべての物があやふやに見えました。自分の常同行動を越えて見ようとしましたが、一体何が彼女を前に進ませるのか、全く理解ができませんでした。自分が取るべき一連の行動をきちんと頭で理解する前に動き出すと、僕は誰かに手を引っ張ってもらう必要性を感じるのです。やるべき行動を見せられた後にその行動をすることについて言えば、単に見ただけで同じ動きを繰り返すことはできませんでした。頭の中で動きを描くことはできましたが、それを物理的に動きにすることができなかったのです。頭の中で思い描いたように体を動かすことができなかった僕は、論理的思考を停止し、また強く耐え難い沈黙を感じたくなくて、結局その動きから引きこもりました。僕は動き始めた当初から、運動指令系統へのアクセス能力に欠けていることに気が付いていましたし、その受け入れ難い動きの"沈黙"に、なすすべもなく途方に暮れていました。
　またある時は動きの目的がよく分からず、これだけ不器用な僕ですから、動きが誤ったものとなってしまい人に馬鹿だと思われるのが怖くて、それ以上何かをしようとするのをためらったこともありました。遊ぶ時でさえ他人に完全に依存しなければならないという状況が、僕を［編集者注：人から馬鹿だと思われるのではないかという］不安中毒にしました。これは僕に有害な影響をもたらしました。今でもコミュニケートしようとタイプする時、相手がしびれを切らしてい

らいらしているような感じを受けたりすると、またこの人も僕のことを馬鹿だと見誤るのではないかと、当時と同じ不安を感じます。

　目的に合った行動に関して言えば、当時から僕は自分の必要にまつわることは良く相手に伝えることができました。例えばつぶした食べ物しか食べないこと、例外なく毎晩入浴を要求し、また寝る時間を決めるのは自分だと主張することなど。しかし、感覚と刺激とイメージをうまく調整できない僕は、それら以外の分野においては、うまくやろうと苦心した割に非論理的な反応しかできませんでした。山とある日常的な場面──出発の時間、着替える時間、急げ、外に行くのに靴を履かなきゃ、暑いからコートを脱いで、その他もろもろ。例えば人の一部分だとか、真っすぐじゃなくて曲がった椅子だとか、僕は特定の部分に専念して集中してしまうのです。またある感覚から別の感覚への移行を調整することも、僕にとって難しいことでした。

　そして今は？

　頭の中に描いた映画を、測ったように整然とした結び付きとより大きな判断力で修正することができるようになった僕は、すでに知っている事柄と、僕の非論理的な感覚受容の過程と、骨の折れる知的メカニズムとを、1つに統合することができるようになりました。子どもの頃を思い出すと、自分の足で立つのが不安定でした。震える必要はないと知っていたし、母を見ると突然力がわいてきて、地面に倒れるという考えを振り捨てることができました。自分ひとりで歩き回ったりひとりで階段を上ることを覚えたり、また自立することを心に決めた僕は、そんな勇気を自分の中に見つけることに喜びを感じました。

　［編者注：若き成人となった］今の僕は、頭の中に作られる映画、つまり事前に順番に並べられたイメージの投影を使って、時には本当に未来の行動や僕がしなければならないことを決定します。さらに今では、現実場面の必要に応じて、頭の中に思い描いて順番に並べた映画の修正を受け入れることもできます。また、例えばコモに急に出かけることになった時などは頭の中に映画を準備する必要を感じなくなっており、今では特別な必要を感じた時だけ映画を作るようになりました。様々な場面に以前よりだいぶうまく適応できるようになったので、映画はいつも必要ではないのです。僕が今頭の中に映画を作る必要を感

じる場面というのは、僕を不安にさせる状況でなくてはなりません。例えば"あの娘"に会うと分かっている時とかね。

　学校生活は、試行錯誤でなんとかやっていくことを学びました。最初の頃席に着いて集中することがとても手に負えないほどに難しかった僕は、心中わが身が引き裂かれる思いでした。騒々しい教室という混乱の中、僕は従順な被験者でした。しかし時と共に僕は良好に適応し、集中持続力にいたっては、もはや自分の学校生活について誇らしい話ができるほどに改善しました。

　しかし果たして僕には他の生徒たちと会話をする機会があるか？　あぁ、親愛なる僕よ！　学校の仲間、特に女の子たちに手を貸せるようになりたいけれど、確実にそんなことをする時間はありません。僕らは授業から授業へと渡り歩くのみで、休憩の時間に会話なんか始めてしまったらジュースが飲めなくなってしまいます！　普段僕は学校の仲間たちについて自分の意見を述べることをしないのですが、今日は言わせてください。何人かは"フランス野郎"だけど、中にはとても特別な人たちもいます。

言葉と話すことについて

　僕は10代になり、突如それまでの見せかけの世界を巣立ち「僕が話せることを見せてやる！」と恐る恐る自分に言い聞かせることに決めました。行動が僕の考えを具現化できることがあったとしても、またその行動に母がいとも簡単に報酬や罰を与えたとしても、このまま話せずにい続けることはあまりにも危険なことのように感じたのです。僕はあの時も、そして今も、話す人間の世界では完全に言葉をもたない"沈黙"の人間ですが、それでも僕が何かを即座に理解するということだってありうるのです。例えば、子どもの頃他の子どもたちと一緒に庭にいた時、その子たちは走りたがっていました。その時僕は、彼らが僕抜きで走りたがっていることを知るのです。僕はそれを本能で知り、言葉は必要ありませんでした。

　僕は他の人たちのように言葉を学べませんでしたが、頭の中でみんなのまねをしました。まず言葉を思い浮かべて、普通の発音になるように頭の中で自分の発音を修正するのです。最初に正しい発音を論理的に聞くことが必要だと気

が付いた僕は、視覚と聴覚という 2 つの道筋をたどる新たな読み方の価値を発見しました。まず何かを読んだり聞いたりした後にその音を自分の中に保存しておくために、単語や文章の音を自分の中に思い起こしました。後で再生が可能なように音を自分の中に保存するという作業から、言葉の音や意味から得られる感情を分離することが必要でした。視覚的な道筋と、話すために必要な保存された聴覚情報との整合具合をひとまとめにするという過程を経て、結果的に僕は非常にひどい状況に陥りました。その工夫はいくらかうまくいきましたが、僕は不安定になり、13 歳にもなって話し方を覚えたいなどというばかばかしいたわ言を繰り返すようになってしまったのです。大変な労力をかけた割に、結果は惨めでした。自分の声で話せるようにはならなかった僕は、とても腹立たしく、がっかりしました。

　その処理に不規則さはありましたが、音自体は理解可能な形で僕に届くことができていたので、僕は僕の耳を訓練しようと考えました。母に頼んで鳥の声、水の音、鐘、道を通る車の音、ドアを閉める音などの環境音をテープに録音してもらい、僕はそれらを聞いて何の音かをタイプライターで答えました。音を識別できるようになり、次は録音した人の話し声を聞いて理解するという壁に挑戦しなければなりませんでした。録音されて平らになった声が、感情と自然さを分散させてくれました。

　僕は多重音響効果［編者注：考えると同時に話すこと］を望みました。ものすごく書きたくもありましたが、同時に僕は話したかった。僕には自分の声で話すというかなわぬ夢がありました。音や言葉の処理方法を調節すれば、きっと声が出て来るに違いないと僕は確信していました。

　僕は母に、イタリア語文法の本と、同じ内容が音声で吹き込まれたテープを探してくれと頼みました。ヘッドフォンでレッスンを聞きたかったのですが、テープの声が話す内容を理解することができず、さらなる工夫が必要なことに僕はすぐさま気が付きました。聞き慣れない声を聞く前に、まず文章を読むことが必要だったのです。そうすれば、録音された言葉の意味を理解しやすくなりました。まず本を読み、そしてそれをテープで聞きました。ここでの新たな試みは、目で読んだ文章の詳細［視覚認知］と、同じ内容の聞き取り［聴覚認知］とを統合することでした。これが今も僕が勉強する時のやり方です。まず

教科書を自分で読んで、次に誰かがそれを僕に読み上げるかテープに吹き込んでくれます。時間と練習を重ねて次第に上達し、今では、僕が教わる先生のうち1人の先生の口頭での授業に、前もって内容を読んでいかなくても大体集中して聞いていられるようになりました。意味を逃さないために多大な集中が必要な上、聴覚という1つの入力チャンネルだけに頼らなければならないので、とても疲れます。でも聞くことと理解することを同時にできるのです。ですから僕が発明したこの訓練法は、間違いなく僕には合っていたのでしょう。この練習なしには、人の話を直接聞きながら同時に理解するということを今もなし得ずに、常に理解が遅れた状況で物事に取り組まなければならなかったでしょう。この訓練のおかげで僕は、単一感覚処理［編著者注：一度に1つずつの情報処理系統しか使えない］という状況を脱することができたのです。

僕だけの、幻想の世界

僕の母は細かいことにけちをつけるような質問で、僕の幻想をうまく制しました。何かに夢中になりたい時、僕には数多くの奇妙な言葉の蓄えがありました。なぜ夢中になりたかったかって？　人は自分の本質を和らげるために（つまりある程度コントロールするために）考えることをします。僕は否定しません。僕は人々に火を付けたかった。みんなに見せたいものがあった。僕の頭の中は無謀な考えで満ちていました。僕の中には僕だけの世界があって、その中で輝く超自然的エネルギーを外の現実世界にももたらし、わが才能を周りに見せなければならないと本気で信じていました。そのことを証明するために実際に試させてもらったこともあります。例えば僕が13歳の時、母に床の上に数冊の本を置きその上に毛布をかぶせるように頼みました。彼女がなぜと聞くので、僕はそれを念力で持ち上げてみせるんだと答えました。母は、僕にとって現実世界との真の繋ぎ役でした。彼女は僕がそんなぶざまな実験をやることを許し、そうして僕の超現実的な行動の一つひとつをはぎ取っていきました。彼女は僕が頼んだ通りのことを行い、そして何も起こらなかった時、何も言いませんでした。それから数日の間、僕が諦めるまで彼女は僕の要望にただ従いました。

僕は、自分が客観的な現実には属さない存在なのだと思っていました。現実世界とは星の動きに定められ、選択するもしないも個人の自由で、そして混沌であると、自分に偽るかのように思い込んでいました。幻想世界の中で安全だった僕は、混沌をそれそのものとして価値を認めていませんでした。混沌、つまりそれはいわば、人が人であることを示すために考え出されたパンドラの箱。ある意味、自分が本当は分かっていることを僕は知っていましたが、思考を具体的現実に対して用いないという僕のゲームが、僕の理解力を妨げました。いつも僕は、現実に対して超現実という真逆の価値を与えていました。
　自分の身体から特定の動きを呼び起こすことが極端に難しいおかげで、僕が観察したり記録したりする日々のデータの知的処理にもその影響が及びました。実際に体を動かすことができず、ただ観察して頭の中で考えなければならない時、往々にして暗に含まれ明らかではないたくさんの有益な情報を、人は取り逃すのです。全くなんということでしょう！　落とし穴はそこら中にあるのです！　例えば、あなたの両親が居間の木製のドアを削ることにしました。それはドアの見た目を良くするためだと両親は言いますが、そんな説明は僕には通用しません。僕の考えでは、僕がそのドアを通る時に怪我をしなくて済むようにそうしているのだと思います。
　僕の経験や感じていることを"自分史"としてとても書きたかったのですが、僕は全能であるという幻想が、それ自身も僕の生きた経験の一部なのですが、生きること自体を超自然的な出来事にしてしまいすべてを駄目にしました。例えば、僕が動きの三段論法と呼んだもの ── なぜなら僕は機械的に常同行動の実践と動きに没頭させられていたので ── に身を投じることが不可避な事態でさえ、僕は自分の限界を感じませんでした。それは、僕だけがもてる素晴らしいマインド・パワーの介在によって、僕自身が不道徳な存在であることを想像したからでした。その時僕は、無限大のマインド・パワーにつかさどられた非凡な人生を生きるために、地球に生まれてきた存在だったのです。
　彼の想像力を暴徒と化させたのは、明らかに僕自身でした。自分の考えを表現するということを ── コミュニケーションを通じて ── 学んだ後も、現実の世界から逃げることの方がより安心に感じられました。客観的現実の中の自分から逃げることを僕に許す証拠を、僕は探し求めました。僕は13歳でした。

現実世界からはとても遠いところに住んでいました。けれども次第に、自分を実体のない魂ととらえる考えは適切でないことに気が付きました。長い議論を通じて母が穏やかに道理にかなった話をしてくれたおかげで、僕はようやく、想像上の感覚がいつも現実と対応するわけではないという結論に至ったのです。

僕は昔、幻想に合わせた人工的なコミュニケーションを取っていました。その時その時の性格に合った導線を学ぼうとしていたのです。僕の世界の感じ方は当時の僕のあり様を介在するものでしたが、それでもその感覚を煩わしくも感じていたことを憶えています。僕が観察する人々との繋がりを全く感じられず、自分が異質なものであるかのように感じました。しかし、母と関わり彼女と共に取り組むことで、僕の動きの中にかつてはなかった意欲を認めることができたのです。それは新鮮で心地良い感覚で、僕は母の生命力を切望しました。

論理的であろうとする僕の心を僕自身が抑制した時も確実にありました。僕は非論理的な世界に生きていたので、論理性を目指す本当の目的を自分に突き付け、自分の中のバランスを取ることが必要だったのです。

母親は、鈍い息子に論理を与えるという芸当をなし得ます。それは彼女が何を提供するか、その念入りな選択にかかっているでしょう。彼女、私の母は、それをなし遂げました。彼女は僕にたくさんの動きの練習を与え、僕は行為の段取りを記述することを学習した後、求められた動作を実行に移す訓練をしました。

何時間もの肯定的なコミュニケーションの末、事実を掘り下げ、幻想より現実を選択し、関わり、僕の幻想が幅を利かせた空想の世界ではなく実存する現実を感じる必要性を確かに認め、欠陥の誕生に対する許しを僕自身に請い、悲しみを押しやり、そうしてようやく僕は、確かな現実の知的事象の力に僕の思考を置いたのです。

社会生活への適応に真剣に取り組む、という可能性について考えてみましょう。生まれて初めて僕は、社会性という問題と意識的に向き合う機会を得たのです。なにせ僕は、事実を論理的に考えることができました。僕が内心なりたかったような社会的な人間になれようとは、誰も予想しなかったでしょう。コミュニケーションが取れるようになる以前は因果関係の理解が乏しかったのですが、その課題を相当数こなしたおかげで、ゆっくりと、僕は実用的な記憶力を活用できるようになりました。何かをするという意欲と、あるいはそれを実

際にできない場合には頭の中でやってみようとする意欲と正しく結び付いた記憶が、選択されました。行動を実行に移せない、その僕のできなさを分析することで、僕はようやく客観的に僕自身を理解できるようになりました。

事実を綿密かつ詳細に理解することは、客観的な比較をすることで可能となります。さもなければ現実はゆがめられかねません。少しずつ、僕の全能幻想は部屋を去り、より現実的な考えに道を空け渡していきました。

「確かな現実の知的事象」として世界を認識できるようになり、日常の現実生活とも真正面から向き合うことができるようになりました。つまり、コミュニケーションを取れないということは、人に質問をできないということで、すなわちあなたの疑問は答えられないまま放置されるということなのです。しかしコミュニケーションがあれば、ある意味僕は僕自身を再確認し安心させることができます。そして、僕自身を僕の知的な生にささげ、現実を自分の存在と同化することなく客観的に理解し、その日常に腰を据えることができるのです。

まとめると

狂わんばかりの幻想世界を離れ、真なる人間的次元に生きる本気さを選ぶ。僕をそちらへ向かわせる急下降の力について証言するという誘惑が僕を襲いますが、代わりに僕は、日々共に歩む人々との生活の中から得られる改善について話したいと思います。

お母さん、この手柄を僕に下さい。僕は僕たちの人生を改善したのみでなく、あなたが後に他の自閉症の子どもたちを教える時にも使える価値ある方法を、あなたが実践的武器として自由に使えるように提供したのです。

他の人と自分自身を比べながら、僕は実用的記憶の機能のさせ方を学びました。また事実との真なる結び付きを学び、事実や事象を素早く内面化することや、また解釈の誤りに抑圧され過ぎずにいることも学びました。そして僕は、僕自身と闘うのをやめることを学びました。僕には限界があります。でも他の人にだって限界はあるのです。コミュニケーションが、人間としての次元を空虚な沈黙に圧縮する痛みから、僕を解放してくれました。

人生とはどうあるべきか。僕のクラスメートたちとのリアルな関係が、その

具体例を示してくれました。そして今、大いなる不安の時に打ち勝てれば、そこには愛情深く僕を励ましてくれる友達がいます。僕も、彼／彼女たちの愛情に応じるつもりです。過去の僕はこのような状況を拒絶したことがあったと言わなければなりません。僕がありのままに受け止められたと感じることができるのは、これが初めてなのです。僕は、正当な喜びの要求が何かを友達から学ぶことができました。彼／彼女たちの自発性に心をかき立てられ、強い情動の時を経て、友情、希望、夢、計画、そして過去の記憶を振り返ることを欲する気持ちを、揺り覚ませるようになりました。

　今日僕は、昔ほど僕自身を変えようとしないでしょう。僕がもつ障害の障壁に、もはやさほど狂おしいほどにこだわっていないのです。僕は鬱に対する答えのより現実的で修正された特性を示します。つまり僕は、同年代の仲間たちと向き合う時に鬱と闘うことができ、自分の中の空虚感を抑制できるのです。実際はむしろ今の方が、この素晴らしくそして孤独な僕という人間の限界を、僕は良く知っています。けれども今の僕は、感覚のひずみを制しながら付き合うことができるのです。刺激が直接僕の中に流れ込まないようにし、その周波数をコントロールし、耐久性のバランスを調節し、使用可能な刺激入力チャンネルを活用すると同時に保護し、また視覚と聴覚の2つのチャンネルの同時処理における貧困な機能性を記憶で補っています。例えば、テレビの前に座り聞こえてくる音の意味を理解することは可能ですが、その時同時に視覚認知を用いることはありません。そうしないと僕の注意が持続できないからです。この方法のおかげで、教育番組をテレビで観るという僕の願いを満たすことができました。しかしこういった方法で機能する僕はそれぞれの情報を同時にではなく1つずつ順番に入れて処理するので、必然的にその場での感情の流れが失われることを受け入れなければなりませんでした。

　視覚・聴覚情報の質を上げるために活用しなければならない幾つかの刺激について述べたいと思います。僕は授業を聞く前に、その内容が書かれたページを頭の中にスキャンして読み込みます。そうすることで教授が授業で説明する議論の大体のところを頭に入れておけるのです。僕は、記憶したページの中の論理的な関係性を見出したり、また以前記憶した数々の読み物から一定の回路を選択的に誘発する"巡回語"をうまく活用したりすることで、その記憶し

たページから効果的に情報を得ます。それは僕が自分に与えた特権なのです。これを説明するのは難しいのですが、例えば教授が"推論あるいは論証"について話すよう僕に求めたとします。僕は何も思いつかずに何時間もただ考えるかもしれません。もしくは、その単語を僕の頭の中に放つのです。すると突然、記憶された文章やその一部が現れるという具合です。書きながら、記憶から呼び起こされた文章を操作することも可能です。

　記憶の話に戻ると、今ようやく明確な境界ができたところに、僕は悲しさを感じています。かつて僕は全能であると感じていました。それはつまり、僕だけのあり方で僕という人間が作られていたということです。おかげで僕は、本来ならば現実的な経験を積むことに費やされるべきだった貴重な多くの年月を失いました。そして僕が失った時間は、僕の人生において決定的なものなのです。僕は正しい形のコミュニケーションを全く使うことができず、そして理由も分からずただその道をたどっていました。僕はぼくの精神世界から学んだ答えの価値を力に、前に進もうと考えていました。これまでのことをすべて振り返ると、医学が犯しうるひどい間違いを思い知らされ、悲しくなります。与えられた貴重な機会を生きるという決断を胸に暮らす今日、ほんの昨日までは何の接点ももたなかった僕の思考と言葉が、今の僕の大切な宝石なのです。

注釈

(1.P250) ここでアルベルトは"冷蔵庫マザー"(つまり情緒的に冷たい母親)が子どもの自閉症の原因であるとしたベッテルハイムの理論を指しています。ベッテルハイムはその理論を『自閉症・うつろな砦 (The Empty Fortress)』(1972) という本で発表しました。

(2.P252) アルベルトがまだ小さい時、彼は耳が聞こえないと診断した医師は補聴器を処方し彼にしばらくの間それを身に着けさせました。どうやってそれを耐えたのかとの問いに、アルベルトは「その存在を無視するように自分自身に言い聞かせた」と答えました。

文献

Bettelheim, B. (1972). *The empty fortress: Infantile autism and the birth of the self.* New York: Free Press.

第7章

1. リチャード・アトフィールド

　すでに第1章でリチャード・アトフィールドの紹介をしてあるので、ここでは簡単に済ませたいと思います。リチャードの章は、彼の身の回りに起こった出来事を中心に、そして人権とインクルージョンというテーマに力点を置いて書かれています。中には彼と交わした会話を元に私から提案した話題もありますが、その他のものは彼自身が提起した話題です。

　リチャードはカレッジ（大学入学準備校）の入学資格を得た19歳で障害児学校を去りました。そこで彼はAレベル課程の英文学と美術史を学ぶことができました。1997年に、地方新聞のガゼット紙とトーキング・ニュースペーパー（視覚障害者のための音訳新聞）が後援するカレッジ学生向け作文コンクールで、リチャードはジャーナリズム部門賞と全体賞を獲得しました(注1)。彼は受賞エッセイの中で、会話によるコミュニケーションができずに育った子ども時代を振り返りました。彼は幼稚園での光景をこう回想しています。「ある日小さな女の子が僕に話しかけ、僕の名前を呼んだことがあった。僕は、その子が僕の手を握ろうとしていることに反応することさえできなかった(注2)。……自閉症(注3)は子どもの全身を支配し、その子どもは自分の身体の中に閉じ込められた囚われの身となってしまうのだ（『Crying Inside（体の中で泣いていた）』、ガゼット紙、1997年6月26日木曜日、P.3）。彼は続けます。他の人たちには「会話の中に入れないいら立ちなど理解することはできない。けれどどうせ、ほとんどの人たちが僕のことを、知的に遅れていて、周りの人間がまじめに取り合うほどの考えも感情ももたないと思っていたのだろうと思う」(P.3)。

　リチャードが受けた初期の学校教育は繰り返しを非常に多用させるものだったようです。「『1+1=2』を飽き飽きするほどやらされた。……答えを知っているとなんとか彼らに示そうとしたが、それでも事態には何の変化もなく、次の日もまた『1+1=2』とくるのだ」(P.3)。そんな彼は、カレッジに入学が認められた時「心の中で歓喜の叫びを上げ」(P.3)たといいます。

　受賞エッセイには、彼の詩のひとつが書き添えられていました。

「僕はこの部屋にいない」

僕はこの部屋にいない
僕は外で雲の中を飛んでいる
僕はこの部屋にいない
僕は外で草原を走っている
僕はこの部屋にいない
僕は外で山を登っている
僕はこの部屋にいない
僕はこの肉体から解き放たれ散策している
(©1997、リチャード・アトフィールド)

II. リックのカラー　〜その豊かな色〜

リチャード・アトフィールド

僕の名前を憶えている？

　僕は人生の中で幾多のレッテルをはられてきました。筋肉弛緩、運動失調症、脳性麻痺、発達障害、精神遅滞、自閉症、脳機能障害、学習障害、身体機能低下、そしてコミュニケーション不能。僕がよちよち歩きの頃、5分間見ただけのある医師が「何らかの遅れがある。身体的なものではない」と母に告げました。1ヵ月後小児科の医長は「彼は言われていることは分かっているようだ。発語は単語文で、ジャーゴンを多用する」と書いています。彼は僕を「普通の知能はあるが身体能力に少し問題があるかもしれない」と見なし、「行動全般は正常に近く判定が難しい」と続けています。3ヶ月後に同じ小児科医が「運動失調的歩行」と診断し、僕は病院の経過観察部門で2週間に1度理学療法を受けることになりました。

2歳半の時に近くのかかりつけの医師がロンドンの病院を紹介してくれました。僕はおびただしい数の検査を受けました。どの結果も「異常なし」でした。しかし母は回答がもたらされないことに不安を感じ、それがテーブルの上に置きっ放しになっていた時、僕の病院のファイルを見たのです。脳性麻痺のところに「?」が付いていましたが、両親にそのことを説明する必要があると考えた人は1人もいませんでした。僕は小児科の経過観察部門に、週2日午後の通院を始めました。しかし3歳の誕生日が来る頃には苦痛になり、迎えの人が家に来ると隠れるようになっていました。

　母は知り合いの運動療法士の勧めで勇敢にも僕の通院を取りやめ、住んでいた田舎の村の幼稚園に交渉しました。母もその知り合いの運動療法士も、それまで僕があまり理学療法や言語訓練から効果を得られていなかったことを心配し、同年代の友達と関われる環境が僕にとって良いだろうと感じたのでした。僕が知る限り、僕が村の教会の普通幼稚園に入園した最初の障害児でした。そこは"自由遊び"グループと呼ばれ、僕は活動の中から幾つか選んで参加することができました。歩行失調があるため、僕の足元はおぼつきませんでした。助けが必要な時、マンツーマンの介助者が付いてくれました。僕はごく幼少の時から、自分は他の子とは違うと気づいていました。350ほどの語彙をもっていたのに、自分を表現するのが非常に苦手でした。世界は僕にとって大きくて恐ろしい所に見えましたが、子どもたちやスタッフは僕を大変快く受け入れてくれました。5歳になるまでに、身体を器用に動かしたりすらすら言葉を話したりすることの必要がないものなら、幼稚園の活動に参加できるようになっていました。

　僕は絵の具の鮮明な色が大好きで、ボードにピンで止めた大きな紙に、濃い赤や青、黄色の絵の具を使ってApple（りんご）の「A」、Bicycle（自転車）の「B」、Witch（魔女）の「W」というように、立ったまま夢中になって大文字を書き続けました。ジグソーパズルにも何時間も夢中になりました。しかし三輪車に乗ることとボールをつかむことはできるようになりませんでした。家では本を熱心に読みました。何時間も本を読んで満足していました。ある日のお昼近くに幼稚園のキッチンにいる母親グループのところに歩いていって、大声で「僕読めるんだよ」と言いました。僕は遊戯用の粘土や砂、糊の感触が大嫌い

でしたが、はさみを使って線に沿って切ることはできました。調子の良くない日には、幼稚園の本のコーナーで自分と同じくらい大きなぬいぐるみを抱きしめて「他の子と同じようにスラスラ話せたらいいのに」と、かなわぬ望みを抱きながらひとりで本を読んでいました。

　まだ他にもいろいろな思い出があります。大きな青いトンネルの中を這う僕の後を、僕の名を呼びながら小さな女の子が笑いながら追いかけてくる。休み時間、他の子ども数名と 2 人のスタッフと一緒にテーブルに着き、薄切りにしたリンゴやバナナを食べ、ストローでミルクを飲む。その時のリンゴの香りと手に残る少しベトベトした感触。女の担任の先生に静かな声で「どちらが食べたい？」と聞かれて「リンゴ」とか「バナナ下さい」と答える僕。トイレに行きたい時は緑色のドアの前に立つように言われたこと。小さな足が床の上を引きずって歩く音。ホールに響き渡る子どもたちの喋り声や笑い声。ペンキの匂いと湿ったジャコウの匂い。冬の寒さ。開いた扉から流れ込む夏の涼しい風。戸外の庭で足元の湿った草がたてる音。顔に注ぐ太陽の光の暖かさ。木々を渡る風の息吹。そして何よりも、母の手をしっかり握って歩いた、幸せな家路。

　この頃母は、確か僕が言語訓練の対象者リストに載っていたという曖昧（あいまい）な記憶を頼りに、保健師に話をしてみることにしました。6 ヶ月待機することになり、僕の障害の状態からリストの最後尾になりますと母は言われました。障害程度の軽い子どもが優先されました。6 ヶ月が過ぎた頃に母は再び問い合わせましたが、今度は僕の名はリストにないと言われました。結局その後僕がリストのトップに上りつめることはありませんでした。母はスピーチ・セラピストと個人的に契約をしようとしましたが無駄でした。当時母が声をかけたスピーチ・セラピストのひとりが僕の症例に関心をもっていたことが、何年か後に分かりました。その人は上司から、僕は知的に遅れていて、助けるために彼女ができることなど何もないと言われていたのでした。

　3 歳の誕生日を迎えるとすぐ、母と僕は地元の乳児学校で働いている先生に会いに行きました。彼女はスペシャリストセンターで身体動作の勉強を 1 年間された先生で、週 1 回僕に会うことを申し出てくれました。その先生は体系化された動作治療プログラムに沿って僕を指導してくれました。そのプログラムでは、緊張の解放、バランス感覚、ボディー・イメージ、固有受容感覚の認

識、粗大運動の調整、構音姿勢、方向感覚などに取り組みました。病院の経過観察部門での訓練のトラウマを経験した後でしたが、彼女が知識豊かで、物静かに穏やかに、そして忍耐強く励ましてくれたおかげで、自分の中で何かが変わるのを感じました。ホールの中を先生や母に手をつながれ、丸く輪を描いて歩いたり走ったりしたことが思い出されます。彼女たちは僕をぶら下げてゆすってくれました。平均台の上を歩いたり、手を空に向かって高く上げたり、怒った熊のように這ったり、音楽のリズムに合わせて歩いたり、かかと・つま先、かかと・つま先、と交互に着いて歩いたりしました。母は家でもこのプログラムを日課として継続してくれました。キッチンにあったベンチをひっくり返して平均台の代用とし、母の膝の上で僕に「かかと・つま先」の練習をさせ、夏の暑い日には庭の草原に僕を転がしてくれました。「かかと・つま先、かかと・つま先」という母の柔らかい声が今でも聞こえます。その声は銀行や郵便局や地元の店に歩いて行く道すがら、ずっと響きました。母は毎週学校まで、僕が乗る三輪車を押していってくれました。ペダルの上の僕の小さな足は、空中でクルクルと回っていました。

　先生は2年間の僕の進歩を喜び、僕について「大変緊張状態が強く抑うつされた子どもである。卓越した精神力で動きをコントロールしようとし、また知能指数は平均以上であると思われる」という報告書を教育局に提出してくれました。僕はそんな彼女の行為がどれだけうれしかったことか。かかりつけの医師のひとりは「奥様は天使です」「あの子が歩くなんて奇跡ですよ」と後日父に言ったそうです。

　僕の5回目の誕生日が近づいてきました。幼稚園を出て学校に入学する時が来たのです。約束の日に教育心理学の専門家が家を訪ねてきました。彼は身体がとても大きく無神経な男でした。家の戸口に足を踏み入れるなり、僕はひどく知能が遅れていると大胆にも言ってのけたのです。その後彼は、3時間にわたって慇懃(いんぎんぶれい)無礼な態度で私の両親と言い争いました。僕は彼に怒りを覚え、部屋にあった本という本を彼めがけて投げつけました。本は僕のもので、僕はその中の言葉を理解しているのだということに彼が気づいたとは思えませんが。両親の努力にもかかわらず、僕は障害があるという理由で普通学級への入学を却下されました。「こんな子をどうやって教育しろというんだ！」それがあち

第7章 Ⅱ. リックのカラー 〜その豊かな色〜

らの言い分でした。僕に言わせれば、僕は正当なチャンスが与えられなかったのです。僕自身にどの学校に行きたいかを尋ねようなどとは、当時誰も考えませんでした。その後の4年間は母が自宅で僕の教育にあたりました。両親は僕を知的障害児の学校に通わせることを断固拒否しましたが、それ以外の選択肢は与えられなかったのです。

　6歳の時、別の病院の医師とスピーチ・セラピストが僕を診察して、僕の行動の特徴が自閉的であると考えました。その医師は報告書で「本児の観察および母親の話から確かに能力が認められる領域があり、そのレベルは驚くほど高い。……それ故、精神遅滞との確定的診断を下すのはどうも納得がいかなかった」と述べています。彼は僕が「広範囲にわたる単語」の語彙をもつことは認めたにもかかわらず、母が僕に読み書きを教えていることに懸念を示しました！　僕は「非常に混乱し、視覚的・聴覚的知覚情報を解釈することに大きな困難をもつ」と考えられました。僕の困難さの本質をとらえる診断を下せるかどうかを見るため、「長期にわたる経過観察」が勧められました。

　その医師は、僕の言葉は「単語の羅列に近いレベルであり極めて異常である」と述べましたが、私の両親はこれを変だと感じました。なぜなら僕は時々完全な文章を話していたからです。例えば2歳の時に僕が初めて話した文は「僕は心配だな」「ママ、僕本をもってるよ」でした。ある晩家の階段に座って「僕眠りたい」とも言いました。母は兄が喋っていると思ったそうです。別の日には「大丈夫だよ。僕はここにいるよ」と言って自分の腕を母の肩に回したこともあります。僕はその日のことをはっきりと憶えています――母はキッチンの流し台に立って皿洗いをしていました。別の朝には、ジグソーパズルをする母と床に座り「ママ、大好き」と言いました。母の友達に「ママのところに行きたい」と言ったこともあったし、ある時には父に「おばあちゃんとおじいちゃんに会いに行きたい」と言いました。また別の日には戸外の庭に父がいるのを見て「父さんが見えるよ」と言いました。これより1週間ほど前に『見える』という題名の本を読んでいたのでした。

　6、7歳の頃に母が頼んで家に来てもらっていたスピーチ・セラピストが、僕が「1時間以上母親と一緒に読み書きをしたりフラッシュカードを使って文を組み立てたりすることができ、また一目見ただけで8文字の単語の綴りを言

うことができる」と記録しました。僕には「名詞、動詞、形容詞、副詞、代名詞、接続詞、前置詞」などの語彙がありました。僕は「意志が強く普段は非常に従順である」と彼女は言い、「コミュニケーション障害についての特別の知識」をもった教師の助けが僕には必要だという意見を彼女はもっていました。彼女が直接関わって指導をしてくれたという記憶は全くありません。彼女は単に観察するだけでした。

　7歳の時、ついに自閉症と小児の障害専門コンサルタントが、僕には「コミュニケーション障害児の学校か身体障害児の学校がふさわしいだろう」と提案しました。僕は彼に会った日を憶えています。大きな明るい部屋に入ると、そこには僕の症例を検討するために6人か8人の専門家が集まっていました。僕は床に座っていましたが、閉じたドアを2枚隔てた所でやかんがヒューヒューとすごい勢いで音をたて始めたのに気が付きました。その音の出どころを探すために僕は部屋を飛び出し、それがキッチンからだと突き止めました（後に叔母が、自分もやかんから出る甲高い音が苦手だと言っていました）。両親と話していたコンサルタントは、僕が食器棚に近づき手を伸ばすと、その左の扉を先に開けたことに注目しました。満足気に彼は、その戸棚を開ける動作で、僕は知的に遅れていないことを証明したと述べました。戸棚の扉には目に見えない所にちょうつがいがあって、軽く押すと開く仕組みになっていたのですが、2つの扉はかみ合わせてあるので右の扉を開ける前に左の扉を開けなければならなかったのです。彼は報告書に次のように書いています。

> リチャードが課題に取り組む様子やその他の行動を観察し、我々全員が彼の学習における問題がどれほど複雑かということに感心させられた。……我々は、彼の障害の本質を解明し、彼の特別なニーズは何で、どこでそれが満たされるのかを明確にする必要がある。彼の場合はこれがとても複雑なので、今の段階では、特に就学先という意味においては、基本的なコミュニケーション障害をもつ子どもであるようだということしかできない。……しかし彼の言語的困難は自閉症児のそれとは異なっており、特に社会面における可能性が相当に高い子どもである。……そのため、普通のやりとりができる同年齢集団の中で援助をしていく方が妥当かもしれない。彼には、コミュニケーション面だけでなく動きの統制にも必要

な情報処理能力を阻害する認知面の障害も認められるが、もしそちらの方を重視するのであれば、身体障害児の学校に入学させるのも妥当と思われる。

1年後、同じコンサルタントが「私はこの興味深い小さな男の子の障害の本質を解明するには程遠いところにいる。それ故自信をもった診断を下すことができない」と書きました。彼と働いていた音声学と言語学の2人の専門家は「幾つかの言葉を発し、声はゆっくりとして強く低いもので、時折きしむような音になる」と僕について記述しました。僕はABCの積み木を使ったスペリングゲームに参加し、またそれらのアルファベットを声に出して読むこともできました。下された結論は「音声学的には適正だが、スピーチ（話し言葉）は正常から程遠く、年齢の低い子どもに通常見られる状態像と異なる」というものでした。また「より正常なコミュニケーション発達を示す同年齢児集団が助けになるだろう」ということと、「スピーチ（話し言葉）に関する質の高い個別援助」が必要であることが提案されました。彼らは、僕には重篤な言語障害があると結論付けました。

僕の運動矯正プログラムに3歳の時から携わってくれた先生は、「自閉傾向」と診断されたことによって間違った方向の言語発達プログラムに組み入れられてしまうのではないかと心配しました。「自閉傾向」の診断に満足した医師たちと、そうでない医師たちとの間に大きな意見の食い違いがあったのです。2週間に一度、2時間ずつ身体運動を基本とした教育的プログラムを実施してくれていた医師などは激怒して、僕の問題は身体的であると言い続けました。彼は怒りのあまりかわいそうな僕の母を叱りつけ、僕は決して自閉症などではないと母に言いました。またある医師は、僕は「非常に興味深い発達上の障害」をもつと語りました。

この情報を元に、母は自宅から近い療育機関に僕を入れてもらえないか問い合わせました。そこは普通学校の敷地内にあり言語発達に特化していたのですが、待機者リストがあって、教育局からの推薦状も必要だと告げられました。当時僕の症例を扱っていた教育心理学者はコメントを渋り、僕のどこが悪いか分からないと言いました。2年後になっても両親は相変わらず待ち続け、重度知的障害部（SLD）から障害児教育サービスを受けるのに必要な通知書も来な

ければ、他の就学先候補を提示されることもありませんでした。「半身に痙攣を伴う歩行が見られる通り、一定の脳性麻痺症状が認められる」ことに神経科医が同意をした時には、僕は9歳になっていました。

　1人の人物が僕の人生を大きく変えてくれました。それは、僕の母です。母はいつでもためらうことなく僕のことを信じ続け、言語障害や運動障害はあっても、決して能力が無いわけではないと感じていました。母はいつでも僕を、僕の内なる人格を、見てくれました。とても前向きな姿勢をもち続け、自分自身を信じることを僕に教えてくました。母は専門家たちに怒りを覚えていました。僕の言語障害や運動障害に対して何らかの援助が与えられてしかるべきだったと感じていましたが、それが1つも具体化されなかった時、母は暗黙のルールを破ってでも僕を助けようとしてくれました。子どもながらに、僕も歩行と言葉を習得するために一生懸命頑張りました。誰かが何か建設的な援助をしてくれるかもしれないという希望を胸に、僕は何年もの間幾つかの病院に行き、幾多の医師に会いました。医師たちにとって僕は不可解な存在で、話し方が滑らかでないことと歩き方がぎこちないことしか分かりませんでした。

　僕はたくさんのレッテルを首にぶら下げられてきました。それでも、幾度もの困難な時に支えてくれた温かく、愛しい人々に出会えて幸せでした。慌しい旅行者で賑わう海辺の街で、僕が苦悩の叫び声を上げみんなの注目の的になってしまった時、誠実で小柄な叔母が憤慨してこう提案したことがありました。「『すみません、私は自閉症です』と書いた大きなプラカードを振って合図したらどう？」と。その時確か僕は7歳で、その日は祝日でお休みだったと思います。母からもらった宝物のおもちゃをなくして、僕は長いこと激しく怒鳴り声を上げました。道路は人でいっぱいでしたが、みんな足を止めて「一体誰が殺されたのか」と振り返ったものです。僕はそのおもちゃを手に持っていたのですが、数秒後に消えてしまったのです。兄やいとこたちは失せ物を見つけに来た道を戻ってくれましたが、やはり見つからず、きっと誰かが歩道で拾い上げて持ち去ったのだろうという結論に至りました。僕は現場に戻って「僕のおもちゃを取ったのは誰？」と金きり声を上げたい衝動に駆られながら、悲嘆に暮れてとぼとぼと歩きました。その1年後に僕たちは、自宅から数百マイル離れた同じ海辺の街に再び赴きました。僕はその地点に着くとあの出来事を鮮明に

思い出し、再び怒りの叫び声を上げました。

　9歳の時に、僕は自閉症児対象の学校を勧められました。そこの校長が、入学を決定する前に家まで僕に会いに来ました。校長の滞在中に、僕はたまたまテーブルに足を取られてその上にあった本を不運にも床に滑り落としてしまいました。父は気を付けなさいと言いましたが、校長はその瞬間に僕のカードに印をつけました。彼は僕を「扱いにくい甘やかされたガキ」だと言いました。校長は奇妙な組み合わせのある人でした。彼は子どもたちの助けになりたいと思っていましたが、自分の努力がしばしば見当違いのものになっていることに気づいていなかったのです。母はその学校に僕を通わせることに乗り気ではありませんでしたが、より適切な判断を内に押し込めてその決定に従うことにしました。なぜなら僕はすでに4年間も学校に通えておらず、僕に同年代の子どもたちとの社会的接触をもたせたいという母の最大の関心事が、卒園後は絶たれてしまっていたからです。

　自分をすらすらと表現できないということは子どもにとって脅威でした。それを思い知ったのは、僕が指定された学校に行き始めた時のことでした。数週間前に少しの時間だけ会ったことのある校長を除いては、知っている人は学校には1人もいませんでした。自分の体の動きを統制することがとても難しかったので、他の人に頼らなければなりませんでした。自分の意見を伝えることも、質問することも、状況を説明することもできませんでした。「行きたくない」とか、「もう帰っていい？」とか、「こういう風にしたい」とか、それどころか「寒い」とすら言うことができなかったのです。他の人にとっては当たり前に言うことができるような、何百もの些細なことが僕には言えませんでした。自分が住んでいる地域の子どもたちと学校に通いたかったのです。幼稚園で一緒だった子や、僕の兄弟と一緒に。同年代の友達と、歩けばすぐ着いてしまうような距離にある学校に、通いたかったのです。教育委員会が地元の学校への就学を拒んだ時、僕はもう学校になんか通わなくてもよければ良いのにと思ったものです。

　僕は自分が入る予定のクラスの先生と会いました。お手本になれるくらいお行儀良く振る舞いました。コミュニケーション障害のある他の子どもたちに出会ったのは、これが初めてでした。何人かの子どもたちは僕より年下でした。

先生は大体感じの良い人で、午後の終わりに校長が来るまでは学校訪問は大変うまくいっていました。全権者である校長は、学校から家まで僕を車で送っていこうと考えたのです。学校は家から何マイルも離れていましたから、僕は学校のある場所には不案内でした。校長は車の後部座席に僕を無造作に固定しました。車の中に座らせられた僕は、本当は両親と一緒に車で帰りたかったけれど絶対に泣かない覚悟でした。しかし恐怖が僕の意志をくじき、ついに抵抗の叫び声を上げてしまった時、校長は僕の泣き声をかき消そうとラジオのボリュームを上げました。僕は家までの長い道のりを、絶望して座っていました。

登校第1日目の朝は、あまりにも早く夜が明けました。忌まわしい日の朝がやってきて、僕はコートと靴を身に着けて窓の外を見ていました。(地方教育部の助成金による) タクシーが来るのを待っていたのです。それはすぐにやってきました。付き添いが僕に同行しました。僕は登下校のたびに1時間もかけて行ったり来たりするのかと思うとうんざりしました。その日僕には質問をするだけの会話能力がありませんでした。何時に家に帰れるのだろう？　校長が怒鳴りつけるから登校するのが怖かったし彼のことが嫌いだったけど、それを言葉で伝えることができませんでした。戦いの火ぶたが切られたのです！

家では、母というマンツーマンのサポートがありましたが、学校には運動失調障害の子どもを扱った経験のある人が1人もいませんでした。当時書かれたレポートには「本児の全般的機能レベルは運動失調障害の状態に大きく左右されている」「発語機能を含めほとんどの筋肉系統において調整力が低い」と記されていましたが、僕は理学療法を全く受けさせてもらえず、マンツーマンの介助者も付けてもらえませんでした。言語訓練もありませんでした。学校のスタッフが僕の話す言葉を聞き取れなかったり、自分で何かができなかった時、僕はとても憤慨しました。言いなさいと言われた言葉をただ繰り返すのでなく、自分自身が思っていることを表現したい、と思っていたのを憶えています。それは、私には個性も、思考も、感情も無いかのようでした。

学校で僕に用意された勉強は「1+3」や幼児向けの本など、とうの昔に終えた低レベルな内容でした。家では、学校に行く前に小学校の算数をすべて終了していました。算数の答えを自分で書くことは身体的に少し難しかったのです

が、最初は母が僕の手の動きを安定させながら、それでも1年後には自分ひとりで書けるようになりました。僕はその年齢にしては十分な量の本を読んでいたし、カードに書かれた単語を使って文章を組み立てたりもしていました（この方法は「ブレイク・スルー・システム」と呼ばれています）。文章を書き写したり、聞き書きなどもしていました。僕は母が考案した単語表の単語を指さすことで質問に答えることもできました。

　学校は大いに期待はずれだったし、学習内容も興味をそそるものではありませんでした。また担任の先生は僕が学校に通い始めてから数週間のうちに、僕のことを見限りました。彼女はおざなりに事を済ませ、僕が何かを達成できるなどとは全く期待もしませんでした。そのくせ彼女は、僕が「筆記課題でおおむね非協力的」であると感じたようでした。1学期の終わりに、先生は校長宛てのメモを訪問者やスタッフその他すべての人が読めるように教室の掲示板にピンで留めました。メモには「私は努力しましたが、リチャードは書くことができません」と書いてありました。彼女の思惑通り母もそれを見ました。母は激怒しました。僕は学期の終わりに先生から借りた本を家で読み終わり、先生の怒りを買いました。それは彼女が予定していた次の学期の授業内容すべてだったのです。「あなたがその本の内容を理解したなどあり得ない」と彼女は言いました。先生も校長も明らかに、僕は読み書きも計算もできないと考えていました。

　障害児のための特別な学校に行くのが僕は嫌でした。"僕は他の子と違う"ということが言外の意味に含まれて、憤慨しました。隔離が、僕を社会的のけ者にしました。学校の外で友人を1人も作れませんでした。僕はただの"障害児"で"障害児学校に通う子"になってしまったのです。学校は悲しい所で、僕は1日中惨めな気持ちで座っていました。叱られた時の子どもたちの苦痛の表情、教師に要求されたことができなかったり、ニーズや感情を伝えられなかったり、あるいは言いたいことをはっきりと言えなかった時の、不安げな顔や涙や癇癪を起こす子どもたちの姿が今も忘れられません。記憶が僕に迫ります。そのうちの1つは、ウサギのおりの前で小さな女の子が夢中になって見つめている記憶です。背景を消し彼女に焦点を当ててみると、言葉をもたず考えていることを周りに伝える方法をもっていないということを除いては、そ

の子はどこにでもいそうな普通の女の子です。その子には話し言葉がありませんでした。もう1つは馬の背に乗った子の記憶です。背筋を伸ばして機敏に乗馬のレッスンを楽しんでいました。この子も話し言葉をもたず、感じたり経験したりしたことを他の人に伝える手段をもちませんでした。僕は大いに傷つき幻滅し、11歳でその学校を去りました。

　次に行った学校は、初めのうちは前よりだいぶ良い所でした。大部分のスタッフが僕の能力をやはり見誤っていましたが、おおむね優しく親切で、善意で行動している人たちでした。1人の先生が僕の知性に気づいてくれました。彼女は母をかたわらに連れて行き、僕がどれほど聡明かは見て明らかだと言いました。彼女は続けて、僕が周りで起きていることをいつも注意深く観察していると付け加えました。この先生は「障害」という部分を越えて僕を見てくれた、数少ないひとりでした。定員オーバー、設備不足、狭さ、窮屈な教室という不十分な環境にもかかわらず、彼女は僕のために最善を尽くしてくれました。学校を去る時、彼女は長い手紙を僕にくれました。その手紙には、カレッジ入学のためのアドバイスが書かれていました。

　ティーンエイジャーとなり14歳の時、校外の森へ散策に出かけた焼けるように暑かった日に、僕は逃走しました。当日担当だった先生が数分後ろを向いたそのすきに、僕は逃げ出しました。僕は自由でした。僕の魂は木々の間を飛ぶように舞い上がり、胸の中では心臓がドクドクと波打っていました。叫び声と足音がすぐに背後に聞こえてくるだろうと僕は思っていました。外へ散策に出かけてからとても長い時間が経ったように感じられ、それ以上強い日光に耐えられなかったのです。疲労、喉の渇き、いらいら感、そして頭痛があり、僕は飲み物が欲しいと言いました。先生は僕が自分自身のことを決められない人間だという印象をもっていたようで、待ちなさいと言いました。僕は、そんな彼らがどこかに行ってしまえばいいのにと思いました。僕は憤慨して大またで歩き去りました。森の中を走り抜け、一番近くのパブに着くと僕は外のベンチに座りました。長靴をはいた足は多分震えていたと思いますが、僕は30マイルを歩いて家に帰れるんだと思い込むことにしました。後日その話をした時、母は顔をしかめて「それは長旅になったことでしょうよ」と言いました。母は無事発見の安堵で僕を抱きしめるべきか、逃亡したことを叱るべきか分から

ず、当惑した様子で僕を迎えました。先生たちは死に物狂いで森を探し回り、何人かは涙まで流していたということを知った時、僕は本当に悪いことをしたと感じました。

　翌日学校である試みがなされました。僕がコミュニケートできるようにと、ひとりの先生が数枚のカードに顔の絵を描いたのです。絵カードの1枚を選んで感情を示すようにと提案されました。意図はありがたかったけれど、それは僕の心を大きく傷つけました。僕は悔しかった。それはあまりに不十分で、僕をばかにしたものでした。僕が欲しいものはコミュニケーションであって、そんな絵カードが欲しかったわけではないのです。

　新しい先生が来るたびに、カリキュラムの改善を期待しました。教育の機会を奪われたと僕は感じていました。2~3年間の3つの異なる学期に、3人の違う先生から時計の読み方を教えられました。でももうその時に僕は時刻を言えていたし、5、6歳の頃からそれはずっとできていたのです。母が教えてくれました。僕が本当に困難を抱えていたのは動きを調整することと自己表現をすることだったのに、設定された課題ができなかったり、課題を拒否すると、僕は能力が無いのだと酷評されました。自分の考えを言葉にできないことと、何も考えていないこととは違うということを、先生たちは理解できないようでした。学校にはきちんと確立された授業計画や言語のプログラムがありませんでした。それぞれの先生が個別に計画を立てて教えていました。15歳の時僕は「生活スキル」のクラスに召集されました。それは僕に致命的な打撃を与える時間でした。僕のために長い間奮闘してくれた人々のおかげで、その後ようやくカリキュラムで幾つかの改善がなされましたが、それはあまりにも小さく、そしてあまりに遅い改善だと僕は感じました。

失われた歳月

　その日の滑り出しはまずまずでした。僕は毎日温かい心をもった年配の男性に付き添われ、家まで僕を拾いに来るタクシーに乗って学校までの遠い道のりを通っていました。その男性は、後部座席の僕の隣に座りました。僕より4歳年下のもうひとりの男の子が同じタクシーで学校に通い、いつも《老紳士》[注4]

の左側に座りました。その日もその小さな子は興奮して、道中ずっと身体を動かし終始喋っていましたが、僕は彼の騒々しさを旅の友として楽しんでいたので別段困りもしませんでした。

《老紳士》は、自分は 78 歳だと言いました。そのような年齢に達したことが誇らしげな彼の背は曲がり、彼が過ごしてきた長い時と世界が彼に背負わせた人生の重さが、そのか弱い両肩にのしかかっているように見えました。彼が家族の話をするのを聞いた記憶はありませんが、海辺のアパートでひとり住まいをしていると言っていたのは確かです。痩せて骨ばった彼の体型では、タクシーの後部座席はつらそうでしたが、愚痴などを言う人ではありませんでした。彼は僕ともうひとりの子の間に座り、学校までの長く退屈な道のりを楽しませようと、温かくしわがれた声で話をしてくれました。

《老紳士》はハーモニカを吹くことがとても好きでした。僕たちが興味津々な様子を見ると、うれしそうに痩せたひげ面をすぼめて旋律を流れ出させました。あの古く黒光りするハーモニカを、彼はなんとも大切にしていました。愛情豊かな柔らかい人間味あふれる声で、それは吹奏楽器の「ハーモニカ」だと僕たちに教えてくれました。予期せぬ時に、それは彼のコートのポケットから手品のように現れたものでした。そして登下校の道中、彼は器用に幾つかのきれいなフレーズを繰り返し吹いてくれました。もうその旋律を正確に思い出すことはできませんが、僕たちが「いい子」にしていたら週の終わりにもう一度それを持ってきて吹いてあげると言われたことは憶えています。彼がリードを震わせて息を吸ったり吐いたりしている間、僕は目を固く閉じてうっとりとそれに耳を傾けました。

問題のその日、午前の授業が終わって昼になり、ランチの時間がやってきました。僕は小さな重苦しい学校の食堂に入り、たくさんの声が騒音となって僕の頭の周りでうなりを上げる中、テーブルに着きました。その日僕は学校に行きたくありませんでした。頭が痛かったのです。昼食に煩（わずら）わされたくもありませんでした。家へ帰りたいとおもいました。けれども厄介なことに、僕の思いや感情を部屋の中にいる誰にも伝える方法がありませんでした。「家に帰る」という言葉が小さく僕の口から漏れましたが、何の反応も得られませんでした。

昼間の暑さと食堂の狭苦しさ、それにその中にいる人たちの息苦しさを感じて僕は外へ出たいと思いました。外に出て新鮮な空気の中ひとりでしばらく庭に静かに座っていたいと思ったのです。学校の日常的な修羅場から遠ざかりたかった。食堂の隣の台所から、お皿がガチャガチャいう音と夕食の支度をするスタッフの鼻歌が聞こえてきました。僕はテーブルに着いて待ち、目の前に出された食事を食べなければなりませんでした。それに全員が食べ終わるまで席を立つことも許されませんでした。中身が気に入ろうとなかろうと、大きな"黒い釜"の中から提供されるものをガツガツ食べなければならないのが決まりでした。僕の場合、気に入らないことの方が常でした。たとえ夏の暑い日に恐ろしく煮えたぎったシチューが出されても選択の余地はなく、それは僕たちが飲み込まなければならないものでした。皿の上にドサッと盛られた何物だか分からない怪しげな物体の材料は何なのだろうと、僕はよく不審に思ったものです。「魔女のシチュー」。そんな言葉が僕の頭に浮かびました。
　不謹慎にも、僕は週の初めに読んでいた本のことをぼんやりと考えていました。その本の題名は『マガフィン一家のピクニック』とかなんとかいうものでした。本の表紙には腹ペコのマガフィン一家の絵が描いてあって、トゲだらけの熊のような生き物がものすごく誇張された体つきと仕草でガツガツと貪欲にピクニックの弁当を食べている、そんな絵でした。歯をむき出しにした彼らの邪悪な顔は、奇妙なまでにはしゃいだ表情に見えました。僕はその本のストーリーをほとんど思い出せません。憶えているのは、マガフィン一家が全員バスだったか乗用車だったかの乗り物に乗って森へピクニックに行くということだけです。マガフィン一家がピクニックでガツガツと食べ尽くす、そんな映像を頭に浮かべることが僕をとても楽しませました。たくさんの大人と、言うことを聞かない数匹の子どもたちから成るマガフィン一家が賑(にぎ)やかに、そして豪快なドタバタ劇場さながらに、ケーキやアイスクリーム、ゼリーやサンドイッチをお腹に詰め込んでいくのです。
　僕は本の中のマガフィン一家の滑稽(こっけい)な動作を、先生たちの中でも特に僕をいらつかせた人たちのそれに例えたりしました。1匹に対し1人、僕は部屋の中で注意深く先生の動きを研究し、絵の中のマガフィン一家の1匹の名を付けました。校長はマガフィン家のボスとびっくりするほどよく似ていました。その

日以来、彼にはボス・マガフィンの称号が与えられました。もちろん、無謀にも校長と呼ぶ代わりにボス・マガフィンなどと口にすることはしませんでした。代わりに僕は（訳注：マガフィン（MacGuffin）の最初の3文字を取って）「マック（Mac）」と心の中で校長を呼びました。声を出して校長を呼ぶ時は、僕はただ「あの人」としか言いませんでした。校長の独裁的管理体制の中に引きずり込まれた2年間ずっと、僕は校長を名前で呼んだことは一度もありません。それは、存在を認められる喜びを彼にどうしても与えたくなかったからです。

　僕は学校であれやこれやと頻繁に問題を起こしました。生来僕はのんきでおおらかな人間なのです。1学期目は、毎朝笑顔で先生たちに挨拶をしました。しかし僕は反抗的な態度を取ることで知られていて、勉強に退屈した僕は足を蹴る仕草をしたり椅子を前後に揺らしたりしました。僕は2学期になるまでに、たくさんの文章（正確に言うと10個）を素早く順番に並び替えて読み上げることができるまでに進歩していました。数の勉強は相変わらず退屈で、同じことを何度も何度も繰り返しやらされました。そして僕の担任は、「筆記課題でおおむね非協力的」であると僕のことを感じていました。

　ある時、僕がとても上手に口で言うことができた1つの文章をめぐって問題が起きました。ある朝突然先生が、丁寧に「飲み物を下さい」というのは礼儀がよろしくないと決め、代わりに「飲み物を頂けますか？」と彼女の後について繰り返すよう命令したのです。僕は少し考えて、反抗することに決めましたが、大人たちはそんな僕の態度を「指示に従わない」ととらえました。僕は人にこう言いなさいと命令されるのが大嫌いです。その先生は、僕が従わないという苦情の手紙まで両親に書きました。僕が話した言葉を学校の先生たちが理解してくれなかったり、自分で何かができない時、僕はよく激高しました。そんな時はフラストレーションでこぶしを握りしめたものです。言いなさいと命じられた文を復唱するのではなく、自分自身の考えを表現したいといつも思っていました。それは、あたかも僕には個性も、考えや感情も無いかのように感じさせる扱いでした。

　学校で2つの学期が過ぎた後、僕は年長の子どもたちのいるもう1つのクラスに移されました。当初僕は先生のお気に入りでした。校内の配置に慣れてきた頃だったので「学校中を走り回って備品や人々にぶつかったりする」ことは

第7章 Ⅱ. リックのカラー 〜その豊かな色〜

しなくなり、「非常に広範囲の語彙」を使い始めていました。でもそれは長くは続きませんでした。僕はあまりにもしょっちゅう問題を起こしたのです。例えば、僕が浮き輪を腕に着けずに泳ぐのを見るために両親が学校に招待されていた日に、1つの事件が起きました。学校でまだ1週間しか水泳の授業を受けていなかったのに、新しい先生は僕が犬かきができると確信して両親を呼んだのでした。残念なことに、両親の見ている前で僕は二度三度と石のように沈み、たっぷり水を飲んで溺れかけました。「助けて」という僕の叫びに無関心な先生は、プールサイドに立ったまま、もっと強く足を蹴るように怒鳴るだけでした。誰かが僕を水から引きずり出した時、僕は狂乱状態でした。僕を泳げるようにするという僕と先生の熱意は、そこであっけなく幕切れを迎えました。兄の誕生日に、両親が次に僕のことを近所のプールに連れて行った時にはパニック発作を起こしました。僕は叫び続け、ものすごい力でドアにしがみつき、建物の中に入るのを拒みました。溺れかけた後の僕の学期末レポートには、「泳ぎ方を教わった —— 直立状態だったが」と記されました。

それから間もなく、学校の近くの厩舎で乗馬の訓練がありました。そこで僕は3、4段ある階段を上り、巨大な生き物である馬の背中によじ登るという挑戦を言い渡されました。先生たちは僕が高所恐怖症である —— 地上数フィートの高さではありましたが —— ことを知りませんでした。踏み台から馬の背に上るなんておそらく僕の能力を超えているということを、哀れな馬に警告しようなどとは誰も考えませんでした。僕がやってみると馬は横に動いてよけました。僕はパニックになり、馬は怒って後ろ足で立ち上がりました。その騒ぎで僕は危うく1人や2人スタッフを巻き込んで、馬と踏み台の間の隙間に落ちそうになりました。僕はその日、あまり人気者ではありませんでした。2、3歳の頃から両親や兄と一緒に馬に乗りに行っていましたが、この出来事があってから乗馬に行きたいなどとは思わなくなりました。

別の日には学校の庭のバラ園に落ちて突っ込んでしまいました。助け出された時には、顔中に引っかき傷ができていました。1つのトゲは危うく目を傷つけるところでした。そのことで校長とまずいことになり、その2、3日後にバラの繁みは直ちに掘り取られました。別の時には、建設業者が校庭に置いた石で転び、膝をザックリ切ってしまいました。数時間後、かわいそうにも僕の膝

の怪我(けが)を見たひとりの女の子を怖がらせてしまいました。両親が呼び出され、僕を病院に連れて行くように言われましたが、病院に着いた時には肉の塊がぶら下がり、10針縫わなければなりませんでした。

　12歳の兄が学期途中のお休みの日にタクシーで僕と登校し、1日手助けに入ってくれました。この時兄は、深い雪の中から僕を引きずり助け出したせいで先生に怒られる羽目になりました。僕は足がもつれて6フィートもある坂を転がり落ち、冷たい雪の中に真っ逆さまに突っ込んでしまったのです。兄は僕が不時着したのを見て、僕を引っ張り出し、立たせて雪をはたき落としてくれました。兄のこの介入にいら立った校長は、私から手を離してひとりで立たせなさいと校庭の向こうから叫びました。その日兄は食堂で私の隣に座ることを許されませんでした。帰宅して兄が両親にそのことを話すと、僕が6フィートの坂を這い上がることを想像して、母は身震いしました。僕が落下して首の骨を折らなかったのは幸運だったと、母は言いました。

　学校の規則に従わなかった者はその敷地から永久追放されるという噂がたちましたが、僕はそれほど気に留めませんでした。校長のやり方が嫌いだったし、今にも崩れそうな古い学校も嫌いでした。ここに二度と戻ってこなくても良くなったら、僕は喜びで天にも昇る思いになったことでしょう。学校からの帰り道、よく静かに涙したものです。極度の疲労から《老紳士》の骨ばった体の中に丸くなり、ようやくの安堵感に包まれながら眠り込む日が何日もありました。

　《老紳士》は学校の先生と違って、僕を叱責することはありませんでした。彼は日替わりで変わるタクシーの運転手たちに、僕らがどれだけ行儀の良い少年たちであるかをよく伝えてくれたものでした。彼は僕たちのことを「良い子どもたち」と呼んでくれました。学校で僕が何かをしでかして苦境に陥った時、断固とした表情で校長の怒りから僕を守ろうとしてくれた姿に、彼の校長への怒りを感じました。その不当さに激怒し、僕が「問題児だったことなど一度もない」と校長に言ってくれました。震える僕を睨(にら)みつけた校長の目つきから考えると、彼は《老紳士》の介入に腹を立てていたのだと思います。

　校長が、いつも自分が口にする言葉をよく考えないのは皮肉なものだと感じていました。例えば彼が私の両親と立ち話をしている時、僕が話を聞いている

とも思わずに、僕のことを「忌まわしい悪ガキ」だと言いました。彼は僕を馬鹿か無頓着か、あるいはその両方だと思っていたのでしょう。帰途の車中での会話を拾い聞きし、両親がショックを受けて怒っていることが分かりました。学期末のことだったので、それから3週間学校に行かなくて良いのがとてもうれしかったです。

1月の初め、戦線を引きに学校に戻りましたが、その少し後に両親は僕を退学させました。

退学後のクリスマスに父と僕は、ウィスキーを1瓶持って《老紳士》の自宅を訪れました。彼はほんの1杯酒を楽しみました。僕たちに会えてきっと喜ぶだろうと思っていましたが、彼は怒っていました。両親が僕を退学させた時、校長が《老紳士》に言いがかりをつけてきたと彼は父に言いました。僕は落胆してその場を去りました。一体どんな人間が、彼のような何の罪もない老紳士に言われない怒りをぶつけられるのか、僕は不思議でたまりませんでした。そんな失礼で冷酷な態度を誰かにされるようなことを、彼は何ひとつしていなかったのです。彼は最上のもてなしに値する人間だったのに。僕は後日、《老紳士》がその年の冬の初めにインフルエンザで亡くなったと聞きました。彼の死はあまりにも悲しくて、学校が象徴するすべてを軽蔑する僕の思いが爆発してしまいそうでした。

「大いなる自然にひとり、この時間は僕のもの」(注5)

時は冬。冷たく厳しい空気が痩せこけたしつこい侵入者のように押し寄せ、辺り一面をその冷たい指で包み込んでいました。僕は14歳でした。その日は週末で家にいたのですが、快適な暖かいキッチンに立ち、その週に学校であった小さな問題に心がかき乱され、その心配と怒りを聞いてくれそうな相手にぶちまけていました。母は僕が発した断片的な言葉の意味を理解することができず、雑事を中断して調理台の上にある紙の束から1枚を取り出しました。母と僕は互いの手足を絡ませるようにして一緒に床に座りました。母が急いで連続した2インチの正方形を書き、さらにその中にそれまでに僕が発した単語を一つひとつ走り書きしました。

僕は母が言うところの"小さな言葉"を使わなかったので、彼女は僕が無視した as, and, at, a, the, it, is, in, to などの単語を空いている正方形の中に書き入れていきました。僕はそれらの単語を指さして、まとまりのある文章を作りました。気持ちの方が先走りました。なんとか僕の頭の中にあることを言葉に置き換えようと努めました。自分に自信がもてず、ためらいながら、あふれる感情を抑え、そして喉(のど)からこみ上げる涙と戦いました。僕は一つひとつの単語を指さしながら、静かな抑えた声で口に出して言いました。母が僕を救ってくれたのです。僕が人と会話をもつことができるように、2人でこの方法を考え出しました。

　もともと母がこの方法を編み出し、僕が5歳から9歳くらいまで僕たちはこうして意思疎通を図りました。この方法で、ワークシートや読んだ本に関する質問、それに算数の問題に答えることもできました。学校ではずっと口話の獲得に重点が置かれていましたが、僕は14歳になってもなお、流暢(りゅうちょう)な文章を口で話すことができずにいました。その日の会話の内容によってマス目に書かれる単語も変わりました。居間のソファーには、母の殴り書きで埋めつくされたたくさんの紙が乱雑にばらまかれていました。日によって、100もの単語がマス目に書かれることもありました。制約のあるやり方でしたが、それでもこの方法が始まりとなり、道を開いてくれました。

　冬が終わり春がやってきました。冬の老人が風化した手足を伸ばしていびきをかいている間に舞台は変わり、アナグマが穴から顔を出し、赤タテハとモンシロチョウが庭の花から花へ飛び回り始めました。そして僕は子ども時代を後にして、知らず知らずのうちに大人の世界へと足を踏み入れていました。学校で怒りを覚えた時には、自分の意見を表明するために立ち上がり、マス目方式を使って自分の考えを伝えようとしました。学期末の評価の際、ベテランの理学療法士が、僕が運動失調を補うために常時身体の動きを自己調整していることを両親に伝え、報告書にもこう書きました。僕は「粗大運動」に関する「目を見張るほどの制御力」があり、動きの「機能性が良好」であるが「微細運動に関しては運動失調があるため、ある程度の補助が必要だろう」と。また彼女は運動目標の概略を示す4つの図表を紙に書いてくれました。その日の終わりに母と家にいる時、僕はマス目に書かれた言葉を指さして「理学療法士さんは

第7章　Ⅱ．リックのカラー　〜その豊かな色〜

僕に必要なサポートについてなんて言ってた？　僕、あの人たちなら僕のことを助けられると思うんだけど」と尋ねました。彼女たちの意向は当人に任せることにして「自分の動きを良く研究して、僕は自分でできることを考えるよ」と言いました。

　夏のバラの香りが芳醇な吐息を添え、僕を包むようにまとわり付きながら、8月があっという間にやって来ました。パティオの植木鉢に植えられたラベンダーの甘い香りが、オープンキッチンの開かれたドアを通って部屋の中にも漂い、夏休み中の僕はぼんやりと物思いにふけっていました。母はソファーで横になっていました。骨盤の関節がずれ、数週間苦しくて立つことも座ることもできなかったのです。そんな折、突然小包が届きました。母が茶色の包装紙を破る間、僕はわくわくして見ていました。中から出てきたものはずんぐりした四角い箱でした。それは、何か分からないものを中に秘めたパンドラの箱のように〝希望〟という贈り物の雰囲気を醸し出していました。きれいに包装された中身は、キーボードとキーカバーの付いた手の平サイズのキヤノン製コミュニケーターでした。

　それは昔の記憶を呼び覚ましました —— 僕はまだ小さく、食堂のテーブルに座っていました。僕は5歳か6歳で、両親が僕の誕生日にタイプライターを買ってくれたのです。キーボードを打って文字をタイプできるほど指の力がなかったので、母が手を添えてくれました。1文字1文字タイプするたび、「a, b, c, d, e, f.……」と電子音がアルファベット26文字を読み上げました。僕は明るい赤の機体と黒い文字にうっとりして、単語やおかしな文章をタイプしました。

　そのうちにインクリボンを支えている部品が壊れ、リボンも次第に古く薄くなりタイプライターは捨てられてしまいました。母は私を店へ連れて行って代わりの品を探しましたが、それはもうすでに生産されていませんでした。

　母の体調不良のため、キヤノンのコミュニケーターは1週間なすすべもなく調理台の上に置きっ放しにされていましたが、その間に僕は何をタイプしようかと考えることができました。どうせ僕はこの世界と闘うための企てを、すでに長い間自分の中で温め続けていたのです。初日、僕はためらいがちにコミュニケーターを手に持ちました。その時はまだ、母にも僕にもそれが僕らをどこ

に導くか全く想像ができていませんでしたが、その後僕は、それまであり得なかった方法で僕自身（つまり僕という人間）を見つけたのです。それは幾つかの文章のタイピングから始まりました。「僕、自閉症、僕はそれを子どもの頃に医者が話しているのを聞いて知った。小児科医は、僕は頭が良くなくて、知恵遅れだと言った。でもあなたは、僕は賢いと考えた。人に質問をされてその答えについて心の中でひとり議論をしていた時、僕は自分が知性的だと気づいた。僕はあなたがコンピューターで僕とコミュニケートしようとしていることに気が付いた。僕は会話ができなかったから、初めのうちあなたは困っていた」。僕は立て続けに5つの文章を打ちました。学校の勉強の話でもなく、人からの質問に答えるのでもなく、自分の考えと感情を表現する、それは明白なコミュニケーションでした。

　僕は小児科医「paediatricians」という単語のaとrを落としましたが、それ以外の文の綴りは正しく書けました。句読点も入れました。僕が「paediatricians」という単語を打った時、最初の5文字「paedi」を打ち、その後はどういうスペルだったかなと戸惑いました。母は僕が再開するのを待ちました。僕が後を続けなかった時、そこで初めて母は口を開きました。「リチャード、それは単語ではないわ」。でもその後にまた「paedi」とだけ打つと、再びそれは単語でないと母が言いました。そしてその後ようやく打った「小児科医」という単語には、さっき説明した綴りの間違いがあったのです。僕の短気は母ゆずりでした。僕がこの数文をタイプできたという発見に、誰がより大きな衝撃を受けたか？　果たしてそれは母か？　それとも僕か？　僕には分かりません。

　コミュニケーターは、僕たちがそれを購入するだろうという見込みで貸し出されたものでした。僕の指はキーカバーの穴に見事にぴったりはまり、キーから滑り落ちたり間違って別のキーをたたくこともありませんでした。それは比較的使いやすい機械でした。時々文字がぼやけて見えましたが、キーボードはタイプするのに十分見えました（1か月後、僕は色つき眼鏡を手に入れることになりました。光過敏があると診断されたからです。眼鏡をかけてから1週間で、僕のタイピングは劇的に進歩しました）。僕はそれまでにも学校のコンピューターでたまに打ったことがありましたが、その時は難しいと感じていました。キヤノンよりキーボードが大きくて、手と目と腕の良好な協調が必要と

されましたが、どれも僕の得意分野ではなかったからです。

　僕が初めて文章を打ったあの日が新しい始まりでした。母と会話ができた時の気持ちは、どんな言葉でも言い表すことができません。僕がキーボードを打つと、単語たちが滑り出しました。僕は何時間も打ち続けました。1文、1段落、1ページから始まり、1ページが2ページに、6ページになる。毎日毎日。時には疲れ果て、そして生きている実感を得ました。喜びで宙を舞うような気持ちでした。叫びたかった。「僕はここにいる」「これが僕だ」と。いとこが僕は母国語がドイツ語の人のような動詞の使い方をすると言い、面白いなと思いました。子ども時代を振り返り、人から話しかけられた時に答えられないのではないか、話したことを誤解されるのではないか、関わる他の子とうまくコミュニケーションが取れないのではないか、そんな恐れを抱いていたことを思い出しました。僕はその痛みを押しのけました。僕は多くの人が子ども時代に経験することを奪われてきました。なぜなら、他の子どもたちと同じようには動けなかったからです。単語を言ったり風変わりな文章を話すことはできたけれど、会話の輪に入ることはできませんでした。子どもの時も青年になってからも、僕は永遠に自分の考えや感情を表現できるようになれないのではないかと恐れていました。そうしたら、僕は自分という殻の中に閉じこめられてしまう。誰もその中の僕という人間を見てはくれないだろう。そう思うと、不安でたまりませんでした。

　会話することができずに子ども時代を過ごしてきた僕にとって、コミュニケーションを取ることができるのだという突然の発見は、トラウマにも似た精神的なショックを与えました。僕が自分自身について思っていたことは、真実ではなく思い違いだったのです。これまでずっと「知的障害」とレッテルをはられ、僕を見下す人たちの中をなんとか切り抜けながら、同時に自分を信じ続けるのはとても大変なことでした。自分を見失わずに文章を打つために、もてる力すべてを振り絞らなければなりませんでした。たくさんの心の痛みを味わった後、僕は隣の誰とも同じ、知的でコミュニケーション能力に長けた人間であるという結論に至りました。

　子どもたちは、日々明けても暮れても自分の考えを言葉として声に出します。僕にはそういう経験が一度もありませんでした。子どもにとって、障害を

もつということと折り合いをつけることは決して簡単なことではありません。運動失調という状態を全く考慮に入れず、周りの人々は僕に過度な要求を突き付けました。諦めるのは簡単だったでしょうが、それは僕の性分ではありませんでした。だから、闘い続けました。

「過去は一つの異国である」

　僕は15歳で、カレッジに入りたくて必死でした。そのことを決めて以来、僕は学校を卒業できる日を待ち望みました。学校から得るものはもはや何もないと感じていました。学校の時代は、もう終わりでした。
　僕が学校を終える予定の学期末が近づいてきましたが、僕に授業を受けさせてくれるようなカレッジは1つもありませんでした。僕はあるカレッジからの連絡を1年待ちましたが、そのうち別のカレッジが僕の入学許可を出し、しかしその後にその許可も撤回されてしまいました。僕は3つ目のカレッジと数ヶ月やりとりをしましたが、具体的な許可はひとつもやってきませんでした。僕は紙に自分の思いを綴りました。

　僕の過去の影が
　僕の心に埋め込まれている
　窓の近くを幻影が歩き
　ドアの近くに人影が立つ
　僕に付きまとう多くの顔
　そして宙には不鮮明なささやき声が響く

　揺るぎない決心と挑戦的な反抗心で、僕は負けることを拒みました。僕は自分が通った学校に裏切られた気分でした。あまりに多くの時間を、無駄で、つまらなくて、役に立たない活動に浪費させられてきたのでした。
　普通のカレッジに入ることを心に固く決めた僕をその目標からそれさせることは、誰ひとり、何ひとつできませんでした。僕は地域にあるカレッジ一つひとつに電話をかけて、機会均等の方針について尋ねるよう両親に頼みました。

第7章 Ⅱ. リックのカラー ～その豊かな色～

ポストに投函されるカレッジの案内書を読み、すべてのカレッジの"機会均等"を詳細に研究しました。そしてある日の午後、父が知らせをもって帰宅しました——地域のあるカレッジが僕に面接をしてくれるというのです。

面接の日が来ました。不安で心が大きく揺れ動き、何を言おうか頭の中でリハーサルしました。両親も面接に同行することになっていました。面接はこれが3度目だったので、少しコツをつかみ始めていました。僕はTシャツにデザイナージーンズをズルズルと引きずり、皮ベルトのキラキラ光るバックルをぎこちなく探りながら、あなたは特別鈍いからうちでは何も提供できないと、また言われるに違いないと思っていました。

僕たちはちょうどいい時間にカレッジに着きました。カレッジの目の前の駐車場に「障害者用駐車場」と書かれていました。面接が始まるのを心配しながらも、それほど歩く距離がないことに安堵のため息をもらし、僕は車を降りました。玄関の外では何組もの学生たちが立ち、しきりにお喋りをしていました。僕は目を合わせるのが恥ずかしくて、足元に目を落としました。

僕が面接用の部屋に入ると、1列に並んだ親切そうで熱心な表情をした人たちを紹介されました。僕は好印象を残すために、神経を十二分に静めて笑顔で挨拶しました。面接は、僕が予測したようには進みませんでした。まるで非常におかしく馬鹿な奴であるかのような気分にさせられるどころか、終始礼儀正しく対応されました。てっきりまた断られるのかと思っていた僕は、僕と目を合わせずに下を向いてぶつぶつ言いながら突然ドアの方を示して「申し訳ありませんが現在空きはありません！」と言われないことに面食らっていました。

面接は永遠に続くかのように思えましたが、僕はそこで授業を受けることを認められました。僕が履修登録できるのではないかと思っていた「中等教育一般終了コース」の代わりに、それより上級レベルの2年制の大学準備コースを薦められました。他のところよりも偏見が少なかったそのカレッジは、僕が書いた詩を評価して僕を受け入れてくれました。僕はやる気満々で、彼らの気が変わらないうちに急いで退出しました。きっと僕は自分の価値を証明してみせる。そう心に誓いました。僕は英文学コースと美術史コースに履修登録されました。美術史は夜3時間の授業で、英文学コースは週に2回、午前の授業でした。

カレッジに通うのは胸がわくわくしました。他の学生たちと同じようには動けないという困難と向き合い、全力でその困難に立ち向かいました。静かな教室に座って、ミルトンの『失楽園』やシェイクスピアの『リア王』、フリールの『トランスレーションズ』やエリオットの『プルフロック』などの様々な作品を読み進める時、それまでの長い長い時間に得たよりもはるかに強く、生きている実感をもちました。

　僕は英文学の授業を担当した講師に刺激され、過去にないほど熱心に勉強をしました。このカレッジには僕の能力を信じ喜んで機会を与えてくれる人々がいるという事実が、僕をさらなる努力に駆り立てました。自分の時間に、自分のペースで勉強することができました。僕は毎週、最高の学習を心に誓って授業が行われる教室に足を運びました。

　学期の始めに英文学の講師が、僕が他のクラスメートと一緒にくつろいでいるのを見てうれしかったという手紙をくれました。また1年目の終わりには、僕の授業への取り組み方にとても感心したことや、1年間熱心に勉学に励んだその努力に感謝するという内容の手紙を書いてくれました。

　ハートレーの『恋を覗く少年』の序章の1行目にある、「過去は一つの異国である。その国の人々は、ぜんぜん違った生きかたをしている」（1955年、蕗沢忠枝訳）という一文を読んだ時、なんと自分の人生の今のその時にぴったり当てはまる文章だろう、と僕は思いました。

アメリカ人の教授

　ある11月の夕方、僕は両親と買い物に出かけました。動く歩道を降りたちょうどその時、色鮮やかな冬用ジャケットを着て足どりがしっかりした2人の体格の良い小さな男の子が、僕の目の前を矢のように横切ってショッピングセンターの中に入っていきました。もう1人の4、5歳の子は、やんちゃに笑いながら黄色の長いウールのスカーフをなびかせて、両親の後を付いてフラフラと歩いていました。僕はなんとかそれをよけながら、楽しい気持ちでひとり微笑（ほほえ）み、スカーフを後ろにひらひらたなびかせているその子の楽しみを損ねないよう、不器用に歩を緩めました。スカーフを踏んでからかってやろうかと

第7章　Ⅱ．リックのカラー　〜その豊かな色〜　　293

いう衝動を抑える僕の機先を制するように、その子は突然思考を停止し、狼狽(ろうばい)した様子でそれまで晴れやかだった顔をしかめました。僕は、その子が人込みの中にゆっくり消えていくのを見送りました。

　僕はその1年前に、本屋の入り口で小さな子どもを危うく転ばせてしまいそうになったことを思い出していました。それは夕方近くに、両親と背が高く色黒でがっちりしたアメリカ人教授と一緒に、辺りをゆっくり散策していた時のことでした。複数の影が僕の足元で不規則に踊るようにうごめいていました。僕の足は歩道を強くたたきつけて踏み止まりました。痩せて貧弱な体のバランスを保とうと体を緊張させると、体の中を内なるエネルギーが電流のごとく走るのを感じました。僕はあらん限りの意志力を振り絞って、自分の体に言い聞かせました。たくさんの人が出歩く中、小さな女の子がどこからともなく現れ、僕の存在に気が付かなかったのでしょう、店の入り口で突然立ち止まったのでした。きしむ音を立てて止まり、なんとか僕は衝突を回避しました。父は、もっと注意しなさいと怒って僕に言いました。その言葉が僕に突き刺さりました。これからは、小さい子が前方に走り込んでくるのに注意しようと心に誓いました。アメリカ人の教授は「いつも体の動きをコントロールしているのはとても大変なことなんだろうね」と言いました。僕は「そのようですね」と答えました。

　夏が優美さを携えて颯爽(さっそう)と到来し、僕たちは夏休みを迎えました。アメリカ人の教授はその前日に空路でやって来て、僕が生まれた田舎町にある、家から車で少し離れたホテルに予約を入れました。その昔ここは市場町で、アングロサクソン起源の名前を「Ford of the Hunting Dog」（狩猟犬が通る浅瀬道）といいます。町は歴史豊かで、1086年の土地台帳に、水車小屋1基、馬3頭、仔馬2頭、羊16頭と記載されています。かつては川沿いの港町であったこの古い町には、そのアンティークな魅力、古風な家々、狭い通り、それらにまつわる幾つかのミステリーが今も残っています。小さな田舎町の4本の通りは町の中心部に伸びていて十字路を構成しているのですが、朝のちょっとした時間に十字路の辺りを歩き回ってはいけないと教授に注意するのを僕は忘れていました。その辺りは呪われているとの噂があったのです。十字路前広場にある一軒の古い家を建て直す工事をきっかけに、幽霊を見たという話が多く聞かれるよ

うになったという評判でした。僕は超科学的な現象が見られることを期待して、一度夜に観察をしたいと思っていました。母に一緒に行こうと誘いましたが、母は用心深く断りました。次に父を誘いましたが、父はただ青ざめてあまり気が進まないようでした。僕はアメリカ人教授を誘うかどうか思案しましたが、はるばるアメリカから飛行機に乗って会いに来てくれた客人を、死ぬほど怖い目に合わせるのは礼儀正しい振る舞いではないだろうと思い、誘わないことにしました。

　教授と僕は数年来やりとりをしていて、彼はそれで僕に会いたいと言って来てくれたのです。僕は30分の録音テープを彼に送っていました。それは学校での面談のために母と僕で録音したもので、普通大学入学という野望と、学校で自分の置かれた立場に感じているフラストレーションを述べたものでした。「母と僕で録音」と言いましたが、話すのは僕でした。椅子に座りマイクに向かって話しながら、お役所仕事に徹する学校に異議を唱える神経をもちあわせた自分の大胆さに驚きました。母はマイクをしっかり支え、表情も変えず確固とした態度で、おどおどと囁くような小声で話す僕に、もっと大きな声でと静かに迫りました。教授は僕からの手紙で、僕が5歳の頃から文章を読み上げることができたことや、すらすらと会話をすることはできないけれども文字を打ち込む前か後に、打った言葉の大部分を声に出して言うことができることを知ったのでした。

　父は教授をホテルに迎えに行くため、ある朝早く家を出ました。家に着いた教授は、ばかでかいバッグを引っ張りながらやる気満々で部屋に入ってきました。バッグの中から彼はテープレコーダーとスタンドと外付けのマイクと大きなビデオカメラを取り出し、居間の真ん中に据え付けました。僕は彼と話すのを楽しみにしていましたが、彼との面接を設定した時には、彼がそんな道具一式を持ってくるということを認識していいなかったため、僕は防御態勢に入りました。

　教授は部屋の反対側の椅子に座り、防御態勢の僕はソファーの上の柔らかいクッションに溶け込もうとしました。彼は驚くほど生真面目で思慮深く見えましたが、日に焼けたひげ面がふとほころぶと、引き込まれるような温かい笑顔を見せました。彼はばかげたことをありのまま受け止める鋭い感覚をもち、部

屋を占有する僕の存在と空間に馴染（なじ）みました。彼と言葉で会話を交わすことができないことは、僕に憤りを覚えさせました。怒りでいっぱいの僕は、自分の肉体から這い出してその場を立ち去り、「これは僕じゃない」と言いたい衝動に駆られました。

　僕は腹を立てて近くの椅子に飛び移り、脚を組んで得体の知れない怒りと悲しみでいっぱいになりながら、人生を振り返りました。僕は自問しました。「これが僕？」不規則でぎこちない動き、ひきつった顔、集中困難、余裕で言葉を発しない口。猛烈な意志力で、半ば脅迫的に僕は自分自身を見つめました。消えることはない思いが、すべてを焼き尽くすような怒りを脇へ追いやりました。闘う術（すべ）が何も残されていない状況で闘うのは、それほど痛みを伴わないことではない。世界と闘う武器である言葉を身に付けないうちに自分を守るのは、そんなに簡単なことではない。そう思うと、何だか自分の怒りが些細（ささい）なことのように感じられました。もどかしく熱くなりがちな頭を冷やし、僕は僕でいいのだと、自分に言い聞かせました。

　一触即発の雰囲気の中、椅子に座り僕の"ライトライター"を膝に置き、自分と隣に座る辛抱強い母の両方にいらいらしながら、母に体を触れられずに自分ひとりで幾つかの言葉をタイプし始めました。僕が人生という海に容赦なく投げ込まれ、むき出しの感情から感情へと波にもまれた時には、母はいつでも嵐の中の動かざる岩であり、帰ることのできる避難港でした。1つか2つの文をタイプするたびに僕はそれを読み上げましたが、あるところで「僕はみんなに理解してもらいたい」と言いました。アメリカ人教授に見えるように車の模型を持ち、そのドアを開けて、僕はこうタイプしました。「ドアは開いています。僕は自由です」。皮肉なことに「僕たちのためのひとつの世界、人類のためのひとつの世界、……僕たちのためのひとつの世界、ドアが開かれたひとつの世界」という歌がちょうどその時部屋に流れてきました。

　自分に読み聞かせる時のようにはきはきとできず、たどたどしくなることにいらいらしながらでしたが、打ったばかりの内容を数行ためらいながら読み上げました。僕は教授に言いました。「僕は何年もの間コミュニケーションを取ることができませんでした」。でももう今は「会話に加わることができます」と。教授に話したかった言葉はすべて僕の頭の中にありましたが、それを口に

出して言うことができませんでした。友好の握手を差し出し、伝えたい思いがどうか相手に伝わりますようにとただ願うことしかできないとしたら、「あなたにお会いできてとてもうれしいです」ということを伝えるために、あなたならなんといいますか？

　僕たちは楽しい時を過ごしました。教授と僕。その日は教授の来英最終日だったので、家という枠とビデオ機器から脱出するとすぐに僕たちはケンブリッジを旅しました。11世紀にその起源が遡（さかのぼ）る、歴史的なカレッジをもつ古い大学の町を教授に見せたかったのです。けだるい昼の暑さが身体をのみ込む中、僕たちはうっとりするようなモスグリーンの芝生を横切り「バックス」として知られるケム川沿いの並木道を散策しました。ケム川沿いに並木が植えられた優美な土手が続き、年月を経た多くの石橋が架かっています。バックス通りのトリニティー橋とためいき橋は庭園と繋（つな）がっていて、学生たちは蒸し暑い夏の夕方や日曜の午後に、小さな小舟を借りてのんびりと過ごすのです。

　何世紀もの間、古びた石を敷き詰めたその舗道をテニソン、バイロン卿、ルバート・ブルックなど、人々を感動させた多くの詩人たちが歩いてきました。黒のフロックコートを身にまとい"市民の詩人"と呼ばれたスマートなテニソンは、「注意深い目で見るケム川の水はなんと忙しそうなのだ」と書き留めました。恋多きキャロライン・ラム婦人は、勝手気ままで放とうな詩人であった理想自由主義者バイロン卿のことを「狂人でワルで危険分子」と語りました。後に彼は同じ時代に生きる人間たちに嫌われて英国を離れ、トルコに対するギリシャの反乱に身を呈しました。また学者で詩人でもあったルバート・ブルックは、ケム川について「私が唯一知ることは、あなたが終日横になり、ケンブリッジの空を眺めているということだ」と書きました。僕は、横になって「空」を見たことも「注意深い」目でケム川の「水」を研究したこともありませんでしたけどね。でも、トリニティカレッジの正門にある、創立者ヘンリー8世の像の前に立ったことはあります。僕は用心深く彼をちらりと見ながら、彼の怒りに満ちたこの言葉を思い出しました。「飛ばされずに済むほどの素晴らしい首がなかった」。そして僕は、慎重に後ずさりしながら大胆に問いかけました。「あなたは、一体全体どうして哀れな王妃たちの首をはねたのですか？」

僕はそこの雰囲気が大好きでした。活気に満ちて人がせわしなく動き回る雑踏、趣があり古き時代の魅力にあふれた小さく狭い通り、この地独特の建築物やビル、自転車で通り過ぎながら互いを呼び合う何百人もの学生たち。様々な国の人がいる中、僕は特にアメリカ人、フランス人、ドイツ人、オランダ人、日本人に興味をそそられました。この街独特の活力、旅行者や音や群集、興奮や喋り声や人の動き、そのすべてを僕は堪能しました。

奥から買い物を楽しむ人々のざわめきが聞こえてくる店の戸口にためらいながら立ち、僕は巨大な陳列ボードからポストカードを数枚選んでいました。中に入る強さと柔軟さが僕にあればいいのにと思いながら、以前来た時にそのような無茶な行動に愚かにも出たことがありましたが、今回は選んだカードを渋々母に渡しました。母は、勇敢にも大混雑している店の奥へと代金を支払うために突進していきました。身体をかわしたり、よけたり、かがんだりしながら、僕の身を小競り合いの最中に置くよりも、この方が明らかに苦痛は少ないのです。中に入っていたら、押され、殴られ、ぶつかられ、店内のくぼみを押し流されるようにしてレジにたどり着く頃には、憤慨して喧嘩腰になり、頑固にいら立って困惑し、怒りに毛を逆立たせたオスの駒鳥みたいになっていたことでしょう。手という手、足という足を駆使して人が通り抜けられるよう壁にぴったり体を押しつけ、髪は逆立ち、やっと店から抜け出した時には体はよろよろ、カードをわしづかみにして支離滅裂になり、息もたえだえ服はよれよれ。それでもきっと、生意気そうに眉を吊り上げ、勝ち誇った顔をしていたことでしょう。

僕たちは市内を矢のように巡りました。セントマリー・ストリートを通ってセントマリー教会の至聖所を訪れ、しんと静まり返った涼しい通路を歩きました。それからセントベネット教会にあるノルマン以前の珍しい塔を見ました。ついに僕たちは疲れて、それに暑くて喉が渇いたので、カレッジのひとつの向かい側にある塀に座り、父が買っておいてくれた缶を開けて喉の渇きをいやしながらゆったりと休息を取ることにしました。教授には告白しませんでしたが、僕はそれまで一度も塀に座って缶から飲み物を飲んだことがありませんでした。グイっと飲む時に、足を大地に踏ん張って後ろに倒れないようにするのがコツだと推測しました。そうでなければ喉に詰まらせて窒息死してしまうか

もしれません。

　冷たい液体が喉を通り抜けた時、座っていた塀からそう遠くない店の前の舗道に数ヶ月前に犬を連れて座っていた若い男のことを思い出していました。あの後彼は一体どうなったのだろう。あの日も今日のように蒸し暑く、夏一番の暑い1日でした。僕は両親と一緒に遅い昼食をとる場所を探して、前を通り過ぎた時に彼に気づいたのでした。僕たちはレストランの窓際に空いたテーブルを見つけました。人生に疲れたその若い男が道の向こうで優しく犬を撫でるのを僕が見た時、その男が『ビッグ・イシュー』を売っていることに父が気づいて言いました。『ビッグ・イシュー』とは、ホームレスの人たちが豊かな社会に再び仲間入りするために路上で売っている雑誌です。父は1冊買おうとゆっくり席を離れ、母はそんな父の背中に向かって、若者が紅茶かコーヒーか何か食べるものが欲しくないか聞くようにと声を掛けました。

　父がかがみこんで若い男に話しかけ、コーヒーがいいんだってと言いながら戻ってくる間、僕は彼らのやりとりをじっと見ていました。父は彼にコーヒーを買うためにまたすぐその場を離れました。昼食を手にし、自分の空腹感が急速に落ち着くのを感じながら、あの人は最近何か食べたのだろうかと考えました。家もなく極貧で1ペニーもなく世界にたったひとりで舗道に座るあの若者は、容易に僕自身でもあり得たわけです。父はコーヒーと食べ物と犬にやるボトル入りの水を持って戻ってきました。そして道を渡ってそれらを届け、数分間彼と喋っていました。彼は犬が水を飲めるように空のカップに水を注いでから目を閉じ、塀に頭をもたれかけました。夕方の陽の温かさが、苦労で疲れ切った彼の若い顔に注いでいました。

　食事を終えると僕は、財布からお札を1枚取り出し、感情を害されないことを祈りながらぎこちなく彼に近づいてそれを渡しました。お札を受け取るその手は、垢で黒くなっていました。彼は僕の手を握りしめ、礼を言ってくれました。彼は嗚咽（おえつ）しながら父に、前日彼女と喧嘩（けんか）したのだが彼女の居所が分からないので心配なのだと話しました。僕は彼に帰る家があるのかしらと思い、多分公園のベンチで寝るか、廃屋かダンボール街に住んでいるのだろうと思いました。罪悪感に駆られ、僕はそこを立ち去りました。

　塀を去り、空き缶を投げ捨て、僕たちはアメリカ人教授と迷路のような狭い

第7章 Ⅱ. リックのカラー ～その豊かな色～ 299

　小道を歩きました。レストランを探して食事をしようということになりました。空腹で、小道の数軒先に「フィッシュ・アンド・チップス」の看板を見つけた時には胃袋がグーグーいうのを抑えるのがやっとの状態で、父もそこに目を引きつけられていました。そのギリシャ料理のレストランに入り、急で狭い階段を上がると、若い主人に丁重にテーブルに案内されました。ギリシャ料理のレストランに入るのは初めてでしたが、僕の一番の心配は、階段を落ちて下までものすごいことになりながら倒れ込むことなく降りられるかどうか、ということでした。もし僕が落ちるとしたら、その過程で僕が誰を押しつぶすかということが問題です。それがアメリカ人教授でないことを祈り、いろいろ考えた末、父ならさして悲劇的にならずに済むだろうと思いました。ボディーガードの役をかってでて、僕を無傷で一階まで下ろそうとする前に支払いを済ませるという先見の明が父にあれば、の話ですが。
　家に帰る途中、父は教授に街の中心部から少しだけ離れた所にあるアメリカ戦争記念碑を見に行ってみますかと尋ね、僕たちは共同墓地のあるマディンリーに向かいました。祖父は第2次世界大戦の兵役経験者で、40数年前に子どもだった母をここへ連れてきていたのでした。母が祖父に、昔連れて行ってくれた墓地はどこにあるのかと聞いたことがありましたが、その時祖父はケンブリッジの近くのどこだったか、はっきりした場所は憶えていないと答えました。その次に僕たちがケンブリッジの近くまで来た時、地図を調べて、迂回をして墓地を見つけたのです。
　墓地に着いたのは午後遅くでした。凛とした静寂が、都会の喧騒の酔いをさましてくれるようでした。狭い道を伝って門の中に入り、長い石塀の前に立ちました。その石塀は長さ427フィートもあり、戦没者の記念碑であるその壁には、陸軍、海軍、空軍の兵士たちや、戦闘中に行方不明になった人、海で行方が分からなくなったり葬られた人、その他"詳細不明"者等、第2次世界大戦で亡くなった人の名が刻まれていました。「ここに刻まれた名前は……人間の自由と権利を守るために……無実の人々が……代償の一部……」。壁の端から端まで歩くと、そんな言葉が穏やかに大気にこぼれ落ちました。ドラマーボーイという鮮やかな花を咲かせたバラの列が、僕の背後にある水上公園を守り、気をつけの姿勢で立ち並んでいました。壁の前の石には4人の軍人が刻ま

れていました。その1人は恐れを知らない飛行士が、永遠の飛行を前に笑顔で手を振り別れを告げる様子。その先には、頑健だが疲れて無表情な目をした歩兵が敵の気配に神経を張り詰め、敵が忍び寄るのが視界に入るやいなやライフルを肩に押し当てて飛び出す様子。またいかつい若い水兵は、意識を失った仲間を引き上げるため、真夜中の深い暗闇の海に必死に手を伸ばしている。沈み行く駆逐艦(くちくかん)のピカピカに磨かれたデッキの上を、ブーツが音をたてて走る。死を思わせる不吉な沈黙を破る恐れの叫び声が、聞こえてくるようでした。

　喉(のど)が詰まり、僕は体の向きを変えました。足を休め、今度はたくさんの墓を見ていくことにしました。その一つひとつに白い大理石の十字架が立てられ、湾曲した区画で区切られていました。どの列もどの列もどの列も、祖国のために戦って死んでいった若者たちでした。僕の足が足元の砂利を音をたてて踏み、1枚の葉が近くの樫の木から地面に落ちました。このような生命の喪失を目の当たりにして、自分の問題や存在などほんの些細(ささい)なことのように感じられ、非常に謙虚な気持ちになりました。

　僕は石のベンチにアメリカ人の教授と黙って座り、ぎこちなく彼の肩に手を置きました。母が数枚写真を撮ってくれました。僕たちは墓地の端の方にあった階段を下りて、緩やかに起伏した静かなイングランドの緑の野原を眺めました。労働者たちが枝を燃やす焚(た)き火の煙の匂いが漂ってきました。僕は立ち上る煙が渦を巻く様子をぼんやりと見つめていました。その煙は、さらに僕らが来た道を戻って行く時にも、道沿いの並木の間を漂っていました。階段を9段上ると、平和な田園地帯に誇らしげにはためくアメリカの旗「星条旗」の下に出ました。管理人の事務所で、アメリカ人の教授と僕は訪問者ノートにそれぞれ幾つかの言葉を書きました。僕は肩を並べて共に戦ったこの男たちのことを思いました。彼らは何か大きなものの一部でした。その全体の幸福のために命を捧げたのです。あの日感じたことを言葉にすることができません。僕は自分の祖父や祖父の兄弟たち、自分自身の自由を守ったすべての勇気ある男女を大変誇らしく思いました。僕も戦いを経験しました。彼らのよりは小さな規模でしたが、それは生き残るための戦いでした。

カレッジライフ

　僕はAレベルのコース1年目をなんとか生き残りました。夏の終わりが近づき、カレッジに戻るための準備で1週間に二度『トランスレーションズ』を熱心に読みました。その本は、僕たちが次の学期に勉強することになっていたブライアン・フリール作の現代アイルランド演劇で、アイルランドの言葉とその文化を扱っていました。

　それは僕の人生で素晴らしい時間でした。僕は活発で勉強好きな顔に囲まれて授業を受けました。学生たちは学期の終わりに、一緒に勉強ができて楽しかったという内容のメッセージとそれぞれのサインがしたためられたカードをプレゼントし、僕の今後の幸運を祈ってくれました。そんな振る舞いがありがたくて、みんなの言葉に僕は励まされました。僕は次年度も再びカレッジに通う決心をしました。それまでの僕の学校生活では、自分が何か大きなものの一部であると感じたことは一度もありませんでした。自分が考えることが周りにも意味があることだと、感じられなかったのです。カレッジでは、障害があることに対してペナルティを課せられるのでなく、僕の能力を認めてもらえました。僕は単なるお茶会や同情は欲しくなかった。僕の最大の意志は、自分の困難と折り合いをつけて、痛みがこらえきれなくなるまで、周りに適応することに力を注ぐということでした。

　学期始めが近づいて、胃袋の中で不安が大暴れを始めました。カレッジの講師や学生たちに、僕がどれほどみんなと自然な会話をもちたいと思っているかを知らせることができたらいいのに、そんなことを思いました。不安でいっぱいになりながら僕は自問しました。どこから始めればいい？　彼らはどう答えるだろう？　カレッジのたった3学期の短い期間で、過去20年間の失われた経験という不利益を埋め合わせることなんて、どうしたらできるだろう？　僕は子ども時代を振り返り、話し言葉を獲得しなかった自分を非難しました。ひとりの友人が、僕が悪いんじゃないと言ってくれました。

　授業中に社交的な雑談をする暇などどうせないことを思い、自分を元気づけました。前の年、僕たちは全講義内容をこなすためにすさまじい勢いで勉強したのです。カレッジに通うことができて、他の学生たちに受け入れられグルー

プの一員でいられるだけで、満足すべきことでした。

　講師と僕はノートでコミュニケーションを取っていました。講師は、毎週各セッションの授業計画の概要を書いてくれました。僕は学ぶことを熱望していたので、書かれた単語一つひとつを熱心にむさぼるように読みました。僕が教室に入る時に講師はそれを手渡してくれるのですが、その時の陽気な挨拶が僕を歓迎してくれました。時にはカレッジへ向かう車の中で、僕も彼に返事を書きました。このやりとりのおかげで2人の間に良い関係ができ、僕たちは友達になれました。

　父は英文学の授業の介助者として僕と一緒にカレッジに通いました。父が長い廊下を歩調を緩めて僕と歩くと、その重い柔らかな足音が僕の足音と共鳴しました。父は僕を先導し、幾つもの戸口や上下する階段を抜け、机の前の椅子を引いて僕を着席させてくれました。何の災難もなくそこまで無事たどり着いたことに安堵しながら、僕はその椅子に倒れこむように腰を掛けました。僕にカレッジ入学の許可が出された時、介助者を探す時間が十分になかったために父がその役を担うことを承知してくれ、それ以降この体制がうまくいっていました。僕も父も共に満足していました。父はカレッジへの登下校の運転もしてくれました（往復26マイル）。毎回授業をカセットテープに録音し、家で聞き返すことができました。僕の手を安定させる支えが必要だったし、書くスピードは骨が折れるほど遅かったので、授業中にノートを取ることができなかったのです。講師の話を聞きながら自分でノートを取っていたら、僕は授業の速度についていけなかったでしょう。課題である本の様々な側面を解説する講師の低く静かな声は、僕の注意力を引きつけました。母の姿を借りた僕の秘書が、毎週テープに録音された内容を打ち出してくれました。その勉強用ノートは、僕が何か参照したい時に手元に引っ張り出されました。そういう訳で、授業の課題レポートを書くには大半を授業で読んだ本と僕の記憶に頼りました。

　学期の初日がやってきました。僕は幾分おどおどしながらカレッジに戻りました。講義の間中、僕は小さなネズミのようにじっと黙って座っていました。あることが思い出され、学期の終わり頃の授業で起きたある出来事の後、英語講師が僕にいらついたのではないだろうかという心配が頭をもたげました。

　それは5月の始め頃のことでした。ある朝僕は介助者と教室に座っていまし

た。彼女は父から教室内介助者の仕事を引き継ぐという前提で、何週間か雇われた人でした。朝のせわしない動きがつかの間途切れ、僕の心を苦しめていたあることに思いを巡らせました。僕はそのことについてカレッジの他の学生たちになんとか話がしたかったし、あるいは学生自治会のメンバーに近づくことも考えました。しかし僕が抱えるコミュニケーションの困難がそれを思いとどまらせていました。美術史の講師が彼のキャリアを継続させるために他のカレッジに移ると僕たちに話したので、僕は英文学の講師も行ってしまうのではないかと心配でたまらなかったのです。

　1人また1人と、父が働いていたカレッジでも職員が退職したり、免職されたり、解雇されたりしていました。高等教育の講師の身分について、国中で変革が起こっていたのです。何千という、1世代分ほどの講師たちが職を追われたというニュースをラジオで聞きました。全国規模でカレッジの職員が新規契約にサインをするよう圧力をかけられていました。地方紙には、僕が通っていたカレッジで、1日ストライキと余剰員解雇の動きやデモの噂が伝えられました。僕にはそれが、市民の自由を守るという僕たち誰もが関わる問題に感じられました。父のその時の職場でもあり兄が数年前まで学生として通ったカレッジでは、その状況を問題視した何人かの学生がデモを繰り広げたことを思い起こしました。連合の運動が禁じられ不穏な空気が広がる中、多くのスタッフが2年の間に強制的にカレッジを退職させられていました。1つの学部は閉鎖され、講師は解雇通知を受けるような状態でした。デモの主催者は、カレッジ講師たちのために団結力を示し抗議活動に参加するよう他の学生たちに呼びかけました。抗議の意思を明確に大学関係者らに示すため、デモのチラシが1週間前に配られました。

　デモ当日の昼休みに、200人の学生がカレッジの建物のひとつを出発しました。彼らは様々な建物の入り口を回りながら行進し、他の学生の参加を呼びかけました。意気高揚した学生の一群がカレッジ棟の外に集まるにつれて、入り口の扉が不意にピシャリと閉まり鍵がかけられました。抗議に加わりたかった学生たちは建物から出られず、大騒ぎになりました。外の学生たちは中にいる学生仲間に、窓から飛び降りて、今や数的にも膨らみ始めていた彼らに合流するよう叫びました。レポーターたちがカメラマンと共に現場に現れましたが、

なぜか記事にはなりませんでした。

　兄はその夜帰宅するまでその出来事を知りませんでした。誰か友達がデモに参加したのか父が尋ねると、兄は朝の数時間しかカレッジにいなかったから、学生たちが企てた、民主的主権者意思表明のための足を使った行動について何も聞かなかったと言いました。僕はそこに居合わせたかったと思いました。いつも向こう見ずな僕だから、窓から飛び降りその足で大地を踏みしめ、中の学生仲間たちに大行動に参加するよう叫ぶ自分の姿を思い描きました。

　その日、壁に囲まれた静かな教室に座り、僕はカレッジ職員への支持の気持ちを伝えたかったのです。僕は午前の授業が終わるのをいまかいまかと待ちました。授業が終わり、昼食を取るために学生たちが教室を出て行く前に彼らの注意をなんとか引こうと必死だった僕は、妙案が突如インスピレーションのごとくどっと押し寄せ、座っていた場所から飛び上がり椅子の上に立ちました。僕は他の学生たちに訴えたかったのです。他のカレッジで起こった事を知らせ、このカレッジの職員への彼らの支持を要請したかったのです。僕は個人の権利をうたう感動的なスピーチをしたかった。僕は僕だけが知っている、外向的で、雄弁で、活発で、情熱的な、僕がなれていたかもしれない僕自身になりたかった。言いたい言葉が頭の中でずきずきと脈打ちました。しかしいよいよその瞬間、やはり言葉は何も出てきませんでした。しかも焦っていて大事なことを１つ忘れていました ── 僕は高い所が苦手だったのです。椅子の上に立ち尽くし、青ざめた顔をした僕は、それ以上動けずに椅子から降りることができませんでした。講師は、危険にも僕が開いた窓から飛び出そうとしているのを見て、父を呼びました。僕はその後、騒動を起こしたことに対して叱責を受けました。

　後から落ち着いて考えてみると、「地方カレッジの学生、開いた窓から飛び降りる」という新聞の見出しはあまり良いものではないなと思いました。あれは常軌を逸した思いつきだったと、自分を納得させました。また遅ればせながら考えたことは、講師に手紙を書いてその手紙の内容を他の学生に読み聞かせてもらうべきだったということです。僕がなぜ椅子によじ登ったかということについて釈明すべきかどうか思案しましたが、よくよく考えた結果、もう僕は十分にまずい状況にあるという結論に至りました。

青い髪の日—声明を出す

　新年の風が吹き、僕はカレッジでの勉強を再開しました。気分が急いでいたある朝、僕は髪に青いしま模様を付けて、カレッジの門をくぐりました。廊下で英文学の講師は挨拶(あいさつ)がてら僕にこう言いました。「リチャード、どうやら今日は何か意見の表明があるようだね？」そんな彼のユーモアのある思いやりに、僕はニヤリとしょげた笑いを返しました。

　僕は教室に一番に着いて、穏やかな気持ちで後から現れる学生たちを待ちたかったのですが、時間通り家を出るのにいつものようにとんでもなく手間取り、しかも道路はずっと交通渋滞で、運は僕に味方をしてくれませんでした。というよりも本当のことを言うと、朝食を取りに嫌々眠たげに階下に降りていくまで、僕は10分長くベッドの中にい続けてしまったのでした。カレッジまでの道中を停滞させる交通渋滞を呪い、僕はダッシュボードの上の時計をいらいらして見ました。

　まじめくさった顔でのろのろと教室に入った時には、すっかり授業を受ける準備が整った6人の学生が集まっていました。誰も何も言いませんでした。

信号無視

　夏の終わりの陽射しが、僕の顔に暖かく感じられました。僕は半ば母に拉致され、一緒に街へ行くためにバスを待っていました。雲ひとつ無い空の下、近所の家々が眠たそうにうずくまっていました。バスが姿を現し、ガタガタ音をたてて止まりました。他の乗客が押し寄せてバスに乗り込み運賃を払う間、僕たちは後ろに下がりました。僕は準備のため人知れず手足に力を入れ、それからステップを2段よじ上るためにぎこちなく手すりをつかみました。バスに乗り込むと、横目に僕の方を盗み見するたくさんの目がありました。人々の食い入るような好奇の目に良く慣れた僕は、歯を食いしばって平静を保ちました。人々の態度が僕をいら立たせました。わざとらしい無関心を装う無表情から、自分が招かざる客となっていることに僕が気づいていないと他の乗客たちが思っているのは明白でした。

バスは突然動き始めました。僕はバランスを取るために手すりを握りました。他の乗客たちにとっては、髪を青や紫でシマシマにした、手足のひょろ長い、6フィートもある若い男が声も出さず必死になって手すりにしがみつき、空席に滑り込むこともできずにいるのは奇妙な光景だったことでしょう。僕はその場でそれを目撃した人々を喧嘩腰(けんか)な気分で恨みました。1人の哀れな疑うことを知らぬ魂に冷淡な表情を向けた僕は、目を細め、帰り道で彼らの何人か、もしくは全員を絞め殺す権利を密(ひそ)かにとっておくことにしました。母は彼らの目を無視し、しかめ面で額にしわを寄せ、さりげなく僕の腕を取って椅子に座れるようにそっと僕を押し沈めてくれました。母の口から安堵のため息がもれました。母のそのため息は、僕のしま模様の髪に誰も注目しなかったことに安堵する無言の叫びに聞こえました！
　街まではバスで15分の道のりでした。僕は敵意に満ちた肩を外へ向け、窓の外を眺めました。そして中年の憂いを漂わせた車掌が僕に話しかけずにいることに感謝しました。もし話しかけられて答えられないのを見られたら、それ以上に不当な注目を集めることになっていたでしょう。「この期に及んでは話せないと思われたままでいる方が賢い」。流暢(りゅうちょう)に話せないために異次元に足を取られてしまったかのような僕は、そう考えました。無関心こそが僕が取るべき態度なのです。そしてそれは、誰かが僕に話しかけない限りうまくいく。ただし誰かに話しかけられた途端、僕の鎧(よろい)の裂け目が明らかになってしまうでしょう。
　苦しい旅も終わりに近づきバスが目的地に到着した時、僕は身動きを取り始めました。バスが止まった瞬間に席を立つ必要がありました。そうしないと、僕が降りる前に乗客で混雑してしまうからです。母は僕の腕にそっと触れ、無言で僕を促しました。僕は再び手足を緊張させ、注意を集中して席を立ちました。混雑するバスの中、鼻をひきつらせたり、目立たないように横目で見たりする乗客の視線が再び僕に集まりました。母は後ろの人の通路をふさいで、僕が歩調を整えるわずかな時間を作ってくれました。僕を見る目が、さらに耐え難い同情の目に変わらないことを願いながら、僕はポケットに手を突っ込みました。同情には耐えられません。僕はつまずきながらその不快なステップを下りました。バスに乗ろうとステップを上がってきた人々は僕の困難な様子に気が付いて、僕の進路に立っていたことをもごもご謝りながら道をよけてくれま

した。僕はみんなに不便をかけたことを申し訳なく感じましたが、そんな考えを哲学的に振り払い、次回はタクシーに乗ることを誓いました。こんなことで自分や母に怒りをぶちまけても意味がないですから。そんな状況になるかどうかは別にして、母の助けがなければ僕は今頃歩道の上の悲劇的な塊になっていただろうという思いが浮かんできました。母が忘却の彼方に消えてしまえばいいと望んだことは一度もない、と言えるほど僕は偉い人間ではありませんでした。

　僕たちはバス停の混雑から移動し、少し離れたところにある押しボタン式横断歩道に向かいました。信号が赤に変わり、ブザーが道を横断できることを告げました。理論上僕が横断するのには20秒かかるのですが、信号は10秒で青になってしまいます。僕には十分な時間が与えられていなかったのです。母の腕につかまり反対方向に向かってくる人の間を、すでに動き始めていた車にひかれる前になんとか渡りきろうと歩道目指して猛然とダッシュしながら、僕は誰かが時間設定を変えてくれることを願いました。

　静かな田舎町の舗道は人々であふれかえっていました。その日は市の立つ日で、人々は神経過敏なアリのように、ありとあらゆる方向に忙しく動き回っていました。僕たちも市を回りながら、残忍で他人を食いものにしようとする売り手の搾取に合わないように気を付けました。僕の困難に気づいた母は、狭くて混雑したでこぼこ歩道でつまずくことを心配し、僕の腕に絡ませた彼女の腕に力を入れて僕がバランスを保つのを助けてくれました。僕は周りの人々に歩調を合わせようとしましたが、誰も自分が進む方向を見ていないようでした。僕の胸の中のどこか奥の方で、ねたみが頭をもたげました。どこを見ても、人々は楽しそうに会話をしていました。僕もそうできたら……歩きながら母と喋れたらいいのにと思いました。自分の動きを調整して群衆の中を巧みに通り抜けるのに全神経を集中させなければならないので、歩きながらライトライターでタイプすることは不可能でした。母は常に僕に注意を促しました。「あの女性に気を付けて、ご老人だから」。僕の足を踏んで足首を蹴った子どもにぶつからないように、固定物や通行する車でいっぱいの道路に歩道から落ちないように。僕は問題の道路の先を注意深く見て結論付けました。母は正しい。「こんな場所で死にたくないね!」

店から出た母は買い物袋やかばんを地面に置き、なんとか荷物を1つにまとめようと四苦八苦していました。僕は先に少し離れた縁石の所で、元来た道に戻ろうといらいらして待っていました。タクシーの列が目に入り、絶対にタクシーを拾うべきだと思いました。母の顔をチラッと見ると、その表情は明らかに車が途切れるのを待つようにと告げていました。母の目が僕の目をとらえた時、数歩先を歩いていた僕は自分の体を操り行動に出ました。走る車の間に6、7歩大きく歩き出したのです。僕の後から突進してきた母と一緒に反対側の歩道に着いた時、母と僕の目が合いました。母は心配で怒り、僕はいら立っていました。母の目は怒りで光っていました。僕も睨み返しました。「あなたは事故を起こしていたかもしれないのよ」と母が言いました。その点は認めざるを得ませんが、人はいつも車の間をぬって歩くでしょう？　今になって思えば、あの交差点のカーブの辺りでは、確かに車が飛ぶように高速で走っていることを僕も思い出しました。

　1つのイメージが思い起こされました。僕が5歳か6歳で、兄と母の手を握って家の近くの幹線道路を横断した時のことです。僕は道の半分まで渡ったところでつまずいて転びました。近づいてきた車が猛烈にブレーキをかけ、耳をつんざくブレーキ音が耳に鳴り響きました。母と8歳の兄が僕の腕をつかみ、引きずって歩道の安全な場所まで引っ張りあげてくれました。

　母は平静さを取り戻し、家まで歩くことに決めました。僕たちは方向を変え、角を曲がり、歩き続けました。教会を過ぎ、家並を抜け、すべての束縛するものを背後に残し、母と僕は腕を組んで家までの何マイルもの静かな田舎道を、夏の日差しを顔に受けながら下って行きました。

授賞式／優秀学生祝賀会の夕べ

　5月のことでした。ブルーベルのようなヒヤシンスがあふれるほどに咲き誇り、木々は芽を吹き、カゲロウがその透明な羽で飛び回り、僕はといえばカレッジでの3学期目の半ばを迎え、思慮深い指とやる気に満ちた目で、シェイクスピアやプラーズやミルトンの作品を勉強していました。ある火曜日の朝の授業で、英文学の講師から、僕が「A」レベル［編著者注：上級クラス］の英文学

と美術史の両方のクラスで個人業績賞の受賞候補者にノミネートされていると告げられました。僕はカレッジで行われる授賞式に出席するよう招待されました。2人の同伴者が出席できると言われましたが、美術史クラスの介助者と僕の両親の3名と一緒に出席できないかと尋ねました。許可が下りて、僕たちは時間通りに到着し、ホールに案内されて席に誘導されました。部屋の端から端まで椅子が長い列で並べられていて、どこから集まってきたのかと思われるくらいの大勢の人が集まり、友好的な会釈を交わしていました。興奮に満ちた低いざわめき声が部屋の中を飛び交いました。

僕は神経を高ぶらせて、式が始まるまで30分待ちました。財団の委員会議長が祝賀会の開会宣言をし、続いて女性校長が紹介を始めることになっていました。僕は硬い椅子のせいで痺れた体の向きを変えようとしました。僕の長い脚が前の席にぶつかり、前の席の人が後ろを振り返りました。僕はぎこちなく脚を引き寄せましたが、椅子の列と列の間が狭くて、体をうまく動かす余地がありませんでした。

受賞する際、短い距離を歩いて自分で賞を受け取りに行くか、あるいは席に残って来賓である地方ラジオのコメンテーターに賞を届けてもらうということが事前の相談で決められていました。事の難しさを認識し、僕は心の中で落胆のうめき声を上げました。油が十分にさされて良く動く歯車に適合不良な部品が取り付けられてしまったような僕は、多くの顔が僕に向けられ、床の上の椅子を引き、急いで足を引いて僕が通れるようにしてくれる、そんな図を思わず心に描きました。僕はパニック状態に陥りかけ、本能的に部屋から逃げ出したくなりました。おそらく見た目も不安げだったのでしょう。ホールの片側に立っていた親切な1人のスタッフが、水をお持ちしましょうかと聞いてくれました。すごく大きな麦わら帽子があればなんとかこの場をしのげるかもしれない、などとばかげた事を考えました。僕の名前が呼ばれました。体が金縛りになりました。僕は、恐れが顔にもはっきりと現れるのを感じながら、身動きもせずに座ったままでいました。僕の席まで贈呈者が来てくれて、僕は手を伸ばして表彰状を受け取りました。

(・・・18か月後)

　11月でした。過ぎ去った夏に敬意を示しながら秋がその根を下ろし、巨大で灰色な夕暮れが穏やかな行進を続け、植物の朽ちていく温かく鼻をつく土臭い匂いが大気に重くのしかかりました。そんなある日、突然僕はカレッジのカリキュラム / クライアント・サービス課の課長から通知を受け取りました。大学での1年間の業績に対し、最優秀功労者賞［逆境に負けない忍耐力］が授与されるという知らせでした。優秀学生祝賀会の夕べに招待され、僕はそのような賞の候補者に推薦されたということに圧倒される思いでした。

　通知を手に握りしめ、前の年の夏学期の終わりの表彰式を思い出していました。僕はこの1年間で大きく変わっていたし、今回こそ表彰を受けに歩いてステージに上がろうと決心を固くしました。その日がやってきました。まず第一番に障害者として見られないように、僕はデザイナージーンズをはき、髪に赤いしまのハイライトを入れてくれと親に頼みました。きりりと寒い冬の中頃、それはクリスマスの前の週でした。僕は中にTシャツを着て、新品でフサフサのフリースを身にまといました。ジャケットの心配などで心を煩わせたくなかったのです。

　僕は両親に伴われて、7時30分きっかりにカレッジのレセプション受付に到着しました。ホワイエには背の高いクリスマスツリーがそびえ立ち輝いていました。僕たちは授賞式が行われるホールに案内されました。ホールの中には、少人数で座れるようなテーブルが配置されていました。人の間を迷路のようにすり抜けて僕たちの指定席に向かいました。沈み込むように椅子に腰を掛けると、同じテーブルに僕が知らない人たちもいることに気が付きました。僕は狼狽し、彼らの存在をインプットしなくてすむように横向きに座りました。もし彼らが僕に話しかけてきたら、僕の神経は機能不全に陥ったことでしょう。無作法なことでしたが、僕は授賞式に集中したかったのです。

　部屋は人で混み合っていました。予想していたほど格式ばった雰囲気ではなくて、人々があちこち歩き回っていました。人々の笑い声とお喋りの声にのみ込まれそうでした。僕が遠くまで歩かなくてもすむように、ステージ近くの前列のテーブル席が割り当てられました。僕は黙って座り、自分の周りで繰り広げられる様々なことにすっかり気を取られていました。地方議員が参加するということ

第 7 章　Ⅱ. リックのカラー　〜その豊かな色〜　　311

と、地方紙の編集者が賞の授与をする予定だと聞いていました。僕は全体の配置を調査し、戦略を立てました。前に歩いて行って賞を受け取り、謝辞を述べ、ニコッと笑って席へ戻る。僕と授業が一緒の若い男性がもう1人表彰されることになっているのを知っていましたが、どこにも彼を見つけられませんでした。一、二度会ったことのあるカリキュラム／クライアント・サービス課の課長が新聞編集長の隣に座っていました。彼女やカレッジの講師たちを落胆させないぞと、僕は断固たる決心をしました。その上母が落ち着いて鋭い視線を僕に送っていましたので、その無言の期待もひしひしと感じていました。父は僕の左でかしこまり、そして僕は以前書いた詩を自分に向けてひとり呟（つぶや）きました。

　　僕は東
　　あなたは南
　　2人は同じ
　　けれど違う

　　僕は北
　　あなたは西
　　2人は同じ
　　けれど違う

　　僕らは皆隣り合って生きている
　　この世界に
　　でもその一人ひとりが
　　違っている

　　僕らは皆ひとつの形
　　人間といういろいろな形
　　皆同じ
　　けれど違う

眼鏡を掛けた細身の学長は、祝賀会の夕べに参加者を歓迎し、学生たちが成し遂げた業績を祝う開会のスピーチを述べました。そして温かみのある声で「今夜が道の終わりではありません。我々の道は必ずや未来にも出会い交わり続けることでしょう」と続けました。それから学生が一人ひとり段を上がりステージを横切って表彰を受けました。カリキュラム課長はそれぞれの学生の略歴を述べ、なぜその学生が表彰に値したかを説明しました。僕の名前が呼ばれました。「リチャード・アトフィールド」。僕は緊張し、恐れで息ができなくなりました。母は強めの小突きを僕のわき腹に加え、動く合図を送りました。はっと我に返った僕は椅子から機械的に立ち上がり、父は僕のすぐ後ろに続きました。僕はステージまでの距離を歩き、あらかじめ数えた通り3段あった階段を上り、その最上段でよろめきましたが、僕がミンチパイとプラムプディングの山にぶざまに落下する前に父が後ろから僕をつかみ、地方紙の編集者も僕を支えようと前に飛び出しました。僕は平静を取り戻して編集者と父の間に立ち、賞を手にしてカメラマンの撮影に満面の笑みをたたえました。しかしフラッシュが光りませんでした。僕は立ったまま封筒に印刷された自分の名前を見つめました。カメラマンがカメラをいじっている間にも時は刻々と流れていきました。再度の撮影では、僕の目の中でフラッシュが爆発しました。無意識に撮られたので、笑ってもいないし、感謝を表現することもできませんでした。自分の席に歩いて戻り、ほっとして倒れこむように椅子に腰を落としました。

　ワインが注がれスピーチが披露され、そして祝賀会は無事お開きとなり、学生たちはそれぞれ家路につきました。会は全体で2時間に及びました。僕は疲れ果てて、大群衆が去るまでホールに残っていました。ホワイエに出ると、笑顔に善意が表れたような学長がロビーに立っていました。彼は僕の方に進み出て、おめでとうと言ってくれました。僕は芳醇な赤ワインを1杯か2杯飲んでおけば良かったと思いながら、2、3の文章をタイプし、彼とぎこちなく会話を交わしました。それはあまりに遅く、予定の相手ではなかったけれども、どうにか少しは僕の感謝の気持ちを表すことができました。

彼はお砂糖、いりますか？

　何ヶ月も待っていた病院の予約が郵便で届きました。僕は行きたくはありませんでした。子ども時代のあまりに多くの通院の記憶がふつふつと蘇ってきたのです。しかし他に選択肢はなさそうでした。予約日の前日に電話が鳴りました。母が走って受話器を取り、甲高い声で「もしもし」と答えると、官僚主義の隅っこで形式主義に凝り固まったような押しつけがましい秘書が「事務上の誤りのため予約がキャンセルになります」と知らせてきました。いら立った母は、何ヶ月も待たせた上のキャンセルは承服できないと拒絶し、電話の向こうの相手に私たちは予定通り出掛けると伝えました。母が激怒して電話をガチャンと切ったので、僕はビクっとしました。

　病院までの道のりは長くうんざりするものでした。交通渋滞のため、到着したのは予約時間ギリギリでした。駐車場はいっぱいで、僕たちは場所を見つけるため辺りを突進して回りました。いまや遅刻となってしまい、病院に着くやいなや廊下や階段を猛烈な勢いで進みました。取り乱したといって良かったでしょう。母は機敏に急ぎ足で前へ進んでいきましたが、僕はといえば、ぎこちなく父にもたれかかり父の歩幅に合わせながら、母の後方をついて歩きました。間の悪い遅刻と差し迫った診察時間にストレスを感じながら、僕は受付で到着の報告をしました。

　緊張をほぐす間もなく、僕はチャタテムシの音が鳴り響き重苦しく威圧的な空気の漂う部屋に突入しました。今日こそは自分の主張を貫くぞという強い思いで臨んだその部屋には、3年生か4年生の医学生がいました。彼はもじもじと照れくさそうに自己紹介をし、矢継ぎ早に質問をしてきましたが、どれ1つとして意味のあるものに思えませんでした。医学生は紙切れに走り書きをしながら、眠りについていた亡霊を墓から呼び覚ますかのように、僕が地中深く埋めて忘れてしまいたかった子ども時代の記憶まで掘り起こして、僕の経歴と背景を掘り下げていきました。僕は一部体を支えてもらいながらタイプを始め、彼の質問に自分で答えることに力を注ぎました。しかし期待に反して彼は、質問を直接僕には向けませんでした。彼は僕の両親の方を向いて話し、僕を会話の輪から閉め出したのです。話し合いに参加させてもらえない僕は「会話の一

部」でなく「話される対象に」なってしまいました。僕の代弁役を嫌い、両親は僕が自分で質問に答えることを主張しましたが、学生のその姿勢に傷つき防御態勢にあった僕は、彼は今までライトライターやコミュニケーションボードを使って誰かと会話した経験がないのではないかと不機嫌気味に疑いました。
(訳注:決して僕の方を向かない) 彼の様子を見た人には、きっと僕がメデューサの化身のように思えたことでしょう。

　コンサルタントが入ってきて、学生にメモした内容を伝えるように言いました。彼は大きな声でそれを読み始めました。彼らのデリカシーに欠けた態度に呆(あき)れながら、僕はその記述に誤りがあることを指摘しようとしました。コンサルタントはずんぐりした体で、無愛想で頑固そうな男でした。彼はわざとへり下ったような態度で僕を押しとどめ、学生がノートを読み終わるまで待ってくださいと言いました。「助けを必要としているのはこの学生でなく僕の方だと思っていました」と、不機嫌そうに僕は反論しました。

　この辺で予定されていた2時間のほぼ半分がすでに経過していました。来院した本当の目的についてまだ話し始めてもいないことを不安に感じながら、初めに思った通り予約を取り消せば良かったと後悔しました。会話が僕の頭越しに行われました。コンサルタントはあのノートが信頼のおけないものだということには頓着せず、僕の気がかりに答えようともしませんでした。自分のことは自分で話すことが重要だと感じていましたが、頭で考えるほど実行に移すのは簡単ではありませんでした。ライトライターのキーボードを指さしながら、果たして僕がここにいる必要があるのだろうかと思い始めました。だんだんばかばかしくなってきて、ドアへの退却作戦なら実行できるじゃないかと僕は思いつきました。誰も僕がいなくなったことに気が付かないでしょう。事の進みようから、僕抜きでもこの会話は遂行可能でした。

　言葉で流暢(りゅうちょう)に自分自身を表現できないために、僕は過去に数え切れないほど経験したものと同じジレンマを、再び味わっていました。それは、僕の頭には自分の考えがあるということに人々が思い至れないことによるジレンマでした。声に出して考えを伝えられないばかりに、僕は自分自身の人生の指揮も取れないのです。意気消沈して、僕は退出するため席を立ちました。

凧揚げ

　どこかめでたい感じのその凧を見た時の最初の反応は、僕にはおそらくこれを揚げるのは無理だと憂鬱げに自分に言い聞かせることでした。「安売り」と書かれた箱の中にその凧を見つけた僕がそれを手に取って父に渡すと、父が買ってくれました。その時僕の頭に浮かんだのは、6フィートのヒョロヒョロした男が細い手足を長い凧糸に絡ませている、という図でした。僕は凧ごときの複雑さに打ちのめされた気がしました。僕が思い直すまで、結局凧は父の車のトランクに鎮座していることになりました。

　ある年の休日に兄が凧を揚げていたというおぼろげな記憶がありました。兄はその時8歳か9歳で、ということは僕は5歳か6歳頃だったのでしょう。ある8月の夕方、祖父の別荘の外の広い野原に母と立ち、凧を手に糸を伸ばす兄の姿を今もはっきり思い出します。いとこのひとりが寝室のカップボードの上に置いていった凧を見つけた兄は、外へ持ち出して良いかと両親に尋ねたのです。起伏のある野原を怒ったようにヒューヒューと風が吹き抜ける中、兄は凧を飛ばそうと笑いながら走りました。兄が凧を手放すと、凧は自信ありげに軌跡を描いて舞い上がり、風のうなり声の中へ飛んでいきました。僕は別荘の戸口に立っていましたが、そこから尾のふさふさした目の丸い子ウサギたちが、わだちのついた草の坂道をピョンピョン跳ねながら走り去り、辺りに散在するウサギの穴に慌てて飛び込むのが見えました。

　ある夏の夕方、両親と僕は海岸沿いを車で家に向かって走っていたのですが、父が遠くに何か物体を見つけました。父はそちらに僕の注意を引き、その高さと形からそれは凧だという結論に達しました。それはその物体に近づくと、よりはっきりしました。その凧は真っ黒で、反り返って二つ折りになっているように見えました。良く飛んでいたということ以外には、どう想像力を膨らませても〝胸をわくわくさせるような素晴らしい凧〞とは言い難い代物でした。

　僕はその凧をとても羨ましく思いました。それは黒い鳥のように大空を自由に飛んでいたからです。僕たちは気まぐれから車を止め、凧を見に海岸を歩くことにしました。しかし近くの駐車場に入り、狭い車から抜け出す頃には凧は

視界から姿を消していました。僕たちは車のトランクの暗闇に放置され忘れ去られていた凧のことを思い出し、それを海岸に持っていきました。

　夕闇が迫り、時の柔らかさがその静寂の色調の中に僕たちを包み込みました。燃える赤黄色の顔をした入日が、近くの潮だまりの小さく波立つ水面に映り、自分の任務を忠実に果たすかのように僕たちに「おやすみ」を告げました。海岸はその頃には人通りがなくなっていて、遠くで若いカップルが囁(ささや)き合っているだけでした。僕たちが凧の糸をほどいて飛ばそうとする間、お相手のいない独り者が時折通り過ぎました。僕たちの最初の試みは哀れにも失敗しました。甲高い叫び声が聞こえました。「ケ、ケ、ケ」という頭の黒いカモメたちがそのチョコレートブラウンの風貌を明らかにして、夕間暮れの海の静寂を破り頭上高く円を描いて飛んでいました。僕が凧を手に持って立っていると、傍若無人(ぼうじゃくぶじん)な風が僕の髪を大胆に逆立てました。父が糸を挑発するように引っ張る一方で、僕はためらいながら腕を真っすぐにして凧を頭上高くに差し上げました。父は僕に向かって「凧を放せ」と叫びました。毛足の長い小さな黒い老犬が砂の浅瀬を走り抜け、僕に砂混じりの水しぶきを浴びせました。母の目が浮かれて細くなりました。突然、勢いの良い風が凧を持ち上げました。あまりに長い間放置された凧が、自らの意思で飛び立ったかのようでした。凧は飛び立つと舞い上がり、しばらくの間ゆらめき、上空でとんぼ返りをしてドサッと大きな音をたてて僕の足元に着地しました。

　1人の男が海岸散歩の途中で静かに近づき、ぼんやりとそばに立ってしばらく見つめていましたが、またすぐ夜の散策を再開しました。彼は数歩の所で再び立ち止まり、その頃には全く風に乗らない奴だと僕は諦(あきら)めていた凧を母が空に差し上げると、彼はそれを一心に見つめました。僕たちの努力する姿が彼の注意を引きつけているという事実に僕は慰めを見出しました。彼のその態度と共感の視線が、僕の世界に静かな力を与えてくれました。凧は20回ほど離陸しましたが、今度は灰色の水しぶきをあげる荒涼とした海の中に危うく自ら飛び込みそうになりました。したたかな凧の再三の抵抗になすすべのない素人の努力に興味が失せ、その男は旅を再開しました。

　ブーンという低いラジオのけだるい音が、冷たい夜の風に乗って流れてきました。僕は広大な空の暗黒を見すえ、老練な男のような海が足元に波を打ち寄

せるのを感じながら、この凧が風に乗って飛ぶ姿を見ることはできないと確信し諦める気持ちでいっぱいでした。ちょうどその時、母がかがみこんで手数のかかる凧を拾い上げ、高く掲げました。母は5フィートちょうどの体をできる限り伸び上がらせ、海岸の彼方にいる父にもう一度やってみようと叫びました。凧は舞い上がり、ねじれ、カーブを描きました。凧が風に乗って飛ぶのを、僕は興味をそそられて見つめました。それから凧は疲れてしまったかのように、そして自分の飛行能力に不安があるかのように躊躇し、暗い海に包まれてそこに立つ僕の目の前で、再び静かに落下し、砂のカーペットの上に突然ドサッと着地しました。

旅の途中のディケンズ

　コンピューターの画面に、いたずらっ子のような電子メールが突然躍り出ました。それは、ミドルセックスで今夜行われる集会のゲストスピーカーになってくれないかと生意気げに尋ねるメールでした。僕は全くの不意を突かれ、思わず笑ってしまいました。人前に立ち、話を聞いてもらいたい、そんな欲求が僕の中にわき起こりました。僕は最近3つの集会や学会に参加したのですが、世界正義を目指す天使があだ討ちをするかのように、聴衆席から跳び上がりステージ上の演者に合流したい衝動を抑えて座っていたのでした。しかし怖じ気づいた僕は、その考えを脇に突き返しました。恐怖で死ぬか、顔から床に落下するかもしれません。それでもだんだんと誘いを受け入れる気持ちが強くなってきました。直前の依頼でしたが、そんなことは予期せぬ突然の挑戦に含まれたお楽しみのほんの半分程度でした。非常識でしたが、不可能ではありませんでした。ミドルセックスまでは車でたった の3時間。少し急げばまだ間に合いました。それに、過剰に不安になる時間もすでにないという良い面もありました。これが何週間も前のことだったら、獲物をがっちり捕らえて放さない飢えた狼のように、不安感が僕の内臓を食い尽くしていたことでしょう。

　僕は自分の姿を見下ろし、哀れな気持ちになりました。午前11時をゆうに過ぎていましたが、返信を送ることに心を奪われていてまだ着替えていなかったし、朝食も取っていなかったのです。僕は再び集会への招請に思いを巡らせ

ました。その考えに心温まるものを感じながら、やはり行くべきだと考えました。父は仕事先でしたが、正午頃には帰宅するでしょう。きっと父は僕を車でそこまで連れて行ってくれるだろうと、おおかたの確信がありました。

　以前僕は20人くらいの集まりで短い話をしたことが2度ほどあったのですが、今度の集まりはそれよりも大きな集まりのようでした。ひとまず無事到着し参加するという目標を前提に、そのことをいつまでも考えている余裕はありませんでした。もう1つの恐れが浮かんできました。他人の面前でコミュニケーション機器のキーを打つということは、耐え難い試練だったのです。口で言葉を話せたらどんなに良かったか。そしたら人生こんなに複雑にならずに済んだことでしょう。コミュニケーターのデジタル音声は、僕の耳にさえ耳障りで異質なものに聞こえるのです。僕は話す内容について何の考えもありませんでした。頭が真っ白になりました。出だしの文を考えようとしましたが、言葉が僕を避けているようでした。その時が来れば大丈夫と、自分に言い聞かせました。言葉はきっと出てくる。そう思ったその時ある考えが浮かびました。口で表現することがこれだけ困難な僕みたいな人間が、普段頭の中ではめったに言葉に困らないとはなんとも奇妙なことか。よくあるように、僕は自分の思いつきに愉快な気持ちになりました。

　それから3時間ほどして、僕は両親を従えて車に飛び乗り、M25の高速道路を猛烈な勢いで下りました。翌日の食料を積んで出発し、さらに父は車に燃料を入れるためガソリンスタンドに寄り、そこでなぜか突然車を洗う必要性を父は感じたようでした。当惑した僕はその理由を推し量ろうとしました。何しろ公衆の面前に立つのは車ではなく僕だと思っていましたから！

　高速道路を出てトゥイッケナムの町外れに出るまでは順調でしたが、そこでどの道を行くのかが分からなくなり、間違った方に進んでしまいました。慌てて家を出たので、集会が行われる場所の正確な住所を僕たちは知らないという事実を見逃していました。僕は車の中でもう一度メールの内容を注意深く読み返しましたが、ホテルの名前しか書いてありませんでした。時は刻々と迫っていました。母が父に話しているのに気が付いた僕は、考えるのをやめて2人の会話に耳を傾けました。母の心配そうな声から、僕たちがまずい状況にあることが読み取れました —— 母は、このままでは僕たちが遅刻してしまうだろう

という事実を父に納得させようとしていました。しかし父は十分時間があると、母の心配と同じくらい強く確信しているようでした。

　誰も父を急がせることはできません。僕の両親は、ある意味最悪のコンビといえるでしょう。母は気は確かかと思うほどにいつもそこら中を飛び回っていて、一度に半ダースほどのことをやろうとし、めったに座っていることがありません。一方父は、大きくて動きの遅い老いた熊のようにもたもたと動き回るくせに、時折短気にもなります。敏速に動かない父にしばしばいら立つ母は、眉を吊り上げて絶望の意を表します。2人は正反対、でもおかしなことに2人とも同じ水がめ座の生まれなのです。

　いつ見ていても飽きない僕の母が、必死になって地図をめくりました。地図を読む時老眼鏡を掛けないと地図上の活字が見えなかったので、辺りを見回して現在地を確かめる時にはいちいちそれをはずして遠方用の眼鏡に掛け替える必要がありました。静かにいら立ち、母は地図を見ては辺りを見回し、道路名か標識を見つけようとしました。周囲を車に取り囲まれて狼狽した父は、どっちに行くのだと母に叫びました。母は10回くらい同じことを繰り返して言い、どの道を行くべきか指示しました。父は母が地図を正しく読めないと確信して（これは男の方が得意だと僕も思う）、母が言ったのと違う道に入りました。実は地図を読むのが得意な母は、十分な時間さえあれば道順を見つけるのはお手のものなのです。母は不機嫌そうに、自分は地図に載っていることしか言えないと父に言いました。父の間の悪い発言に憤っていら立ち、母は再び地図に頭をうずめました。僕たちはたった5分の間に2度も道を変更しました。やがてどの道を行くべきかいまだに確信がもてない父が、近所にある叔母の家に電話をして道順を聞こうと提案しました。

　いくらか頭の回った父が、携帯電話で叔母に電話をかけてそのホテルがどこにあるのか尋ねようと提案した時、母はまだ現在地を猛烈な勢いで探していました。しかし残念なことに、父は携帯電話に新しいロンドンの局番を入れておくのを忘れたため、母は違うところにかけてしまいました。その頃になると僕は、シートの下に潜り込んでしまいたい、こんなにみんなに迷惑をかけなければ良かったと思い始めていました。僕の心は再び集会のことを考えました。いよいよ心が押しつぶされそうになったら最後の最後でキャンセルしても良いと

主催者側から言われていましたが、他の人をがっかりさせるのも嫌でした。

　この辺りからすべての状況がますます面白くなっていきました。父はすでに暗くなった前方を見つめ、自分か僕たちかに —— 僕にはどちらか分かりかねました —— 確かこの道路沿いに叔母が住んでいるはずだと、ぶつぶつ言いました。母は全く信用していない様子で怒りっぽく言いました。「ご自分の妹が住んでいる場所ですもの、ご存知でしょうよ」と。2人の様子に思わず噴き出しそうになった僕は、まじめくさった顔で代わりに鼻を鳴らして笑いをこらえました。

　僕たちはまた10分ほど車を走らせました。母は懸命に地図を読みながら、同時に叔母の家を探そうとしました。父は何の予告もなくパブの外に車を停め、道の向こう側を見て「あそこのあの家だ。自信がある」と説得力のない声で言いました。昨年訪ねたばかりだったので、僕には母のいら立ちを理解できました。母はパブとその家を素早く見渡すと突然怒ったようにこう言いました。「あぁ神様、お願いだから早く行ってノックしてちょうだい」。どうやら目的の家に来たらしいことが感じられました。集会に到着する予定の時刻になっていたにもかかわらず、これでまだ時間に余裕があると確信したらしい父はあまり急いだ様子もなく道を渡りました。気分を害したような父の態度と声から察して、母からずっと小言を言われ続けて彼女の命令に従わされたように感じた父は、多分心底腹を立てているのだろうと判断しました。

　母はいつものように僕を横目で見て、ため息をつきました。そのため息が、僕を見てなのかそれとも父のせいなのかは判断が難しい —— おそらく後者でしょう。その完全なまでに落ち着き払った態度が時にどれだけ人をいらいらさせるかということに気が付かない父に対し、僕の驚きはやむことがありません。

　父は古いビクトリア調の家のドアを静かにノックしました。ためらいがちに家の中に足を踏み入れたと思うと、あっという間に家の中にのみ込まれて視界から消え、それは本当に正しい家だったのだろうかと僕は疑問に思いました。「まず始めにことわっておくが、マーレイは死んでいた」（2003、清水奈緒子訳）というディケンズの『クリスマス・キャロル』の一節が滑稽にも頭に浮かびました。すると突然、マーレイの亡霊の幻影が僕の目に映り、それは不

気味な闇の中にぞっとさせる姿を現しました。息苦しい数分が過ぎ、さらに次の数分がのろのろと、そしておどろおどろしい雰囲気を増しながら過ぎていきました！ 静かに耳を澄ませば、鎖のガチャンという音まで聞こえてきそうでした。その頃には母も本格的に心配し始めていました。父には気の毒で言えませんが、父さんがスクルージの店先の奥の薄ら寒い闇の中で折悪しくも命を落としているかもしれないということより、むしろ父が浪費している時間が長すぎることを母は心配していました。母はダッシュボードの上の時計と道の向こうの家のドアとをいらいらしながら見つめました。僕の心の中ではもうそのドアは、気味の悪い哀れなエベネーザ・スクルージ氏邸に見えていました。父はその中でまさにその時、全くもって寛大ではなかった彼の地球上での行い（言い換えれば、どの道を行くか分からなくて母に大声で怒鳴りつけたこと）の罰に、やはり愚行を働いたために「生前に作った」鎖に「足かせ」が繋がれたジェイコブ・マーレイの幽霊から金をせびられていたに違いありません。またひとつため息が空に響き、不思議にも、現れた時と同じくらいあっという間にマーレイの亡霊が消え去り、本棚の隅に置かれた埃まみれの古い本のページの間に戻っていきました。

　いら立ちのため息をまたひとつつき、母はついに車のドアを開けて、通過する車の間を突進し素早く走って道路を渡りました。母は玄関への小道を駆け上り、ドアのノッカーをしつこくたたきました。その音が夜の静寂を打ち砕きました。あたかも「髪は吐く息か立ちのぼる蒸気があたっているかのように奇妙にそそぎ」(2003、清水奈緒子訳)といった風の髪型のマーレイの亡霊が、どこからともなく現れるのか？　不気味な暗闇が母をものみ込んでしまうのか？　そしてマーレイとエベネーザの亡霊に伴われて、今度は僕がひとり取り残されてここに座ることになるのか？　まさか本気でそうなるとは思っていませんでしたが、それは愉快な考えでした。ようやくその数秒後に叔母と父が現れた時には、今度は僕が安堵のため息をもらしニヤリと笑いました。明らかに、この時父はマーレイの亡霊の捕縛から逃れられたようで、彼の罪に対する懲罰はまた後日まで待たれることになりました。僕は父に、ドアノッカーに見つめ返すマーレイの顔を見たかと、正直に聞こうか聞くまいか迷いました。

　叔母は家の前に停めてあった自分の車にサッと乗り込み、僕たちがその後を

追う形で旅が再開されました。その時にはもう僕は遅刻覚悟でした。叔母が職業別電話帳（イエローページ）ともう１つの電話帳をもっていたので、父と叔母との２人でそれらを素早く調べてホテルの名前を見つけたのだと父が言いました。それから父はホテルに電話をかけ、所在地を尋ねたのでした。僕たちは叔母の車の後に続きましたが、父は車のナンバープレートを声に出して読み、母に書き留めるよう頼みました。母は困惑した顔つきで、あたかも父が完全におかしくなってしまったかのようなただならぬ慎重さで父をじろじろと見回しました。叔母が新車を買ったということや、たとえ叔母が車に乗り込むところを見ていても、速い車の流れの中で彼女の車を見失ったら認識できなくなるかもしれないと考えたということを、父は翌日になるまで僕たちに説明しようと思いつかなかったのでした。僕も少し変だと思ったのですが、父の大変筋の通った言い訳は、ロンドンっ子は僕たちのようなひなびた田舎者より車の運転が速いというのがその理由でした。

　言うまでもなく、僕たちは遅刻でした。車をホテルの外の駐車場に急停車で停めると、ロビーは人でいっぱいでした。その夜の集会の講演者がどこからともなく現われ僕たちに静かに声を掛け、急いで集会会場に案内してくれました。話す暇も、考える暇も、心を落ち着かせる暇もありませんでした。この慌ただしい催事の只中、僕はたくさんの顔の前に立ちました。そしてライトライターを手に、僕は言葉を打ち始めました……

詩原文

P267

I Am Not Here in This Room

I am not here in this room
I am out in the clouds flying
I am not here in this room
I am out in the meadow running
I am not here in this room

I am out in the mountains climbing
I am not here in this room
I am freed from this body roaming

P290
The shadows of my past
Embedded in my mind
A ghost walks near the window
A form stands by the door
Faces that haunt me
Indistinct whispers on the air

P311
I am east
You are south
We are the same
But different

I am north
You are west
We are the same
But different

We all live side by side
In this world
But each of us
Is different

We are all forms
Of human life

All the same
But different

注釈

（1.P266）リチャードは2000年に再びジャーナリズム部門賞と全体賞を獲得しました。（「*Talent Shines*（才能は輝く）」、2000年6月29日（木）付けのガゼット紙、P.4 参照）www.thisisessex.co.uk も参照のこと。

（2.P266）後日リチャードは、この文章で触れた女の子とその後友達になったことを教えてくれました。彼女は彼と一緒に遊び、彼が手を洗った時にはそれを拭いてくれた　そうです。

（3.P266）リチャードは脳性麻痺の診断も受けています。

（4.P279）リチャードはこの人物を匿名にせず「老紳士」と呼びました。

（5.P285）この一節はワーズワスの『プレリュード第1巻』(1991) より引用。

文献

Wordsworth, W. (1991). The prelude, book 1. In J. Wilson (ed.), *Lakeland poets* (p. 30). London: Grange Books.

第8章

1．僕が望む世界

ジェイミー・バーク

> 編著者注：この章の第1部は、ジェイミー・バークという高校生が書いた短いエッセイです。私は彼がジョウオニオの生徒だった時に初めて会いました。ジョウオニオは「自閉症」や「発達障害」と呼ばれる子どもたちが普通学級で学ぶのを援助することに力を入れている学校です。当時ジェイミーは4歳で、まだしっかりとしたコミュニケーションの手段を獲得していませんでした。幾つかの単語を言うことはできましたが、文章として話すことはできませんでした。その後の数年間で、ジェイミーはタイピングでコミュニケーションすることを学びました。彼が12歳の夏、私の大学院生のひとりにジェイミーとしばらく時間を過ごし、どのようにして彼がひとりでタイプできるようになったのかをインタビューするよう頼みました。そしてその夏ジェイミーは、文字を打ちながらその言葉を口でも言えるようになりました。自分が打った文章もそうでない文章も、声に出して読み上げることができました。以下のエッセイはジェイミーが高校生の時に書いたもので、学びと援助についての彼の考えが綴られています。彼が13歳の時に私が教える大学院レベルの障害学のクラスに来て話をしてもらったのですが、このエッセイは、その時に書いた文章を膨らませたものです。

　僕の夢の学校？　まず柔らかくて座り心地の良い椅子と机。そして机の上には、愛と親切心を語った数々の素晴らしい本。子どもたちは最上の親切な態度で振舞わないといけなくて、いじめたりなんかしたら反省ルーム行き。誰もがクラブ活動に招かれて……耳に快い音楽があちこちでかかっている。僕は他の誰かが望んだ時にじゃなく、自分が決めた時に考えや悩みを言うことができるんだ。……良質でしかもたくさんいる先生たちは、コンピューターで受け持ちが決定されるんじゃなく、僕たち生徒が選ぶのさ。先生たちは自分が愛する科目を教えることができて、だから授業では素晴らしい能力を発揮しなくちゃならない。宿題が出される時は1日以上の時間的余裕が与えられて、親愛なる両親たちも学校に歓迎される。そこで親たちはなんとも素晴らしい教師たちの

口から、自分の子どもにどれだけ力があるかという話を聞かされるんだ。ランチは、ムッとする料理中の匂いがこもった部屋からずっと離れた場所で食べることができて、まるでモンスターを切り殺すための刀で僕の耳を切りつける耳障りな鐘や笛の音も大声で話す声もない、穏やかに食べられる時間なのさ――僕の耳は素晴らしく聞こえが良いから、騒音はこたえるんだ。

新入生は全員、僕が大嫌いな、と同時に愛してもいるモンスター映画でもてなされる。つまりそれは、僕がみんなを理解したいと望むように、みんなも最初に僕のことを理解しようとするということ。新入生たちを楽しませ、それからちょっとばかり怖がらせるような映画を選ぶ学校は、僕が楽しめることと必要なものを認めることで、僕の人間性に敬意を払うんだ。

・・・・・・・・・・・・・・・・・・・

先生方は生徒たちに僕を知る機会を与えることで、友達を欲する僕の心の痛みを少し和らげることができます。僕がタイプする時、貴重な時間の多くが費やされるので、友達の興味がそれないようにするのはとても難しいのです。子どもは話す方は得意だけど、聞くという才能はあまり使わないから。たとえ僕が少しは口で話せるとしてもそれはまだあまり上手ではないし、瞬く間に時間は過ぎ去り、友達も待ってはくれないのです。

僕の学校はとても良いところで、人々が僕と僕の自閉症をまるごと教育して愛そうとしてくれます。だからもっと小さかった時に比べて、僕はさほど恐怖感を抱いていないように思います。けれども、幸せな人生を目指し旅路を歩む少年として生きる喜びを、いまだに夢見ます。尊敬の気持ちは、一人ひとりの子どもの能力を理解することと愛すること、そして教えたいという気持ちと共に生まれます。だから先生たちは、すべての子どもを教えたいという欲求をもたなくちゃならない。先生たちの夢は僕たちの夢ではないということを認識しなくちゃいけない。将来自立した人間になるために僕らに何が必要か、僕たち自身に聞いてください。役に立つ力を、僕らの尊厳を尊ぶやり方で教えてください。僕との会話が、僕が幸せかどうかを知るための鍵なのです。

子どもの頃、口で話すことはとてもいら立たしく気持ちがくじかれる思いでした。頭の中に言葉が見えて、そして口を動かせばその文字に生命を吹き込めると気が付いて、でも結局それは生まれるそばから死んでいきました。腹が

立ったのは、言うべきことが正確に分かっているのにもかかわらず、僕の脳が敗北に打ちひしがれて退却してしまうということでした。先生たちが小さな子どもを相手にするような声で僕に話しかけ、教育するのではなく子どもをあやすように世話を焼く時、本当に腹が立ちました。僕はとてもたくさんのことを偉大な本から学ばなければなりませんでした。図書館は僕の救いの女神です。周囲で話された言葉の聞き取りに関しては、僕の耳は強い音しか聞き取ることができなかったと思います。つまり、僕の耳が聴こうと筋肉を伸ばすような言葉、という意味です。

　子どもが叫ぶ理由が僕には分かります。話すことができず、自分が透明人間のように感じるのは本当に悔しいものです。『透明人間（*The Invisible Man*）』（Whale 1933）という古い映画を知っていますか？　まさにそういう感じでした。僕の服はそこにあるけれど、僕の体と魂は取るに足りないものであるかのように感じました。そんな風に扱われて、どうしてあなたは生きられますか？この地獄を天国にする唯一の方法は口で話せるようになることだと悟った僕は、一語からの挑戦という冒険に出ることを心に決めました。僕の声がばからしく聞こえるのは知っていたけれど、それでも、大丈夫、やってみようと感じることができました。僕のその大胆で新しい希望が素晴らしい本当の現実として膨らむにつれて、僕はさらに挑戦を続け、そして僕が思い描く天国が近づくのを感じました。

　聴覚セラピーは僕の喜びです。それは僕の耳に、欠けた音の意味の間に橋ができて繋がるような感覚を与えてくれます。聴覚セラピーでは、特定の周波数を変化させグループに分けた音楽を聞きます。僕の耳は何の困難もなく聞けることもありますが、音と音の間に橋を作り継続した音として聞くために、とても集中しなければならない時もあります。それは、僕が単語全体を聞くことを助けてくれるようです。以前は音が抜けて聞こえるおかげで、言葉は何の役にも立たずにただ捨てられるだけのゴミのように聞こえました。良く聞こえるように脳を訓練しているような感じだ、とも言えるかもしれません。聴覚セラピーは僕がよりうまく話せるようになることも手助けし、また話し言葉に必要なリズムも僕の中に送り込んでくれます。僕にはクラシック音楽が一番合っているようで、その隅々まで行き渡った詳細なパターンを僕の脳がなぞるのです。

多くのことが僕にとって習得困難でした。今考えると、僕に靴ひもを結ばせるというのは、ばかげた考えだったと思います。僕の脳はできない理由を隠し、けれども学校は、それができれば自分が素晴らしく賢いことを示せるのだとでも言うかのように、僕が靴ひもを結べるようになることが重要であると信じていました。話せないという事実と比べて、どうして靴ひも結びがそんなに重要なのでしょうか？　文字を読み上げることについてもそうだったように、靴ひもを結ぶためのパターンが僕の脳の中にほとんどありませんでした。そして言葉の時と同じく、たくさんの練習の末にようやく１つのパターンが僕の脳に入り、僕の手に指令を出し始めました。音楽療法の効果もあったと思います。

　靴ひもが結べるようになるなんて、言ってみれば単におさげ髪かバスケットボール選手の集団に入れるくらいの意味しかないでしょう？　子どもが靴ひもを結べないと、大人たちはあなたに手を焼きます。「できなくても大丈夫」「マジックテープを使いましょう」。そんな言葉も掛けられるけれど、あなたの心は打ち負かされたように感じるのです。僕は無言で叫びました。「手じゃなくて口が動けるようにしてくれ！あなたたちぼんくらは、あなた方が僕の顔に突き付けた質問に対するこんなにも多くの答えを僕がもっていて、でもそれを伝えられずにもがいているのが見えないのですか？　生きるためにはたかだか布きれを固定させることよりも、口と脳を結び付けて言葉が出るようにすることの方がはるかに重要ではないのですか？」

　15歳の時に僕は靴ひもを結び、人々はあたかも僕が何かの闘いで巨大な賞でも勝ち取ったかのように喜びました。僕は頭の中で彼らを笑いました。どれだけその姿がばかげて見えていたかを、彼らが知っていたらね。大人たちは、それはそのような興奮に値するものだと思い込んでいました。お母さんもうれしそうだったし、お父さんも誇らしげでした。でもやっぱり僕の心は、靴ひもを結ぶことへのそんな興奮じみた反応はばかげたことだと思いました。

　安心感とは、自分の選択を人に告げて知らしめることから得られます。僕にとって選択することは、朝食のシリアルを選ぶというようなことでさえ難しい時があります。朝、僕はたくさんのばかばかしい選択肢を与えられました。しかし僕が発する声は真の声ではなかったので、その時耳にした選択肢を選ばざ

るを得ませんでした。多くの場合それは僕の本当の選択ではなくて、結局そのシリアルを食べ切らなかった時、僕も母も腹を立てました。だって、もしあなたがまだ小さくてほんの数語の赤ちゃん言葉しか話せなかったら、行き詰まりから自分を解放して新たな選択をすることなんてできませんよね。まるで車の足元がぬかるんで前に進めず、ギアが滑ってバックに入り続けるかのように、喜びに満ちた美味しい選択に進むことは不可能でした。朝食が出されると、僕は自分自身に憤慨し、母にも腹を立てました。「他のものが欲しいの？」と言われても何の助けにもなりませんでした。ギアが固まり動くことを拒否しました。ほろ苦い食べ物で喉(のど)を詰まらせるより、走って叫ぶ方が良いと感じたことがよくありました。いろいろな選択肢を見せられても、僕の脳は毎日同じものを選びました。多くの場合僕はパンケーキを欲しましたが、僕の厄介な手はそのほろ苦い選択を指さしました。

　子どもの時に"流れるイメージ"が頭にあったら、もっと簡単だったんじゃないかと思います。流れる順番に合わせてビデオを見ることを学んでから、流れるイメージを頭の中にもてるようになりました。"流れる順番に合わせる"とは、僕の注意を引くような映像や言葉で固まってしまわずに、物事を順番に沿って動かして進めることのできる能力です。

　不安感は、呼吸のように定期的に僕を訪れます。僕の細胞には不安が詰まった細胞核があるに違いないと僕は信じているのですが、小さかった時は、僕の体が不安を対処できるように、うろうろ歩き回っていたんだと思います。あたかもヤマアラシが針を突き刺すかのように、神経がチクチクと痛むのを僕は感じていました。感覚統合……は、僕の体にとって巨大なバンドエイドのようなものでした。突き刺さるトゲを綿のボールでくるみ、僕が少し心地良くなれるようにしてくれるのです。以前ならば溺(おぼ)れるような感覚に僕を送り込んだだろう多くの状況に、今の僕は対処することができます。船から身を乗り出すような不安感に僕を陥らせたことの1つは、質問する人の声に圧迫されるように感じた時でした。女性にはビブラートのような響きをもたせる声帯の高さがあるのです。悲しいことに、答えを期待されていることが分かりながら、そんな時僕は本当にわなにかかった鳥のように感じました。羽を広げて飛び立つというのは愛らしい考えですが、[編著者注：他人の]期待が鳥かごのように僕を縛りま

す。人に認められ感謝されたいと苦しみもがき、けれども同時に逃げることも熱望し、僕は自分で自分の首を絞めていたように思います。でもそれが、能力を認められる道だったのです。

　不安感が僕を襲うもう1つは、テストを受ける時です。質問に集中し、僕の視界を曇らせる黒の小さな文字がもたらす困難と取り組まなければなりません。紙をペラペラめくる音、鉛筆の音、引っかく音、咳、椅子を引く音、それらのざわめきと光のせいで、僕は頭がおかしくなりそうになります。最初のうちは良く取り組めるのですが、そのうちたまりにたまって収支のバランスが崩れると、その分の"引き落とし"が必要となります。僕は、今にも水に落ちそうになりながら助けを待つ男です。でもこの場を立ち去ることはできません。そんなこと、できないでしょう？　立ち去れば、僕は落第です。落第は大変なことですが、でもそれは「障害児教育組」には関係のないことです。

　今考えると……「いつかきっと話せるようになるよ」と笑って言った人たちは大変な努力をしていたものだと思います。僕の顔に向かって言った言葉を、彼らは本当には信じていなかったのですから。本当に信じていることを笑顔の下に隠し、そんな人々の心には僕を信じる気持ちではなく同情に満ちているのを僕は知っていました。子どもの教育について学んできたというこれらすべての人たちが、まず最初に「希望」と「願い」が強固な土台の柱を形成してこそ、床は作られるのだということをどうして知らないのでしょうか？

　学校におけるインクルージョンという考えは、ひどい話にも素晴らしい話にもなり得ます。それは、ビッグ・ボスである校長の許可と共に教師たちの手に大きく委ねられているのです。教師たちは、僕に机を与えてただ僕がその席を埋めるのを眺めているところで留まらない、それ以上の意欲をもたなければなりません。例えば僕に質問をしてください。そして僕が思慮深い答えを差し出すための時間を下さい。先生たちには、僕が道に迷うかもしれないたくさんの所々を寄り添って歩む、指揮者であってほしいのです。

II.「孤独の人」という神話

ダグラス・ビクレン

　この章では、7人の共著者たちの言葉を受けた私なりの解釈をまとめました。構成は次の通りです。まず共著者たちが語った〈大きなテーマ〉の分析から始めて、次により具体的な話へと移り、そして最後にその中間ともいえる、セラピスト・教師・親、その他広く「自閉症」と呼ばれる状態と共に生きる人々を援助する人たちに向けた内容で締めくくっています。

　私の解釈と描写について、次の2点を強調したいと思います。まず1つは、これはあくまでも私自身の解釈だということです。「自閉症」と呼ばれる社会的概念に関する唯一の（つまり絶対的な）説明ではありません。そして2つ目は、ある1人の共著者が語った内容に対する私の記述や解釈は、障害というレッテルが付けられていない誰かを記述する時と同じように、共著者全員もしくは「自閉症スペクトラム」と分類された人々すべてに、必ずしも当てはまるものではないということです。何についての区分でもそうですが、同じ分類とされる人たちの中にも大きな多様性の幅があるのです。

3つの大きなテーマ：私たちにまつわる鋭い意識

「障害」を"知る"ということ

　自閉症研究のほぼすべてが、答えを見つけようとしています。その本質や原因、教育的・治療的介入法、あるいは単に「自閉症」者との関わり方について。ジェイミー・バークに、彼が思い描く理想の学校像の描写を依頼した私の動機も、おそらくそこにあったのでしょう。ジェイミーや他の共著者たちが有効な方法に関するアイディアを提示してくれましたが、それらは彼/彼女たちが個人的に用いてきたアプローチであって、セラピストや教師たちが「自閉症」と分類された人すべてに適用できる、あるいは適用されるべき方法論で

はありません。また共著者たちは、周りの人たちから自分がどう見られているか、社会の中でどれだけ周縁に追いやられた存在であるかについての鋭い気づきと共に自身の発達の過程を振り返っていますが、それはつまり、偏見・差別・社会正義という視点から〈自閉症を語る〉ということだと言えます。これは障害者権利運動や障害学における語り（参照：Charlton 1998; Thomson 1997; Linton 1998）にも通じるもので、これこそが、今ある専門的研究や実践的文献、ましてや大衆文化の中で気がかりなほどに欠けている語りなのです。社会は「自閉症」と名付けられた人々をいまだに「正常な人間」として受け入れられずにいる、とスー・ルビン（第2章）が言った時、彼女が本質的に指摘している点もそこにありました。

　彼にとっての理想の学校について尋ねた時、ティト・ムコパディヤイ（第3章）は代わりに自分が排除された経験について語りました。どうして自分を排除した組織の改善された姿などを想像しなければならないのかと、彼は私に問いました。彼は"理想の学校"という考えを拒絶します。なぜなら、結局生徒たちはジグソーパズルのピースなどではないからです——もしもそうだったならば、教師たちは必ずや彼を「違う絵のはぐれたピース」として放り出すことでしょう！　ティトはそう言いました。彼が用いたこの比喩は、社会的偏見のありのままを映し出します。彼の"学校"は、予期せぬ様々な角度からやってくることをティトはこう表現しました。例えば他の人の目の中に映る疑いを見る時、そして埃が陰に入り込み視界から消えるのを見る彼の喜びなど。

　ジェイミー・バーク（第8章）は自分のことを「透明人間のよう」だと言い、人々に見て認めてもらえるための方法を探さなければならなかったことを語りました。他の人たちは彼を価値のある存在と見ているか？　学ぶ者として見ているのか？　人々の情熱的な表情は彼の学ぶ力に対する本当の感嘆を表したものなのか？　それとも悲観的予測を隠すためのものなのか？　友達が欲しくて孤独に心を痛める人間として彼を見ているか？　友達にどう見られているかを気にしていることに、人は気づいているのか？　彼の存在価値が認められるような文化のあり方を、人々は考えるだろうか？　ジェイミーはこういった問いについて深く考えています。リチャード・アトフィールド（第7章）もまた、正義と平等をその中核に据えた学校を欲していました。

ルーシー・ブラックマン（第4章）もまた、ティトやジェイミー同様、彼女にはハウ・ツー的方法論への興味と見えた私の質問に好意的に対応する気持ちなど、ほとんどありませんでした。「一体何のためのハウ・ツーですか？」と彼女は問いました。他の人々が彼女の分析から学べるように、「自閉症」と共に生きる彼女の経験について書いてもらいたいと私が依頼した時、自閉症に関することだけで話を聞かれてそれ以外のトピックに対する彼女の考えを聞かれないのは不快だと、彼女は言いました。私がもち込んだ質問を、自分が「正常になりたがっている」という想定に基づいていると、ルーシーは感じたようでした。彼女は「正常」になどなりたがっていませんでした。私が彼女から聞きたいことが彼女の話したいことと異なるかもしれない、ということをルーシーは私に思い出させてくれます。もし彼女の話は聞く価値があるというのならば、ルーシーはむしろ彼女自身の「純粋なる知的思考」について語りたいのだということを、私に教えてくれました。一連の"治療法"や"実践法"の秘密を明かすつもりなど、彼女はさらさらないのです。

参加したいという思い

　共著者の誰ひとりとして「孤独な自閉症者」という世間一般のイメージを満足させる人はいませんでした。教育、文章、芸術、友情、そして対話を通じて、彼女／彼たちは皆それぞれに、確固とした存在感をみなぎらせていました。それぞれの共著者たちと彼／彼女の原稿について議論を交わし、編集の過程で行ったり来たりのやりとりを繰り返して説明や具体例を求め、幾度も共著者の文章を読み返しながら、私は1つのことに気が付きました。それは、「自閉症」者が社会に対し自らを閉ざしているという論が私にとって全く納得がいかないということでした。唯一、それは見た目に端を発する誤解であるとして納得することができました。
　皮肉なことに、自分の考えを押しつけるのでなく相手の話を聴く、という記述民俗学（エスノグラフィー）の大前提を私が忘れてしまったとある場面で、特にそのことが良く示されました。その時リチャード・アトフィールド（第7章）と私は「参加」というテーマについて話していました。以下が私たちのや

りとりの抜粋です。

リチャード　ある会議で発表の機会がもらえたので、僕は自分が話す内容を事前に書いていったんだけれども、会場でも［編著者注：聴衆の前で］全部の内容を打ち出したかったんだ。事前リハーサルで時間を計ってみたら、一番速く打てて1時間半。それで最後に質疑応答の時間が20分残る計算だった。僕はどこかを省略することはしたくなかったんだけれど、午後のセッションが30分遅れて始まったんだ。ダグ、あなたならどうする？

ダグ　コンピューターに保存された講演内容を音声読み上げ機能に読ませるだろうね。それで会場からの質問には、その場でタイピングしてそれを読み上げて答える。それからコンピューターの画面をスクリーンに映して、聴衆が打ち出された文章を読めるようにもすると思うね。

リチャード　僕はね、結局全部打ったんだ。僕はみんなに僕が言葉を打つところを自分の目で見て欲しかったんだ［編著者注：コンピューターの画面をスクリーンに映すことはしたけれども、発表原稿を見ながらやはりその場で打ったのだと彼は説明を加えました］

ダグ　アメリカの会議で私たちがよくやるのは、前もって講演者に講演内容を準備してきてもらって、それを会場の前方のスクリーンに映し出して画面を少しずつ送りながら聴衆が文章を読めるように表示する、という方法だね。それで質疑応答の部分で、ファシリテーターに体を触れられない自立したタイピングをデモンストレーションするんだ。その方が早いし、聴衆が参加する時間的余裕も生まれるからね。

リチャード　何が効率的かってのはあなたの方が良く知ってると思うけど、それでも僕はそういう風にやるのは嫌なんだ。僕はその場に座って実際にタイプして、その場の空気の一部になる方がいい。

ダグ　うん、その場の空気ね。なるほど。

リチャード　できるだけ充実したやり方で僕は参加したいんだ。

ダグ　で、その方法がそうなんだね？

リチャード　そう。そうでもしなければ、彼らは僕を家に残してただ単に機械の声を録音しちゃうかもしれないからね。［編者注：つまり、彼が発表原稿を打ち込んだタイピング機器の音声読み上げ機能の声を代わりに録音するということ］。

ダグ　［笑］

リチャード　いや、本当だよ。

ダグ　それは絶対ないと思うな。だってあなたがそこにいれば、聴衆からの質問に答える時にコメントだってできるだろうし。

リチャード　で、で、でも、それじゃ足りないんだ。その場の経験の豊かさの問題なんだよ。

　このやりとりの記録を最初に読んだ時、私は恥ずかしくて身の縮む思いがしたと言わなければなりません。まるでリチャードをいじめているみたいだと。少なくとも「それは絶対ないと思う」だなんて、ひどく決めつけたようなことを言ったりして。しかしリチャードは、自分の論拠を曲げませんでした。私たちは友達のように、そしてそれまでに過ごした時間に実際に友情を育んだ友達同士として、互いに自分の意見を言い合いました。
　後日別の講演会で、聴衆の緊張した様子に気づいたリチャードは、自分の講演の途中に冗談をはさんだといいます。その時の出来事に触れながら、いかに参加するということに重きを置いているかについて、彼は次のように説明してくれました。
リチャード　僕は冗談を言ったんだけど、人々はびくびくしていて反応もしな

かったんだ。だから僕は話をやめて、ニヤリと笑ってこう言ったさ。「今のは冗談です。笑っていいんですよ」ってね。そしたらみんなようやく肩の力が抜けて、僕はその後もいくつか冗談を交えて講演を続けてね。みんなですごく楽しい時間を過ごしたんだ。講演が終わったらたくさんの人が集まって僕に話しに来てくれて、しまいには会場から追い出される始末だったよ。今までで最高の講演会だった。生きている感じがして、その場の一部になれた気がしたんだ。

ダグ　うん、あなたが言っていること分かるよ。

リチャード　あれこそが、僕にとって一番大切なことなんだよね。つまり参加するってことが。

　リチャード・アトフィールドがどのように講演活動を行いたいか、それにまつわる彼のこの宣言は、"自閉症者は人と打ち解けず社会的な関わりに興味がない"という古くから続く通説と際立った対照を成しています。

あると思って探すもの（能力を信じるということ）

「参加者」として見られるということは「能力のある人」として見られているかどうか、ということとも関連しています。あなたには知的な能力があるのだという前提がなければ、参加することは容易に却下されてしまうからです。例えばティト・ムコパディヤイ（第3章）は、彼に「精神遅滞」という診断を与えた心理専門家の記憶を寛大な態度で振り返りながら、それでも今日、障害児の教育に携わる者は個々の子どもの可能性を評価する上で「もっとオープン」であるべきだと言いました。子どもたちは教師が話すことを分かっている、という想定から始めるべきだと彼は述べました。子どもと話す時「耳が聞こえない」などと思い込んで接するのでなく、きっと言うことは聞こえていると信じて関わるべきだと。そして、赤ちゃん扱いをするのではなく年齢にふさわしい扱い方をするべきだとも言いました。彼のそれらは、私が以前『能力存在の前

提』（presumption of competence）（Biklen and Cardinal 1997）と呼んだものと同じことを提起しています。

　考え方は単純です。つまり、悲観主義より楽観主義を選ぶということ。ティトの表現よりも若干怒りが前に出ていたかもしれませんが、同じようにスー・ルビン（第2章）も世界に訴えました、もっと良く見なさい、と。「無精でいることはやめて」「重なる層をはぎ取り」、これ以上ないほどに明白であることに気が付きなさい、と。まだ話し言葉でのコミュニケートをしない人たちも、様々な他の方法でもてる知的能力を表現しているかもしれないと、彼女は主張します。カナーの1943年の研究に参加した子どもたちの多くの親がそうであったように、そしてカナー自身もそうであったように、注意深い観察者は、芸術や音楽が非言語の表現であることに気づくだろうとスーは言いました。またそれらを通じた表現が、他のより慣習的な方法での表現やコミュニケーションが成立していない時でも、実は明らかに存在しているかもしれない、と。要するに、ティトとスーはこう言っているのだと思います。まず疑わしきは罰せず、能力の存在を前提とする。そしてその存在を示す証拠を見つけるために良く観察し、同時に、その人が自分を表現する新たな手段を獲得できるように援助する。

　これと相対する立場は悲観主義です。それは障害のある人に「まずできることを証明しなさい。そしたら機会を与えましょう」と言います。また、慣習的な表現や方法その他の行動に困難をもつことを"思考力の欠陥"と解釈します。スーの言葉が語ったように、ただでさえコミュニケーションに援助が必要で大変な上に、考える力の有無を試されるなどという二重の障壁は「なんとよじ登ることが極端に難しい穴」であるでしょう。だからこそ、支援者視点からいっても〈能力存在の前提〉という構えの方が、スーの周囲の人間にとってより楽観的でもあり実用的でもあったのです。

　『能力存在の前提』（presumption of competence）と私が呼ぶこの考え方は、グッドという人が『関係性に基づく内部者視点』（emic perspective）と呼んだものと似ています。グッドによるとこれは、親密な関係性と他者に対して決めつけてかからないオープンな姿勢が、専門の診断医などが欠陥を発見するために用いるあら探し的な視点を退けることを可能にすると共に、他者本人との関

わりを通じてその人のことを知ることを促す、そんな他者理解の視点のあり方であると説明されています（Goode 1992）。また同様にリネマンも『心の有る無し』（mindedness）（Linneman 2001）という表現を用いて、次のようなことを論じています。ひとたび誰かが「精神遅滞」と宣告され、それにより観察者の想像力の中からその人の理性的・知性的な心が抹消されてしまうと、その人の「心が有るという認識」あるいはその再認識は「経験的に保存される範囲内においてのみ」（p. 65）可能となる、というのです。一方の人間が、他方の人間の知的無能力さについて権威のある宣告として受け止め、従って真実であると受け入れた場合、他者に理解力があるかのような関わり方をもつためには「ある種の親密な関わり」（p. 103）が必要だとリネマンは言います。「精神遅滞という亡霊が、人々の期待を変容させる」（p. 183）のだと、リネマンは論じました。つまり、ある人が「自閉症はあるけれど精神遅滞は伴わない」と見なされると「彼あるいは彼女の周囲で解釈する人間たちは、その人の『心』は有るのだけれど単に隠れているにすぎないと考え、他方、精神遅滞が検出された［編著者注：すなわち「精神遅滞」が真に実在するものとしてとらえられ、またそのように扱われた］場合、その人の心は、存在そのものが疑われる領域」（p. 183）となってしまうのです。

言動や振る舞いに影響を与えうる要因：心と体

このセクションでは、様々な言動や振る舞い、あるいは思考ですら、そのパフォーマンスに影響を与えると共著者たちが語った要因をまとめました。これら共著者たちの言葉が「心が欠けた人間」という、まさにその通説を大きく裏切ってもいるのです。

世界の感覚（知覚的経験）

アルベルト・フルゴーン（第6章）は、「感覚的ひずみ」という話題からエッセイを書き始めました。時折、視覚と聴覚から入る情報に圧倒され、複数の知覚刺激に開いたチャンネルを閉じて一度に1つずつの感覚が入るようにす

る必要を感じる、と彼は書いています。聞くことに注意を向けることはできるけれど、それは同時に視覚経路を閉じた時に限られるのだと、彼は説明しました。従って、一般的な方法でテレビを観ることは彼にとって困難でした。目から入ってくるものに集中しようと努力すると、耳から聞こえる言葉の意味が失われる。反対に、聴覚情報として発せられる言葉だけに集中すると、番組に込められた情緒的側面での効果が失われるのです。番組全体のメッセージが統合された感覚として彼に伝わるのは、後で番組を頭の中で再生した時か、あるいはテレビ画面から番組が消えたそのずっと後に、無意識のうちにそれが知覚される可能性もあるといいます。もしも画像と耳から入る言葉の両方に注意を向けようとすると、彼は「注意が持続できなくなる」のです。おそらくそれは、知らない外国の言葉の映画を観るということに似ているのではないかと思います。その時私たちは言葉の意味が分からないまま、視覚だけ、あるいは視覚と音を頼りに意味を予測しなくてはならないでしょう。映画を止めて単語を訳そうとしたならば、視覚的な動きを見失うことになります。ティト・ムコパディヤイ（第3章）はこの苦境を「単一伝達経路」と呼びました。彼は一度に1つのことしかできないし、また一度に1種類の刺激にしか集中することができません。アルベルト同様、ティトも見ることと同時に聞くことに集中することができないのです。スー・ルビン（第2章）もこのジレンマを共有していました。彼女の場合、テレビを字幕付きで観ることを好みます。こうすることで、テレビが主に視覚的な媒体となるからです。文字のおかげで、番組を理解し、またバラバラな部分としてではなく全体として観ることができるのだと彼女は言いました。

　公の場、特に新しい場所や雑然とした場所へと出向くことは、テレビを観るのと同じかそれ以上に頭を混乱させることのようです。ティトが母親に連れて行ってもらうインド・バンガロール市の市場や、アルベルトが母親に連れて行ってもらうイタリア・ラパロにある村のセンターは、スー・ルビンが「予測不可能で、時折情け容赦のない」と描写した、現実の世界なのです。これらの場面に共通する"予測不能さ"に適応するためには、時間や誰かの手助けが必要となります。アルベルトは、特にまだ小さかった時、そういった場所で母親に手を引いてもらわないと、音、色、動き、そして人も含む視覚情報に圧倒

されてしまったということを書いています。それでも家では、物の配置に見慣れていて、場面が大体予測可能で、物もほとんどその位置を変えないので、手を引いてもらわずにより自立して過ごすことができました。頭の中で以前観たテレビ番組を再生するのと同じように、家の中のいろいろな部屋を再生できたとアルベルトは言いました。そうすることで、部屋と、そこでの自分の動きと、そこでなされる様々な出来事の順番の記憶を積み上げられるのでした。基準にできるポイントがたくさんあって、それらに頼って行動したりそれらを記憶することさえが可能な明快晴朗な家の中とは対照的に、頭の中で場面や出来事を再生するといった贅沢(ぜいたく)を彼に許さない外の世界、そこを司るルールを、アルベルトは「三段論法」と表現しました。すべてが絶えず変わり続け、感覚的混沌の様相を呈する世界。通り道、人の顔、物の場所、違う匂い――すべてが動き、アルベルトを「あまりに恐ろしくて周りを見渡せない」状況に陥れるのです。ティトはこのことを、開かれた環境の「混沌」と呼びました。〈正常人〉の基準で考えれば、こういった場で機能するためには見えるものや聞こえるもの、そして自分と他者の動きに注意を払うことが必要です。しかしこれら複数の感覚入力に同時に注意を払うことを試みようとすると、公の場に出るという冒険は共著者たちにとって許容範囲を超える出来事となってしまうのでしょう。ティトはこの状況を、突如舞台の上にあげられた観客になぞらえて説明しました。状況が全く分からずチンプンカンプンのその観客は、台本を頼ることもできず、何をしたら良いのか何の役割を担うべきなのか、途方に暮れるだろう、と。

　人や物が無秩序かつ流動的に存在する場面に出くわすと、ティト・ムコパディヤイは無数にある選択肢のすべてを試してみたくなると話しました。その時彼は、何ひとつ、どれひとつにも集中することができません。つまり皮肉にも、そういった状況は真に関わることではなく逃避的な反応を呼び起こすのです。実は、例えば何かを繰り返したり、すべての動きを一度止めて１つのものに集中することで、あまりにたくさんの刺激に溺(おぼ)れて「バラバラになりそうな経験」から休息を得られることもあるのだそうです。ティトが用いるもう１つの自己防衛の方法は、音を出して、刺激をブロックするフィルターとして機能させることです。そうすると、互いに競い合う余計な音を遮断し背景へと押し

やることができるのです。しかしその音を何度も何度も出し続け、自分で自分を止められず、ついには身動きが取れず無力状態に陥ってしまうこともあるといいます。この章の次のセクションで、彼や他の人々がどのようにしてこの無力状態を越えることができるか、ティトの提案について再度触れることにします。

　聞くことや見ることなどの単一の知覚領域の中でさえ、同時に複数の知覚経験が含まれているかもしれません。従って人は、知覚の中のどの側面に注意を向けて関わるかを選ばなければならないのです。例えばティト・ムコパディヤイは「猫」というこれ以上単純な言葉は思い浮かばないというくらいに簡単な言葉であっても、それを言う声によって違って聞こえると指摘しました。音そのものに集中してしまい、それを発する声のタイプによる音の違いや、例えば洞穴と小さな勉強部屋など、特定の場所で発せられる時の音の違いを区別することに意識が向かってしまうとしたら、その人にとって音の意味など容易に2次的なものとなってしまうでしょう。また同様にアルベルト・フルゴーンも、それぞれの言葉がどのように聞こえるかではなく、むしろ話された言葉全体のリズムに集中してしまったり、あるいは音に集中してしまって音が含む意味に注意を払えなかったりすることについて語りました。必ずや彼を混乱に陥れようとする音刺激に対して自分の耳は「弾力的」であると、アルベルトは誇らしげに言いました。とはいえ、音との遊びに没頭して我を失うこともあります。「icon（アイコン）」という単語を歌のように繰り返した例を挙げて、アルベルトはそのことを説明しました。その時彼はその単語の意味を知的に学ぶのではなく感じているのだと言いました。またそうしながらアルベルトは彼独自の言葉の意味を作り上げ、例えば「icon（アイコン）」には「マドンナ」という意味が与えられました —— 考えてみれば、確かにマドンナは特別な類の「アイコン」だと言えますね。

　スー・ルビンは、書かれた文章を目で読む時、まず単語をバラバラな部分としてとらえて、それから全体としての意味を紡ぐのだといいます。アルベルト・フルゴーンも、以前は文字や言葉の形で遊んでしまってそれらの意味に注意を払わなかったと述べました。彼にとって文字は「インクの染みに浮かぶモチーフ」のようなものだったといいます。それは「letta」というイタリア語

で、その文字の連なりには特定の意味があるということよりも、その形を観察することの方が重要だったのだとアルベルトは語りました。

　テストを受けるという状況は、その他の場面同様、数多くの知覚経験をもたらします。もしもテストを受けるその人が、テストとは関連しない様々な知覚刺激に気を取られてしまうのだとしたら、その時に生じうる困難と誤解について想像してみてください。スーはテストを受ける時、ほとんどすべての物事に気を取られてしまう可能性があると言いました。試験者のシャツのボタンが気になり、それを手に取って確かめずにはいられなくなってしまったら？　建物の別の場所から聞こえる、パイプがガランガランと鳴る音に神経を集中させられてしまったら？　窓の外で風が木の葉っぱをかさかさと揺らすのに見入ってしまったら？　このような状況で得られた低いテストの点数は、一体何を意味するのでしょうか？

　同じように、流し台の前に立って流れ落ちる水を見つめるスーの姿を、私たちアウトサイダーはどのように解釈するべきなのでしょうか？　スーの言葉が、彼女を魅了する水について説明してくれました。その流れ落ちる様、その速度、きらりとする光、そしてそのなんともいえない魅力――はたから見る観察者には、そんな彼女の知覚を直感することはおそらくできないでしょう。私はスーの文章を読みながら、芸術家たちの世界の見方が芸術家ではない人のそれと異なることがよくある、ということについて考えていました。芸術家の場合それはしばしば魅力として人々に理解されます。ならばなぜスーの世界観も、同じように魅力としてとらえられないのでしょうか？

　ティト・ムコパディヤイは、男性の声、女性の声、ラジオの声など、聞こえた声を分類して処理すると言いました。しかし、異なる音を分別して正しく認識することがあまりに気が遠くなると感じた時、ティトは想像の世界に退避するかもしれません。彼自身が的確に指摘したように、誰でもそのような心の逃避を経験することがあるでしょう。しかし彼の言葉を借りれば、それは様々な音を分類するという混乱に「不安にさせられている」ということなのです。アルベルト・フルゴーンは、音の入力を消したりつけたり、聞いた言葉と文字を対応させたり、記憶の中で言葉と意味を繋げたりする練習を自分で重ねたといいます。そしてそのような過程を経て徐々に、記憶を呼び覚まし言葉の意味を

集中して掘り出そうとすることなく、ただ言葉を聞いて理解できる能力を身に付けることができました。アルベルトはそのことを実にうれしそうに語りました。

知覚と関わり

　上述のような知覚経験をもつが故に生じる、他者との関わりにおける特別な困難について多くの共著者たちが語りました。ティト・ムコパディヤイ（第3章）は、例えば本と比べて人に対しては「一般的なストレス」を感じてしまうと述べました。本は予測が可能です。彼自身のルールに従って扱うことができます。それに比べて人は、やりとりを期待し求めます。またあまり予測することもできません。本は使われるためにそこにあるわけですから、単純です。だから学校に行った時、人と一緒にいるよりも本棚の所で時間を過ごす方が落ち着いたのだと、自伝『*Beyond the Silence*（沈黙の向こう）』の中でティトは説明しました。学校で他の男の子たちと関わるためには、やりとりのタイミングも合わせなくてはならないし、また不慣れな場所で、音そのものや音の意味、互いに競い合うように発せられる様々な声と視覚的な刺激のすべてを、うまく処理しなければならないのです。それらは、動かぬ本の中に顔を沈めることよりもはるかに複雑なことでした。

　スー・ルビン（第2章）は、自閉症のあるなしに関わらず人目を気にする人なら誰でも、見知らぬ人がたくさんいる部屋に入る時、つい下を向いて自分の靴を見つめてしまうだろう、と指摘しました。ティトの話と同じように、そのように人よりも先に物の方に集中を向けてしまうという反応は、社会的な場面でスーが最も取りがちな最初の反応だといいます。誰かからの促しなしにそれ以外の行動を取ることが困難な彼女にとって、これはほぼ義務づけられた反応なのだと、スーは付け加えました。

　また、人の目を見ることは痛みさえ伴うこともあるのだとスーは言いました。同じくティトも、人の顔を直接見て誰の顔か判別しようとすることは、彼を不安にさせるのだと語りました。ティトにとって人の顔は、他の多くのものよりも予測ができないものなのです。頭の中で、人の顔と声や最初に出会った

場所を結び付けようとするティトは、人と関わる時、相手の目を見るよりも物をじっと見つめたまま声だけを聞く方が良いと言いました。そしてそれは、宙に浮かぶ埃(ほこり)でさえもいいというのです。ティト曰く、だから見慣れない場所や新しい場所で聞き慣れた声を聞くことは、彼を少し混乱させるのだそうです。顔と場所との分離を整理するのに、少し時間がかかるかもしれません。ティトに挨拶(あいさつ)するその人は、よく他の場所で会う人だと頭の中で整理ができるまで、彼の最初の反応は"なぜこの人は僕に挨拶をするのだろう"と不思議に思うことなのです――例えばいつも会うセラピー・ルームではなくバスの中でスピーチ・セラピストから挨拶される、そんな状況を例に挙げて、ティトはこのことを説明しました。

　リアルタイムの対話では、一方が他方を遮(さえぎ)ることもあるでしょう。また対話となるためには、相手が言ったことと何らかの繋(つな)がりのある考えを述べることが求められます。つまり対話には、応答と開始の両方が含まれるわけです。ですから、ティトが「一方通行のコミュニケーションの方が対話よりも合っている」と言うのも不思議ではありません。その方が、彼の考えを表現するのも、また場に対応することも容易になるからです。と同時に、対話より一方通行のコミュニケーションを選ぶということは"世界に背を向ける"ことと同じではありません。書くことも、時間の経過を越えた対話を生み出しうるからです。つまり読者が、著者の書いた内容や文章のスタイルに対する感想を返すということだってあり得るのです。自分が書いた文章に寄せられる人々の反応が、言葉を磨き続けるモチベーションになっているのだと、ティトは語りました。

心と体を繋ぐこと

　ティト・ムコパディヤイ（第3章）は子どもの頃、体の感覚がほとんどなかったと言いました。自分の体を実感できなくて、大好きなシーツにくるまった時や重力を感じながら階段を上る時、あるいはエスカレーターや車に乗って振動を感じたり、同じ場所で体を揺らしたり扇風機のようにくるくる回ったりした時、ようやく彼は自分の体と体の位置を感じることができたのだそうで

す。また時折、例えば手よりも足、というように体の一部が他の部分よりも良く感じられることもあったと彼は説明しました。たとえ身体部位の名前は分かっていても、指示された時に必ずしもその知識を披露することができませんでした。プールに泳ぎに行った時のことを思い返しながら、水中の足が水面の上に出た体の部分と別物であるように感じたともティトは語っています。水中と空気中の体が分割されたような感じだった、と。この状態の彼は、足場が不確かで「バランスを崩される感覚」を覚えたといいます。また彼はマットの上に横たわった時の方が自分の体に対する気づきが良くなるのだと、ティトの母親は言いました。これはテンプル・グランディンが書いていることと似ています。彼女はお手製の締め付け機に入り、柔らかい圧迫を自分の体にかけると安心したと著書に書いています。いわば全身をくるむ繭のような環境が、彼女が空間の中にある自分の体を感じることを可能としてくれたのでした（Grandin and Scariano 1986）。

　アルベルト・フルゴーン（第 6 章）も、他の人たちの動きを見ることはできても、同じ身体部位を自分の体の中に特定して、同じように動かすことは難しかったと説明しています。彼が"自然に"他の人をまねることはできませんでした。もしもあなたが自分の体を動かすために、体全体と身体部位の空間的位置を特定する必要があって、片足の前にもう一方の足を出すとか、どこに足を出しているか、バランスを保てているかなどをいちいち考えなくてはならないとしたら、周囲で起こるその他のたくさんの事柄に同時に注意を払うことは極めて困難となるでしょう。

　体の感覚が取り除かれてしまったら、体を用いて行う物理的行為、特に運動計画が求められるものはほぼすべて、おおむね不可能となるでしょう。身体の気づきが欠如した状態を疑似体験できる方法がたくさんあります。例えば手足が凍え始めた時や、ベッドに長い間横たわった後に起き上がって歩こうとする時などには、バランス感覚と奥行きの感覚がうまく働かず、自分の足がどこにあるかはっきりと感じられなくなるかもしれません。また次のような方法でも身体感覚が妨げられた状態の疑似体験が可能です。(1) 両腕を交差し、手の平を合わせる。指と指をしっかり握り、そのまま両手を下方向に動かし、次に胸の方に向けて上方へと握った両手を突き上げる――この状態で誰かに言葉で

指示された指の位置を特定して動かす。意外に難しいでしょう。(2) 椅子に座り両足をしっかりと地面に着ける。左足を反時計回りに完全な円を描くように動かし、同時に紙の上に自分の名前か文章を書く ── そうすると、文字を書く手の動きか足の動きのどちらかがおろそかになり出すでしょう。これは、両方の動きを同時に認識して効果的にこなすことが不可能となるためです。これらのエクササイズで自閉症の一側面を実際に疑似体験できる、と言いたいわけではありません。単にこれは、身体位置に関する感覚の変化を体験してもらうためのエクササイズです。

　よく自分の体に邪魔されたような感覚を覚えることについて、数人の共著者たちが語りました。あたかも体が独立した生命体であるかのように感じることがある、というのです。自閉症と呼ばれる状態を実際に体験したことのない人たちに自閉症の世界を説明するのは難しい、と言ったスー・ルビン（第2章）は、この"手に負えない身体"というものこそが非「自閉症」者に理解が難しいことのひとつだと指摘しました。それは、非「自閉症」者には「自閉症」者にはない贅沢が許されているからです。つまり非「自閉症」者は、自分が望む通りに（つまり意図的に）何かをしたり振る舞うことができ、また時折強い意志で当事者の体を乗っ取るかのように現れる望ましくない動きや行動の「スイッチを消す」ことができるのです。スーには、したくないと思っている行動を取ったり、逆にしたいと思うことができない時があるのです。

　アルベルトは、理解することと実際にやることとの分断について語りました。複数の段取りを含む課題に向かう彼は、それぞれのステップもそれらがなされなければならない順番も、頭の中で思い浮かべることができるにもかかわらず、一連の流れを頭の中で再確認した後でさえ、その最初の動きを開始することができないことがよくあるのです。たとえそれがどんなに簡単な動きであっても、です。それはあたかも、一連の流れを予期し頭の中でなぞることでかえって、その最初のワン・ステップが単なる1つの動き以上のものとなり、実行不能となってしまうかのようにも見えます。小さい頃、教師の指示に従って積み木を箱に入れることが難しかった時のことをアルベルトは振り返りました。動けずにいたアルベルトは「怠け者」のように見えたといいます。しかし彼が直面していた問題は、態度や理解の問題ではなかったのです。何をすべき

かを理解していても、他の人が同じ一連の行動をするのを見たことがあっても、その一連の行動のイメージが頭の中にあっても、それでもなお、動きを始めることや最初から最後までやり通すことが彼にはできなかったのです。

　課題が単純であればあるほど、それは突き詰めれば単一の行動（e.g., 歯ブラシを指さす、ストーブを指さす、Zの文字を指さす、等）ということになるでしょうが、それらの課題が不安感を引き起こす可能性は低くなります。とはいえ、たいていのゲームや遊びはとても複雑です。複数のステップが絡み、さらに行動とタイミングを合わせることが要求されます（e.g., フライで打ち上げられたボールをキャッチする）。またゲームでは、それぞれが相手の行動に反応して動くことがしばしば求められますが、さらにそれらはゲームの目的上、予測し難い動きとなることが常です。こういった複雑さは不安感をあおり、身動きを取れなくさせるのです。だからこそティトは言いました。エクササイズは多くのゲームよりもやりやすい、と（類似の分析については Shore 2003 を参照）。エクササイズならば、動きの種類やタイミングを合わせるという必要条件が狭められるのだというのです。

　例えば靴ひも結び、食卓の用意、洋服を着る、コートを脱いでハンガーにかける、などの一見単純な行為 —— 少なくとも〈正常人〉の視点で単純だと考えられやすいもの —— は、アルベルトやスーやその他の人たちにとって、アルベルトが「山とある日常的な場面」と呼んだものなのです。彼が用いたこの比喩は、示唆的なイメージを含みます。なぜなら、他の人たちにとっては取るに足らない日常的な課題が、アルベルトにとってはまさによじ登らなければならない高い山のようなものである、という皮肉な現実に対する理解が表されているからです。さらに悪いことに、課題を達成することはおろか、始めることすらできないアルベルトは、両手をたたいたり指を目の前でひらひらさせたりする常同行動に陥ってしまうのです。日常的な動作の困難と敏捷な思考の痕跡、この見かけの矛盾が、はたから見る観察者を混乱させるのです。またアルベルトは、何かに触れることを考えると途端に体がぎこちなくなるのだと言いました。それはあたかも、動くという考えが彼を不動にしてしまうかのようです。知的に、あるいは物理的にでさえその行為は可能であるのに、それを試みようとするところで彼は固まり、もしくは本心を隠して実行に移すことをやめ

てしまうのです。スーは、ビーズのひも通しやその他の彼女にとって気が遠くなると感じられる課題もおそらくやれるようになるとは思うけれど、そのためには膨大な練習を積まなければならないだろうと言いました。

　挨拶などの一見単純な課題をこなすために、スーはたびたび友達や介助者からの促しを必要とします。例えば背中に手を当ててもらうとか、言葉による合図（「誰々さんに挨拶して」）などです。挨拶なんてこれまでに何百回とこなしてきたことですが、それでも彼女にとって、その行為は自然には出てこないものなのです。集中することと行動を開始することについては、いまだに援助が必要だとスーは話します。ルーシー・ブラックマン（第4章）も似たような現象について書きました。とてもリラックスした状態であれば自分から「こんにちは」や相手の名前を言ったりするかもしれませんが、たいていは挨拶に集中するためには言葉による促しで援助される必要があるといいます。他の行為同様、この場合も問題は理解力の欠如ということではなく、行動に移すことに関する問題なのです。人とのやりとりの開始に関して、スーは「自閉症」と呼ばれる（全員ではないけれども）多くの人間や彼女自身に任せない方が良いと警告しました(注1)。彼女の場合、伝える気持ちがとても強い時に限って、他者とのコミュニケーションを自分から始めることができますが、その場合にもかなりの努力が必要なのだといいます。しかも、彼女がどれだけ自分から動けるかというのは、日によっても変わりうるのです。

　いろいろな場面が含む知覚刺激のバリエーションも、言動や振る舞いに影響を与えるかもしれません。例えばルーシーは、予測不可能な状況だったり容易に自分を適応させられない音が発せられたりする状況があると述べ、そのような場面の例としてスーパーマーケットや道を挙げました。混雑すればするほど様々な騒音が渦巻き —— 例えば換気扇や暖房・冷房の排気口の音など —— 彼女の行動は混乱したものとなりうるのです。このような状況では、その場で求められる行為の遂行を助けるパートナー役を演じる、アシスタントのような人間が絶対的に必要だとルーシーは言いました。

　ティトはこのような難しさを、自分の体の感覚をほとんどもてないことによる問題として説明しました。彼は新しい行為を学ぶたびに、誰かに体を触れてもらう必要があったといいます。体の感覚を得ることなしには動けなかったの

です。動きそのものは、完全に理解していました。例えば、ボールを投げるということがどういうことか。彼はそのやり方さえも分かっていました。しかし、自分の体の感覚的な気づきが得られない限り、それを実行に移すことはできませんでした。スプーンで食べ物をすくって口に運ぶというような一見単純な動きでさえ、意識的な学習が必要だったといいます。まず誰かに手を取って援助してもらうことが必要だと気づき、その後練習を重ねて、最終的には自分自身でできるようになったのだとティトは語りました。スーも説明しているように、他の人たちにとって単純な行為でも、彼女にとっては必ずしも単純ではないのです。幾つかの選択肢から答えを指で示すように言われて、彼女自身は正解だと分かっている答えを指そうと体に言い聞かせても、実際に体は違ったことをするかもしれないのです。この証言と似たことを、ジェイミー・バーク（第8章）も朝食場面での話として触れました。本当はパンケーキが欲しいと頭では分かっていても、あたかも自動的にそうすることがセットされたな反応であるかのように、ジェイミーの選択は毎朝いつもシリアルでした。

　公の場で流れに乗って歩くという問題に対してルーシーが時折使う解決法は、他の人の動きに自分の動きを同調させて、その人の動きやリズムに合わせて歩くという方法でした。つまりそれは、彼女自身が歩行動作を調整する必要性を取り除いてくれるのです。他の誰かの足の動きに合わせて後を付いていくことで、事実上自動操縦で歩行することができました。しかしルーシーが説明している通り、彼女が後を付いて歩いていた人が違う方向に進み出したり、何かしらの理由で立ち止まってしまうと、彼女は当惑しました。そんな時ルーシーは、叫び声を上げ、手の親指の下を噛むほどに「本当に怯えて」しまうかもしれないのです。

　リチャード・アトフィールド（第7章）はそのような動きの問題をもちません。むしろ彼にありうる困難は、運動失調を伴う脳性麻痺からくるものだとリチャードは考えます。はがきを買おうと立ち寄った混雑した店など、自分にとって困難だった場面をリチャードは描写しました。店の入り口付近に立ってはがきを選んでいた彼は、店内の混み具合に気づき、代わりに母親に店に入ってはがきを購入してきてくれるよう説き伏せました。レジにたどり着くためには、身体をかわし、人をよけ、人に押されたりということが待ち構えていたか

らです。最後には「体はよろよろ」になって出てくる、そんな可能性も考えられました。リチャードはその店内の様子を秘密の軍隊訓練のように描写し、そんな中に飛び込むという暴挙にうっかり出ないことを彼はすでに学んでいたのだと書きました。それは優れたバランス感覚と敏捷(びんしょう)性を要する行為だったのです。しかし時を経て、それさえも彼はできるようになりました。リチャードがこの場面やそれに似た他の状況を最初に記述した時、スー、ティト、アルベルトたちが語ってくれたものと同じく"動きの困難"を示す証拠として私はすぐに解釈しようとしました。しかし、身体認知にまつわる困難や身体コントロールに関するものでさえ、自分にはそういった困難はないのだとリチャードは私の解釈を訂正してくれました。それは、聞き慣れた診断的解説をつい押しつけがちになる非当事者の傾向を私に思い出させてくれる、良い機会でした。他者が何をどのように感じているかというのは、彼や彼女自身の説明を聞かない限り、知ることはできないのです。

実践のためのアイディア/関わりへの示唆

ルーシー・ブラックマン(第4章)が書いた、他者の歩行のリズムを拾ってまねるということ、あるいはティト・ムコパディヤイ(第3章)が提案した、練習することの価値や段取りが明らかなゲームや遊びの有効性というものは、教育と援助に関わる人間たちにとってのヒントを含みます。このセクションでは、そういった共著者たちの語りが示唆する実践のヒントを整理して提示することを試みました。以下にテーマとしてまとめましたが、それが実践家たちに"答え"を提供するマニュアルになるとは思っていません。ただ一人ひとりの読者が、自分自身の関わり方について考える際の枠組みは提供できるのではないかと思っています。

想像への逃避:はじまりの方法論

「自閉症」と名付けられた人に対する一般的なイメージは"孤独な人"ということでしょう。世界と関係を絶ち、現実世界に無関心であるというイメージ。この本の共著者たちの語りは、そのイメージと重なるようにも、また矛盾

するようにも見えることでしょう。確かに、孤独な様を語った共著者たちも数人いました。彼／彼女だけの幻想の世界に没頭する、ということすら書かれています。しかし想像上の世界に思いを巡らすことは、無関心の証拠ではありませんでした。むしろそれは彼女／彼らにとって、投げ出しなくなるほどの圧迫感を覚えさせられる現実の中で、なんとか生きていくための方法でした。そのように考えると、自分の中で想像にふけるという行為が、実に理にかなった普通のこととして見えてくるのです。中には、想像の世界が拒絶からの逃げ場所となっているケースもありました。このように、自閉症そのものの本質として孤独が語られることはありませんでした。ましてや「自閉症」と名付けられた人に永遠に定められた、もしくはその人生を一色に塗りつぶす特質として孤独が語られることはなかったのです。孤独の意味を言葉にするならば、それは一時避難の方略といえるかもしれません。つまり、多種多様な社会的場面に参加するための方法を探る間、なんとか身をもたせる"生きる技"なのです。

　アルベルト・フルゴーン（第6章）は、現実の世界から想像の世界へと飛び立つ時、安心感を得られたと述べました。彼の言葉を借りるならば「彼の想像力を暴徒と化させた」張本人は彼自身でした。積み重なった数冊の本を念力だけで床からもち上げるといった幻想にふけり、特別なパワーを感じることをアルベルトは自分に許しました。ティト・ムコパディヤイ（第3章）も、アルベルトと似たような逃避を"鏡の世界への旅"に見出しました。時に複雑すぎて対処することが難しい現実世界の一方で、彼だけの静かな鏡の中の世界は、ティトが「自分自身の小さな物語」を作ることのできる場所でした。それは様々な声やラジオの音などの混乱からの逃避であり、また周りに渦巻く「周囲の期待や不安げな会話」に追い詰められた時に逃げ込める場所でもありました。アルベルトも、自分の幻想世界の中では「安全」だと感じることができたといいます。それは現実世界の混乱からの避難場所でした。アルベルトは幾分皮肉を込めて、その混乱を"現実世界のパンドラの箱"と呼びました。あたかもそれは、あなたが人間であるかどうか、人間として現実世界の混乱に耐えて生きることができるか、そのことをテストするためにあるかのようだ、と。アルベルトは自分が「全能」であるとさえ想像しました──想像上の能力を信じ込む彼を、母親が「細かいことにけちをつけるような質問」で「うまく制

して」初めて、ようやくアルベルトは自分の幻想が「はぎ取られた」のを認めることができたのでした。

しかし幻想は、明らかに単なる避難場所以上のものでした。それは、混乱や不安に対処する方法でもあり、つまりこの世界で生きるための方法だったのです。ティト・ムコパディヤイは、電車で会う想像上の男性の存在が彼に安心感を与えたと述べました。後にその想像上の男性は、現実の人間に置き換えられていきました。難癖を付けるような母の質問と向き合ったアルベルトと同じく、ティトも成長するために理性と向き合い、「夢にしがみつく」ことをやめる決心をしたのでした。またアルベルトも、頭の中に作り上げた映像と戯れ、それが「僕の中で僕だけの学習」の時間だったと話しました。ボールを投げたり取ったりなどの実用的な行為ができるようになるための方法も頭の中で想像しました。しかしそのような実用的な想像は「不合理」なものだったと、彼は冷たく言いました。たいていの場合、実際にはそれはうまくいかなかったからでした。しかし同時にそういった努力は、いかに想像の世界が現実世界への応答であったか、また現実と繋がる方法のひとつであったかということを示しています。そして何よりも、想像は現実世界への無関心を表すものではないことを物語っているのです。

現在広く受け入れられている自閉症の定義に「発達レベルに適した……様々で自発的なごっこ遊びの欠如」（American Psychiatric Association: APA 2000, p. 75）が含まれていることを考えると、共著者たちがそれぞれの豊かな想像の世界について書いているというのは、なんとも皮肉な話です。共著者たちが自分たちの生活の中に作り上げる想像の世界は、しばしば私たち第三者には見えません。しかしながら、それは豊かに存在しています。共著者自身が自分のことを書き、語る時初めて、私たちはその世界を垣間見ることができるのです。

「うまくいった」ことを意識的に振り返る

何かをうまくやるための方法の発見——ルーシー・ブラックマン（第4章）が言った、他の人が歩く動きをヒントに歩く、あるいはスー・ルビン（第2章）のようにテレビを字幕付きで観るなど——はおそらく幾分無意識のうち

になされるものでしょう。人はうまくいく方法を見つけ、そしてそれを使うようになります。うまくいく方法を意識レベルで知るためには、注意深い自己観察とそれを意識的に振り返ることが必要です。例えばもし私が、どのように手を動かしてコップを手に持つか、その方法を尋ねられたら、おそらく私はすぐには分からないと思います。「ただそうするだけだよ」とか「無意識だ。考える必要はない」、などと答えるかもしれません。要するに、誰でも自分についての報告はできますが、その報告がそれを語る個人のことを知る上で、また有用なヒントを必要としている他の人たちにとって必ずしも示唆的でありうるわけではない、ということです。

　動きによっては、長らく実行が困難であり続けたり、自分でできるようになるための実用的な方法がずっと見つからないものもあるかもしれません。例えばスー・ルビンは、道を走るすべてのレクサスが母親の乗る車であるわけではない、ということをスタッフに繰り返し言ってもらう必要があると述べました。頭では分かっているのですが、どういうわけか、レクサスが通り過ぎるとスーは母親の名前「リタ」を叫んでしまうのです。これらの発作的な反応をうまくコントロールできるようになりたいと彼女は思っていますが、まだ実現していません。ルーシー・ブラックマンは本のページをめくる時、誰かの助けが必要だと言いました。また彼女は、図書館の書庫から本を探さなければならない時に「恐怖」を感じるとも言いました。ティト・ムコパディヤイ（第3章）は、母親がすぐ隣に座ってボールを渡せばそれを母親に手渡しで返すことができますが、母親が離れると、本当はボールを投げ返さなければならないと知りながらそうすることができずに、投げる代わりに立ち上がって母親の所まで歩いてボールを渡しに行ってしまうのだと述べました。彼の母親が使った方法は、他の誰かにならうまくいったかもしれませんが、その時のティトにはうまくいきませんでした。これらはどれも、とりあえず今のところ上に挙げた共著者たちにとって習得が困難なパフォーマンスの例です。これらの例をわざわざここに挙げたのは、学ぶのが極めて難しいものもあるということに触れておきたかったからです。もしくはもっと公平な言い方つまり学習の道筋を発見するという課題を生徒だけに押しつけない言い方をすれば、教育者たちはまだすべてのスキルに対する有効な学習法を見つけられていない、ということなので

す。
　スーが自分で抑制できるようになりたいと望む1つの行動は、彼女の体を傷つけかねないものでした。環境内の要因に誘発されて自分の頭を繰り返し打ちつける行動に陥りうる彼女は、そんな自分を脆弱(ぜいじゃく)だと表現しました。それは車が視界に入ることだったり、道行く交通の流れを見つめることだったりするのですが、スーはそういった刺激に対して、車の窓に攻撃的に自分の頭をぶつけるという行為で反応してしまうのです。頭の中に生じる目が回るような感覚をコントロールすることができないのだと、スーは言いました。時に彼女のサポートスタッフや家族は、何がそれを誘発したのかを直感的に知ることができますが、多くの場合それは明らかになりません。そういう状況になった時の最良の方法はその場から物理的にスーを離し、それ以上彼女が自分を傷つけられないようにすることだとスーは説明します。危険性はないけれどもこれと似た状況に、彼女が反響言語的なフレーズにはまってしまうという場面がありました。同じ言葉を繰り返すスーを止めるには、彼女が話しているということを誰かに認めてもらうか、もしくは短く「スイッチ消して」などと言ってもらう必要があるのだといいます。
　ティトは、身体感覚の欠如、つまり自分の体を感じる能力の欠如が、様々な行為を行う上での彼の困難を、いくらか説明するかもしれないと語りました。動きのぎこちなさや動けなさを克服するためには、体全体や各部分を感じることが必要です。その時誰かに触れてもらうことは、特に新しい課題に取り組む際に有効であるとティトは言いました。例えばティトは、肩の感覚を得るために肩に触れてもらう必要があるかもしれません。そうすると彼は自分の肩の位置が分かり、従って動かすことができて、例えば体を洗うとかスプーンを手に持って食べることができるのです。触れてもらう必要があるかないかは、その日の体の気づきの程度によるのだと彼は言いました。複数の段階を踏む動きや、様々な身体部位を協調させて動かす必要のあるものはより難易度が高く、従ってより長い練習期間が必要となります。三輪車に乗るというのがそれでした。また靴ひもを結ぶことを覚える時にも、誰かに手を持ってもらって何度も練習を繰り返さなければなりませんでした。さらに、体に触れてもらうことは口で話す練習でも役に立ちました。母親がティトの背中を押すと、彼は「ふい

に吐く息」を出し、それと共に声を出すことができるのです。

動きをまねること、イメージとして頭の中で再生すること

　まねをするということが、もう1つの有効な手段でした。例えばティト・ムコパディヤイ（第3章）の母親は、物を置いて彼に指をささせました。初めは近くに、次第に遠くに物を置き、練習を重ねてティトは正しく物を指さす力を身に付けたといいます。

　また、思い通りの言動や振る舞いを手に入れるもう1つの方法は、単純に最初から最後まで、動きを順番に頭の中で思い浮かべるということでした。リチャード・アトフィールド（第7章）が優秀学生賞を授与された祝賀会で、彼は賞を受け取る場面を頭の中でリハーサルしました。そして実際に彼の名前が呼ばれた時、母親が彼の脇腹を小突いて動く合図を送りはしましたが、その後のリチャードは、席を立ち、壇上に上がる階段まで歩き、階段を上り、賞を受け取り、司会者と握手を交わし、写真撮影をし、階段を降りて席に戻り、そして自分の椅子に戻って腰を掛けることができたのです。リチャードはそのすべての流れを、すでに頭の中でリハーサル済みでした。階段でつまづいたことと、カメラマンのフラッシュが働かなかったことを除いて、授与式はかなりうまくいきました。ユーモアにあふれ、自分をたしなめるようなリチャードの文章を読みながら、もし私が同じ場面に出くわしたら、きっと彼がしたように、名前を呼ばれて、壇上に上がり、賞を受け取り、短く礼を述べる、そんなシナリオを私も頭の中に思い浮かべるだろうということを思わずにいられませんでした。

　アルベルト・フルゴーン（第6章）の場合は、少し違っているようでした。彼は何かをする準備として、頭の中にこれからしようとしていることの映画を組み立てると言いました。そうすることで、それらの動きが慣れたものに感じられるのだそうです。おおむね、その頭の中の映画は彼が行動に備える助けになっていると、アルベルトは感じていました。また現実に即してたまに頭の中の映画に修正を加えなければならないことについても、時と共に柔軟に対応できるようになってきたといいます。そしてついには、例えば女の子に会うな

ど、その予測される場面が彼に不安感をあおるものである時を除いて、そのような視覚的前準備の必要性がどんどん薄ぐのを彼自身感じていると、アルベルトは語りました。考えてみると、そういったイメージ・リハーサルをやったことのない人など果たしているのでしょうか？ そんな疑問も私の中にわき起こりました。

世界を予測しやすくする

決まった手順（ルーティン）というのは、構造化されていないことで混乱を極めて見えることの多いこの世界に、ある程度の構造を与える、おそらく ── 誰にとっても ── 最も明白な方法でしょう。スー・ルビン（第2章）は、決まった手順は「絶対」彼女の生活に必要であると言いました。しかし両親と離れて、サポートスタッフと共に自分の家で暮らす時間が長くなるにつれ、決まった手順を強く求める必要性が弱くなったとも話しています。彼女のルーティンは何年も前に比べてずいぶん緩やかになりました。そしてその間スーが気が付いたことは、日常生活の中でいつもの手順に逸脱が生じる場合、事前にある程度心の準備ができた方が切り抜けやすいということでした。と同時に、予期せぬ手順の変更に対しても忍耐強くあることを学べているのは、それを頻繁に彼女に思い出させてくれるサポートスタッフのおかげであるとも話してくれました。つまり決まった手順は役に立つけれど、確証された毎日の定型としてそれに頼るのではなく、緩やかな構造として活用することを学ぶのが有効だとスーは考えているのです。

予期される行動を言葉にする

ティト・ムコパディヤイ（第3章）の母親は、ティトがこれからする行動を彼に話して伝えます。なすべき事を言葉にすることで、彼がその行動を開始し、そして最後までやり通せるようになることを望んでいるのです。例えば、ティトが「コップを拾う」と口で言った後に実際にそれができるようになることが彼女の夢だと話しました。そして最終的には、例えば「僕は落ち着いてい

ます」と言って実際にそうする、というように彼が自分の行動を言葉でコントロールできるようになることを母は願っているのです。同様に、これからやろうとすることを文字で書いたり、その行為を表す絵や写真を準備したりすることが心をより落ち着かせ、集中を促すかもしれません。アルベルト・フルゴーン（第6章）が語った内容にも、それらと幾分似たような現象がありました。彼はこんなことを言いました。物事の論理的な理由、例えば家を出て街に行かなければならない理由などが分かると、その行動の実行が容易になるのだと。単発の行動にしろ一連の行動にしろ、それを行う理由の説明がなされない状況では、彼は誰かに手を引っ張ってもらわなければ動けない身におとしめられてしまうのです。

　もちろん、家の外にも広がる普段の世界や日常生活の中では、より自発的で計画にない行動が求められることもあります。そのような状況では、予測不能であることがその人の頭と心を占め、また前述のようにあまりにも多い選択肢の中で身動きが取れなくなることもあるかもしれません。しかしそんな時も、聞き慣れた声の人間が言葉で状況説明をしてくれることが大きな助けとなるようです。聞き慣れた声が誰かの言葉を繰り返したり、あるいは状況を絵や写真で見せられたりすると、適切な注意の移行が促されるというのです。ティト・ムコパディヤイ（第3章）は、見慣れた人でさえ —— 例えば彼のスピーチ・セラピストなど —— いつもと違う場所で会うと顔を認識するのが難しいということについて語りました。そのような時には、相手が何を言っているのかを理解することも困難になります。ティトがその人の顔のマッチングに取り組む間も、その相手は彼への挨拶の返事が返ってくることを期待するため、そこに混乱が生じます。しかし母親からの素早い促しが、そのような困難を解決するのです。聞き慣れない声の見知らぬ人に出会った時は、その人が言ったことを彼の母親が繰り返します。そうすることで、ティトがその声に慣れる時間が与えられるのです。ティトが相手の声に慣れるにつれて、母親はサポートを徐々に退却させるのだといいます。「相手が言ったことを繰り返す」というこの方法は、患者の言葉を繰り返すロジャース派のカウンセリング技法と似ています。それに言葉が繰り返される間、相手に質問された内容について考える時間ができるという、もう1つの利点もあるのかもしれません。

第 8 章　II.「孤独の人」という神話　　359

少しずつ挑戦する

　予測することが不可能なこの世界を寛容に受け入れるためのもう 1 つの方法は、少しずつ経験の幅を広げていくことだといえるでしょう。ティト・ムコパディヤイ（第 3 章）は、世界でなんとかやっていくために必要不可欠な能力を身に付けて経験の幅を広げることを、「大きな闘い」だと言いました。彼の言う"必要不可欠な能力"には、例えば様々な食べ物を受け入れられるようになることや、バスなどの混雑した公共の場所に勇敢に出向くこと、そして新しい洋服を試してみる前向きな意欲などが含まれるのかもしれません。ティトは、少しずつ自分を世界に晒していくことを提案しました。彼の場合も時と共に、例えば何度も練習を繰り返すことで「市場の混雑に鈍感になる」ことができたといいます。しかしこれもまた、新しいことや慣れないことや複雑なことに向かう時に、誰もが当たり前に経験する過程と、そう大きく変わらないもののように感じられます。

　このような習得方法を象徴する 1 つのキーワードは〈少しずつ進めていく〉ということ。『The Boy Who Loved Windows（窓を愛した男の子）』（2003）という本の中でも、著者のステイシーが類似の学習方法を描写しています。またこれは、視覚と聴覚のどちらか一方だけに集中するというニーズに対応した「単一チャンネル方式」として考えることもできそうです。例えばアルベルト・フルゴーン（第 6 章）は、鳥、水、鐘などの環境音を録音するように母親に指示し、それらの音を聞き分けてタイピングで言い当てる練習をしました。そしてその後彼は、人の話し言葉を聞き分ける段階へと駒を進めました。またアルベルトは、話される内容を耳で聞く前にまずその文章を目で読んでおくと、後から聞いた時に理解しやすい、ということにも気が付き、早速その方法を練習に取り入れて、話し言葉を聞いて理解するスキルを積み上げていきました。現在アルベルトは、文章で見慣れない単語に出会った時、他の誰もがそうするように、語幹を調べたり文中の他の単語との関係性を分析したりして、その意味の解読に努めるのだそうです。

　ティト・ムコパディヤイ（第 3 章）の母親は「忙しくさせておきなさい」という専門家のアドバイスに忠実に従い、ブロックやパズルを彼に与えることか

ら始めました。そしてその次に彼女は、ティトにアルファベットや数字をまねして書かせ、さらにその後母親からの質問に文字で答えさせるという段階に進んでいきました。母はティトが書いた答えを読み上げ、聞こえる距離にいる誰にでも、そして自分自身に朗読して聞かせたといいます。そうして勉強することと勉強の方法が習慣となり、ティトが言うように、それらの習慣は彼の生活に必要不可欠な、ある意味ひとつの道しるべのようなものになったのです。

こだわりから広げる

しかし習慣の裏側には、強迫観念や厳密なルールへのこだわりに縛られる可能性という側面があります。予測不能な世界を切り抜けるための機能的な方略としてのルールについて語った共著者たちもいましたが、アルベルト・フルゴーン（第6章）が言ったように、ルールが不確実な現実からの逃避の場となり、落とし穴にもなりうるのです。ティト・ムコパディヤイ（第3章）は現実逃避を成長のない最期の場と呼び、スー・ルビン（第2章）はそれを自閉症に「負けること」とも、またこの「混乱した世界」からの救いとも呼びました。

多くの場合、没頭やこだわりを脱して興味の拡大へと進めるためには、教師や他の援助者の助けが必要となるでしょう。例えば、子どもの頃風景よりも模様を理解する方が得意だったというティトの場合、彼がマッチ棒を並べて模様を作っていることに気づいた母親は、その想像遊びは彼が学んでいる証拠であるととらえました。そこで母はティトに数字を教えることにしたのです。彼にとって、数字は模様のように見えました。母は勉強する内容が目で見えるように工夫し、また彼には名前があるのだということ、そして同じように何かが1、2、……と増えていくことにも数字という名前があるのだということをティトに言って聞かせました。さらに母はカレンダーに目を付け、ティトはそれを使って足し算と引き算を学んだといいます。

できる遊びを見つける

動きに困難をもつ人にとって参加することが難しい遊びがたくさん考えられます。例えば自分の足がどこにあるか、ボールがどこにあるか、どうやって足

を動かしたらよいか、そしてボールはどちらの方向に向かえばよいのか？　それらをいちいち考えなければならない人が、相手にボールを蹴(け)り返すことなどどうしてできるでしょうか？　しかもこれらの動きを頭で考えるだけでなく、どうしたら動きそのものを開始できるか、そのことでも頭を悩ませ、その結果すべてのことが圧迫感を帯びて見えてしまうかもしれません。そしてそうこうしているうちに、他の誰かがすでにボールを蹴ってしまっていることでしょう。ティト・ムコパディヤイ（第3章）の母親が家に子どもたちを招いた時、自分には遊び方が分からないということにティトは気が付いたといいます。自分の動きを組み立て、同時に他の子どもたちの動きに付いていくことができませんでした。またティトには、何が子どもたちの動きを動機づけているのかということや、子どもたち同士のからかい合いなども理解できませんでした。一体どのように動くべきか？　そこにはあまりに多くの選択肢がありました。そのどれを、いつ選ぶべきか、ティトには分かりようがなかったのです。そんなティトが集団競技よりも、ウオーキングやウェイト・リフティング、その他の個人エクササイズの方を好むというのは、なんら不思議なことではないでしょう。

断固とした、観察力の鋭い教師

　アルベルト・フルゴーン（第6章）は、人生の「バランス」を見つける上で母親の助けが大きな役割を果たしたと述べました。アルベルトの言葉を借りれば、彼の母は「鈍い息子に論理を与える」ことをなし遂げたのです。母はアルベルトの幻想と向き合い、問い正すことを恐れませんでした。しかし同時に、アルベルトの成長に寄り添い、彼が周りの人間とコミュニケーションを取って毎日の生活に参加できるようになるための方法を、常に探し続けました。また彼のために行動の手順を一つひとつ説明することにも骨を折り、それら一つひとつの動きを彼が何度も何度も練習することを強く言い続けてくれた母を、アルベルトは賞賛します。こうした母の存在のおかげで、アルベルトは食べること、歩くこと、そして誰にも触れられない状態での自立したタイピングができるようになったのです。それでも彼がひとりでやるには依然難し過ぎることもあるので、その時は母が手を差し伸べます。例えば夕食の席では、母か父がア

ルベルトの肉を切ります。コミュニケーションが可能となった今、母は彼の教育法に関する自分なりのアイディアに対してアルベルト本人の意見を求め、また彼がもつアイディアについて互いに意見を交わしたりします。その良い例として、第1章で描写したアルベルトと母の話し合いの様子が挙げられるでしょう。母が不在でアルベルトのみが家にいる時に緊急事態が発生した場合、どうやって彼が人の助けを呼ぶかということについて2人は議論を交わしました。

共著者7名のそれぞれに、母親や他の家族やその他の支援者たちとのこういった人間関係がありました。また全員が、今ある自立と自己決定の度合いを得ることができた重要な鍵として、そのような関係にある人物の存在を挙げたのです。共著者たちは冗談めかして、そういった支援者や教師たちを "優しく気性が激しい人" とか "最も信用できる人間" などと称しました。ルーシー・ブラックマン（第4章）は時折母親のことを「ザ・ハグ（老婆）」と呼びましたが、それは母が「長らく苦難を背負ってきた」というルーシーの思いを反映した呼び名でした。ルーシーは、自分と母との関係を大人対子どもではなく、大人対大人の協力関係であると特徴づけました。自分なりの世界の感じ方を言葉にして書き綴るように励まされ続けたルーシーは、その過程があったからこそ自分と世界との関係をより良く理解し、また自分がどのように学ぶかについての理解を深めることができたと語りました。

リチャード・アトフィールド（第7章）は、子どもの頃に彼を学校に入れようと奮闘した母の努力を思い出し、勇敢だったと述べました。リチャードは母のことを「僕の犯罪のパートナー」と呼びました。母は彼を普通の乳児学校に入れ、歩行、バランス感覚、運動の協調、その他「動きに関するすべての側面」に対する取り組みをリチャードと彼女に教えてくれる、動きの専門家を見つけました。リチャードは自閉症という診断に加え、脳性麻痺との診断も受けていたのです。それから母は、彼のエクササイズを毎日一緒に行いました。彼女はまた、常に注意深い観察者としての目をリチャードに注ぎ、例えば食べ物が彼の健康にどのような影響をもたらすかなどを細かく観察しました。さらにリチャードとコミュニケーションを取るための方法も母が考案しました。プラスチック製の文字を使った方法から始めて、次に子ども用のおもちゃを活用し、その後コミュニケーション用のタイプ機器を使うようになりました。自

分が書いたエッセイを読み上げるリチャードの様子を私が実際に見た時には、彼が時折多音節語でつまると、母が最初の音節を言ってその先を促しました──しかしもちろんこれは言葉が分からないという問題ではなく、彼が私にそう言った通り、リチャードは「これらの単語も自分の頭の中ではちゃんと発音できていた」のです。

　親や支援者たちの存在は、共著者たちが部分的に参加することを可能にしました。スー・ルビン（第2章）は、芝の世話や台所仕事は好きだけど、鋭い物や器具を扱う時には助けが必要だと説明しました。日々なされる多くの活動について、常にスタッフに促してもらわなければならないのだとスーは言います。しかしそれは明らかに、誰かに全部をやってもらうこととは異なります。考えてみれば皮肉なもので、自分が面接して雇った人間が、働き始めると、促したりなだめすかしたりして自分のお尻をたたくことをその任務の重要な一部とするのです。ただしそれは、スー自身が手助けを指示したものに限ります。そして彼女は、雇い主としてスタッフを首にする権利を保持し、時にそれを行使することもあるのです。それはおそらく、管理職の秘書の仕事とそう変わらないだろうと私は思うのです。面接を受けて雇われた秘書は、一度その職に就くと、雇い主に大事なことを思い出させ、促し、必要なことをしつこく言い続けることが仕事になります。スーの場合、彼女の個人介助者（パーソナル・アシスタント）は事前にスーが同意した項目（必要な行動を開始することと、反対にこだわりを止める手助けをするようにスーは指示を出しています）について彼女を促すのです。

　ティト・ムコパディヤイ（第3章）はどのようにして学んだか。その問いに彼は「とても断固とした教師」という1つの答えを提示しました。彼の母は取引をする、とティトは言います。例えば、お昼ご飯を食べる前に正しく鉛筆を手に握ること。あるいは1つの章を終えるまで椅子に座っていること。とはいえ、彼の母親が断固とした態度を持ちながら同時に愛情に満ちた方法で彼に教えることは、私が保証することも付け加えておきます。会話の途中でティトが「食べる、食べる、食べる」と言った時、母は「1時になったらね」と予定を繰り返しました。またティトの章にも書かれているように、私たちが話している途中にティトが立ち上がり、部屋から続いた屋上ベランダに出て行ったこ

とがありました。その時彼の母は「ティト、ティト、戻ってきて終わらせなさい」と声を掛け、それから数分うろうろしたり気にかかる物を探したりする時間を彼に与えた後、再び部屋に戻るように言いました。多くの親がそうするように、もちろん私も含めてですが、ティトの母は午後の公園の散歩やアイスクリームの約束と引き換えに、ティトに残りの仕事を終えさせるのです。

　ティトの教師として母ソマが用いた主な方略のひとつは、彼を熱中させることでした。積み木に始まり、いろいろな色の入れ物、ジグソーパズル、そして数字など、ティトは少しずつ学び、けれど彼は1つのトピックから次のトピックへとあっという間に進んでいきました。彼自身が勉強のトピックを提案することもありました。私が家を訪ねた時、ティトはちょうどチョーサーを読み終え、次にイギリス文学名作集に進んだところでした。彼は当時12歳でした。決まったカリキュラムがない中、母はティトに勉強のトピックを決める際の大きな役割を認め、彼の"空想"にも合うテーマの学習が追及されたといいます。

　共著者たちの学習の過程に見られるもう1つの重要な側面は、教師や親たちが注意深く観察をしていたというところにあるようです。例えばルーシー・ブラックマン（第4章）の母親は、ルーシーが「熱い」の「あっ」と言った時、それはシャワーの水が冷たいことを伝える彼女なりの方法であることに気が付きました。またティト・ムコパディヤイの母親は、彼がまだ小さい時に歌詞を記憶したり、その他にも彼が歌を聞いている素振りを見せることに気が付きました。ティトによると、母親の詩の朗読を聞くことが彼にとっての英語学習の始まりだったといいます。彼の母は、多くの両親が当たり前にすることをしたまででした。つまりティトが歌詞を聞いていることに気が付いた彼女は、それからすぐに、彼と遊びながら歌を歌ったり、彼が間違いを指摘できるようにわざと言葉を変えて歌ったりしたのです。アルベルト・フルゴーン（第6章）も、彼の母親が絵が描かれたおとぎ話を読んでくれたことを憶えていました。当時アルベルトは6歳で、内面の知的な生活を母親に伝える手段はありませんでしたが、母親が読んでくれる絵本を見ながらそれぞれの関係性をひとりで研究したといいます。

「動き＝知能」の思い込みを断つ

　何ができて何ができないとか、他者の期待と比してどのような外見を呈するか、それらに基づいて能力の有無が裁かれてきた成長の過程を、共著者たちの言葉が物語っていました。目に見える言動や振る舞い（パフォーマンス）が、知能の程度を表す代用バロメーターとして強制的に押しつけられました。ボグダンとテイラーの古典的論文から一節を借りれば、共著者たちは「裁かれる人間であって、裁く側の人間ではなかった」(Bodgan & Taylor 1976) のです。ティト・ムコパディヤイ（第3章）はこう言いました。「あなたの知性や愚かさは、あなたの行動によって評価されるということを知っているでしょう。あなたはひどく不器用になりがちです。……その人が言います。『早くしろよ。待っているんだぞ』と。それは『お前は馬鹿な人間だ』という意味なのです」。

　場に属さないアウトサイダーとしてはじき出されることには当然、幾つもの学校から拒否され参加するチャンスさえ与えられなかったティトがそう表現したように、「刺すような痛み」が伴います。ティトは書きました。「そう、僕は傷つきました」と。私たちが公園で過ごしたある日、笑いながら楽しそうに遊ぶ女の子たちを見て「幸せそうすぎる」と彼が言ったのも、そんな記憶からだったのでしょう。皮肉の吐息混じりにティトが言ったことは、障害者はある意味他の人たちの目を楽しませるためにいるようなものだ、ということでした。どんな風に行動して、いかに無力であるか、その姿をいつも誰かに観察されているのですから。アルベルト・フルゴーン（第6章）は「強く耐え難い沈黙」を感じることを嫌い、世界の基準に沿って振舞う努力を多かれ少なかれ諦めようとした時期がありました。退却をほのめかした彼でしたが、しかしアルベルトは諦めませんでした。

　不格好なはぐれ者──ティトは自分のことを「知性のガラクタ」と呼びました──として排斥されることに抗う共著者たちの言葉そのものが、理解力を行動で推し測ることの誤りを証明しています。私たちは、ここから多くを学ばなくてはなりません。「精神遅滞」という言葉は、かくも不快極まりないレッテルだとティトは言いました。こうしたいと頭で考える動きを自分の体から呼び起こせない時、それは考える力の欠如を意味しないのです。「基本的な

指示に従う」ことができないということを、指示そのものが理解できないのだと安易に思い込む人々に対して、ティトは軽蔑の意を込めて叱りつけます。リチャード・アトフィールド（第7章）は、それは完全な不正義だと言いました。つまり、まさに動きやコミュニケーションの面で困難を抱えている子どもたちに対して、機敏さや一般的な方法で話せる力に基づいてその思考力を判定するという配慮のなさこそが、問題なのだと。「考えを口に出して言う」ことができないということは、何の思考ももたないということではないのだと、共著者たちは繰り返し訴えました。しかしながら、リチャードに面接した医学生が彼に直接話そうともせず、彼の考えに興味を示さなかったように、共著者たちはいつも、彼／彼女たちを"何の思考ももたない"人間と見る視線に晒されているのです。

　スー・ルビン（第2章）も、自分の外見と知性のギャップがたびたび人を困惑させることを知っています。無関心に見えるかもしれないし、心ここにあらずのように見えるかもしれませんが、その一方でスーは5点満点中3.67の平均スコアを維持する大学生なのです。たとえ彼女の注意を引きつける物があったとしても、人がたくさんいる部屋に入ってすぐさま人を無視して物だけに没頭したり、部屋の中を走り回ったりすることは、社会一般のルールにのっとればしてはいけないしするべきではないということを、スーは良く理解しています。その場にいる人と関わろうと努めなければなりません——それが、彼女が知的な人間であることを周りの人間たちに証明する方法だからです。物に埋もれることを選んで人との関わりを捨ててしまったとしたら、スーが言うところの「変わった行動」は「お粗末な憶測」を招き、他人は彼女がほとんどもしくは全く知能のない人間だと思ってしまうでしょう。知能を測定するための方法がこれだけ無数にあるにもかかわらず、通常スーに対して用いられる知能テストが彼女の能力を明らかにする上で「なんとも無能力な代物」であることは、本当に皮肉だと彼女は感じています。スーはこう言いました。模様や詳細を認識する才能や、その他の能力をきちんと見てください、と。そうすれば、自分や他の「自閉症」者たちのことをいつも物珍しそうにじろじろ見る人たちが、自分たちに対して優越感を感じる理由など何もないことが分かるはずだ、と。

終わりに

　興味深いことに、"行動修正"そのものが成長や学習の鍵だったと語った共著者は1人もいませんでした。むしろ彼女/彼らが語ったのはもっと開かれた過程でした。確かに共著者たちは行動を練習することの重要性にたびたび触れ、それが成功に繋(つな)がる重要な鍵であると言いました。しかしそれぞれの共著者のかたわらには、他の子どもと同じ成長と経験の機会が自分の子どもにも与えられなければならないと強く信じた親たちの存在がありました。家族生活への参加はもちろんのこと、同年代の子どもたちと共に地域の学校で学ぶことも求めた共著者たちの親は、つまり平等な機会を追求していたのです。アルベルト、ティト、スー、ルーシーなど、共著者たちのそばには、促しや手を添えたモデリング、その他の類似の方法を用いて援助を提供する親や教師がいましたが、彼/彼女らがこの世界で社会的な生活を営めるようになってきた主要な要因は、行動訓練そのものではなかったのです。一番大切なことは、インクルージョンでした。

　共著者たちの学びの過程には、親やその他の人たちとの相互扶助的関係性と、また人生の各分岐点で自己を振り返る時間と自己決定の機会が豊富にありました。つまり共著者たちが描く好ましい教師や親のあり方を一言で表すならば、それはグッドが主張する『他者視点の尊重に基づく近く親しい関係性』(emic relationship) と重なるのです。盲聾者の生活を長らく観察し続けたグッド (Goode 1992) は、観察する他者を理解するための相反する2つのアプローチを記述するために、人類学から「エティック (etic) / エミック (emic)」という概念を借用しました。「エティック視点」とは、「文化や人間の行動を理解するための、客観的・分析的・臨床治療的なアプローチ」です (Goode 1992, p. 198)。一般的に臨床の世界はこのエティック視点に基づいており、従って悪いところを見つけることに主眼が置かれると、グッドは言います。つまり臨床的視点とは「悪いところを探し出し、セラピー・治療・訓練などの類を通じてそれを根絶することを明白な目的としている」のです (p. 198)(注2)。

　それに反して「エミック視点」とは、当事者自身が自分の置かれた状況をどのように理解しているのかを知ろうとする視点であり、「当事者視点からの現

実」に焦点を当てます。エティック視点に基づく「行動の記述」が「社会一般に受け入れられた行動基準からの逸脱に何の価値も見出さない」のに対し、エミック視点は「逸脱行動の価値と創造性を強調」（p. 198）するのです。エミック視点からの他者アプローチにおいて最も重要なことは、相手の話を聞き、耳を傾けることを観察者が学ぶことです。そしてそれを学ぶためには、自身の世界観の変容と、特に自分の立ち位置に関する鋭い理解力が求められるかもしれません。

　この本は次の2点を前提としました。まず、世界をどのように認知し経験するかということについて、「自閉症」と名付けられた人々は当事者としての主観的理解をもっているということ。そして2点目は、その彼女／彼たちの視点は重要だということです。この楽観的な出発点に立ったからこそ、共著者たちの語りが主流派の自閉症研究をどのように補い、もしくはそれと甚だしく矛盾するかということを私たちは見ることができました。中でも共著者たちの語りは、社会に広く普及している自閉症文献とある重要な点で劇的に意見を異にしていました。それは彼／彼女たちがそれぞれの語りに投影した「障害者の権利」という視点、あるいは既存の見方を厳しく問い直す「新たな障害観」とも関連していると思うのです。つまり共著者たちが寄せた当事者の語りは、障害学が提示する主張（e.g., Thomson 1997; MacKay 2003; Michalko2001）とも共鳴するように、できる／できないにまつわる既存の知識や〈違い〉という概念そのものも含めて、それらの定義とは、時間と文脈に位置づけられた社会的な産物として存在する、という考えを支持するのです。共著者たちの豊かな語りが、主流派の自閉症研究のみに権威を与え、異論の余地がないものとしてとらえることの危険性を指摘します。臨床家や研究者たちは、彼女／彼らが語る言葉の力強さと一貫性と向き合い、自閉症を語る際にもち込まれがちなすべての価値観や暗黙の仮定について、問い直す作業に努めなければなりません。

　共著者たちがどのように世界と出会い、折り合いをつけて生きているか、そのことを語った数々の具体例からも、当事者がもつ主観的知識から学ぶことの価値が実感されます。例えばアルベルト・フルゴーン（第6章）は、家の外の世界の不確実さに圧倒されそうになった時、母親の手を求めるのだと言いました。ティト・ムコパディヤイ（第3章）は母親と一緒に訪れた学校で、人との

関わりという予測不能さに身を投じるよりも、本に安心感を見出したと語りました。しかし、スー・ルビン（第2章）が物に没頭することと同じく、ティトが本を求めたのは人を拒絶しているわけではありませんでした。それは単に、物よりも人と関わることの方が極めて難しいという現実を認識した上での行動にすぎなかったのです。またルーシー・ブラックマン（第4章）は、誰かに会えて嬉しかった時コーヒーをゴミ箱に投げ捨てたことがありました。それは必ずしも彼女が意図した行動でも、彼女の歓迎の気持ちを伝える有効な方法でもありませんでしたが、それでもルーシーにとってその行動には意味がありました。それは彼女の喜びと興奮を反映していたのです。

　人の『心の有る無し』（mindedness）について、とにかくその存在を信じるというリネマン（2001）の考え。グッド（1992）の『関係性に基づく内部者視点：エミック視点』（emic perspective）という考え。そして私（1997）の『能力存在の前提』（presuming competence）という考え。このような志向性と構えを基本に、他者と関わる者の義務とは、他者の行動の意味を勝手に思い込み決めつける（assume）ことではなく、すべての行動に何かしらの根拠や理由がその人自身に必ずあることを信じる（presume）こと。そして他者の言動に注意深く耳を傾け、他者自身の視点から見た行動の意味を知るために努力する、そのことに尽きると思うのです。

注釈
(1.P349) 自閉症という概念は様々な要因から構成されること、また必ずしも「自閉症」と診断された人たちの全員がこういった連続した動きに関する困難を もつとは限らないことも覚えておかなければなりません。
(2.P367) 「すべての行動はコミュニケーションの表出である」と主張する障害関連文献がよくあります。それ自体は正しいことだとしても、それ以上に重要なことは、誰かの行動の意味はその当事者が自分で説明する手段をもたない限り、外部から観察する者には知り得ない、ということです。従って例えば、その場から歩き去った人を見て興味がないと短絡的に解釈したり、笑うという行為は常に幸せを意味するととらえ、だから誰かが泣いている時に笑う人は繊細さに欠けていると解釈したりす

るなど、行動に関する〈正常人〉の思い込みを他者に押しつけて行動の意図を解釈するのは、間違いだと言わなければなりません。

文献

American Psychiatric Association (2000). *Diagnostic and statistical manual of mental disorders,* 4th ed. Washington, DC: American Psychiatric Association.

Biklen, D., and Cardinal, D. N. (1997). Reframing the issue: Presuming competence. In D. Biklen and D. N. Cardinal (eds.) *Contested words, contested science (*pp. 187-198). New York: Teachers College Press.

Bogdan, R., and Taylor, S. (1976). The judged not the judges: An insider's view of mental retardation. *American psychologist, 31,* pp. 47-52.

Charlton, J. I. (1998). *Nothing about us without us.* Berkeley: University of California Press.

Goode, D. A. (1992). Who is Bobby? Ideology and method in the discovery of a Down syndrome person's competence. In P. M. Ferguson, D. L. Ferguson, and S.J. Taylor (eds.), *Interpreting disability: A qualitative reader* (pp. 197-212). New York: Teachers College Press.

Grandin, T., and Scariano, M. (1986). *Emergence: Labeled autistic.* Novato, CA: Arena.

Linneman, R. D. (2001). *Idiots: Stories about mindedness and mental retardation.* New York: Peter Lang.

Linton, S. (1998). *Claiming disability.* New York: New York University Press.

MacKay, R. (2003). "Tell them who I was": The social construction of aphasia. *Disability and society, 16,* pp. 811-826.

Michalko, R. (2001). Blindness enters the classroom. *Disability and society, 16,* pp. 349-360.

Shore, S. (2003). *Beyond the wall.* 2nd ed. Shawnee Mission, KS: Autism and Asperger Publishing.

Stacey, P. (2003). *The boy who loved windows.* Boston: DeCapo Press.

Thomson, R. G. (1997). *Extraordinary bodies: Figuring physical disability in American culture and literature.* New York: Columbia University Press.

Whale, J. (director) (1933). *The invisible man.* Motion picture. Hollywood: Universal Studios.

参考文献一覧

A boy, a mother, and a rare map of autism's world (2002). *New York Times,* No-vember 19, pp. D1 and D4.

American Psychiatric Association (2000). *Diagnostic and statistical manual of mental disorders.* 4th ed. Washington, DC: American Psychiatric Association.

Appiah, K. A., and Gates, H. L. Jr. (1995). *Identities.* Chicago: University of Chicago Press.

Asperger, H. (1944/1991). "Autistic psychopathy" in childhood. In U. Frith (ed. and trans.), *Autism and Asperger syndrome* (pp. 37-21). Cambridge: Cam-bridge University Press.

Atkinson, P. (1990). *The ethnographic imagination: Textual constructions of reality.* London: Routledge.

Atkinson, P., Coffey, A., and Delamont, S. (2003). *Key themes in qualitative research.* Walnut Creek, CA: AltaMira Press.

Attwood, T. (1998). *Asperger's syndrome: A guide for parents and professionals.* London: Jessica Kingsley Publishers.

―――(1999). Foreword. In L. Blackman, *Lucy's story: Autism and other adventures* (p. vii). Redcliffe, Queensland, Australia: Book in Hand.

Bara, B. G., Bucciarelli, M., and Colle, L. (2001). Communicative abilities in autism: Evidence for attentional deficits. *Brain and language,* 77, pp. 216-240.

Baron-Cohen, S. (1996). *Mindblindness: An essay on autism and theory of mind.* Cambridge: MIT Press.

Barron, J., and Barron, S. (1992). *There's a boy in here.* New York: Simon and Schuster.

Bauman, M., and Kemper, T. L. (1986). Developmental cerebellar abnormalities: A consistent .finding in early infantile autism. *Neurology,* 36 (suppl. 1), p. 190.

―――(1990). Limbic and cerebellar abnormalities are also present in an autistic child of normal intelligence. *Neurology,* 40 (suppl. 1), p. 359.

—— (1995). Neuroanatomic observations of the brain in autism. In M. Bauman and T. L. Kemper (eds.), *The neurobiology of autism* (pp. 119-145). Baltimore: Johns Hopkins University Press.

Bauman, M., Filipek, P. A., and Kemper, T. L. (1997). Early infantile autism. *International review of neurobiology, 41,* pp. 367-386.

Bebko, J., Perry, A., and Bryson, S. (1996). Multiple method validation study of facilitated communication: Individual differences and subgroup results. *Journal of autism and developmental disabilities, 26,* pp. 43-58.

Belmonte, M. K., Cook, E. H. Jr., Anderson, B. M., Rubenstein, J. L. R., Greenough, W. T., Beckel-Mitchener, A., Courchesne, E., Boulanger, L. B., Powell, S. B., Levitt, P. R., Perry, E. K., Jiang, Y. H., DeLorey, T. M., and Tierney, E. (2004). Autism as a disorder of neural information processing: Directions for research and targets for therapy. *Molecular psychiatry, 1,* pp. 1-18.

Belmonte, M. K., and Yurgelun-Todd, D. A. (2003). Functional anatomy of impaired selective attention and compensatory processing in autism. *Cognitive brain research, 17,* pp. 651-664.

Bettelheim, B. (1967). *The empty fortress: Infantile autism and the birth of the self.* New York: Free Press.

Beukelman, D. and Mirenda, P. (1998). Augmentative and alternative communication: Management of severe communication disorders in children and adults. Baltimore: Paul H. Brooks.

Biklen, D. (1988). The myth of clinical judgment. *Journal of social issues, 44,* pp. 127-140.

—— (1990). Communication unbound: Autism and praxis. *Harvard educational review, 60,* pp. 291-314.

—— (2002). Experiencing autism: An interview with Donna Williams. *TASH Connections, 28* (June), pp. 15-21.

Biklen, D., and Cardinal, D. N. (1997). Reframing the issue: Presuming competence. In D. Biklen and D. N. Cardinal (eds.), *Contested words, contested science* (pp. 187-198). New York: Teachers College Press.

Biklen, D., and Rossetti, Z. (producers) (2005). *My classic life as an artist: A portrait of Larry Bissonnette*. Video documentary. Available from Syracuse University, 370 Huntington Hall, Syracuse, New York.

Bissonnette, L. (2002a). Letters ordered through typing produce the story of an artist stranded on the island of autism. Paper presented at the Narrating dis/Ability Conference, Syracuse University, Syracuse, New York.

—— (2002b). Things that matter. Paper presented at the 2002 Autism National Committee Conference, Nashua, New Hampshire.

—— (n.d.). *Constructions and personal insights*. West Glover, VT: G.R.A.C.E. (RFD Box 49, West Glover, VT 05875).

Blackburn, J., Gottschewski, K. McElroy, K., and Niki, L.(2000). A discussion about theory of mind: From an autistic perspective. *Proceedings of Autism Europe's Sixth International Congress*, Glasgow, Scotland.

Blackman, L. (1999). *Lucy's story: Autism and other adventures*. Redcliffe, Queensland, Australia: Book in Hand.

Bogdan, R., and Biklen, S. (1998). *Introduction to qualitative research in education*. Boston: Allyn and Bacon.

—— (2003). *Qualitative research for education*. 4th ed. Boston: Allyn and Bacon.

Bogdan, R., and Taylor, S.(1976). The judged not the judges: An insider's view of mental retardation. *American psychologist, 31*, pp. 47-52.

Bomba, C., O'Donnell, L., Markowitz, C., and Holmes, D. (1996). Evaluating the impact of facilitated communication on the communicative competence of fourteen students with autism. *Journal of autism and developmental disorders, 26*, pp. 43-58.

Borthwick, C., and Crossley, R. (1999). Language and retardation. *Psycholoquy, 10*, #38. Viewed on July 13, 2004, http://psycprints.ecs.soton.ac.uk/archive/00000673/.

Broderick, A., and Kasa-Hendrickson, C. (2001) "Say just one word at first": The emergence of reliable speech in a student labeled with autism. *Journal of the Association for Persons with Severe Handicaps, 26*, pp. 13-24.

Bunting, S. M. (2001). Sustaining the relationship: Women's caregiving in the context of HIV disease. *Health care for women international, 22,* pp. 131-148.

Cabay, M. (1994). A controlled evaluation of facilitated communication with four autistic children. *Journal of autism and developmental disorders, 24,* pp. 517-527.

Calculator, S., and Singer, K. (1992). Preliminary validation of facilitated communication. *Topics in language disorders, 12,* p. ix.

Cardinal D. N., Hanson, D., and Wakeham, J. (1996). An investigation of authorship in facilitated communication. *Mental retardation, 34,* pp. 231-242

Carpentieri, S., and Morgan, S. B. (1996). Adaptive and intellectual functioning in autistic and nonautistic retarded children. *Journal of autism and developmental disorders, 26,* pp. 611-620.

Charlton, J. I. (1998). *Nothing about us without us.* Berkeley: University of California Press.

Cherryholmes, C. (1988). *Power and criticism.* New York: Teachers College Press.

Cohen, S. (1998). *Targeting autism.* Berkeley: University of California Press.

Cole, A. L., and Knowles, J. G. (2001). *Lives in context: The art of life history research.* Walnut Creek, CA: AltaMira Press.

Courchesne, E. (1995). New evidence of cerebellar and brainstem hypoplasia in autistic infants, children and adolescents: The MR imaging study by Hashimoto and colleagues. *Journal of autism and developmental disorders, 25,* pp. 19-22.

―――― (2002). Deciphering the puzzle: Unusual patterns of brain development in autism. Paper presented at the World Autism Congress, November, Melbourne, Australia.

Courchesne, E., Lincoln, A. J., Townsend, J. P., James, H. E., Akshoomoff, N. A., Saitoh, O., and Yeung Courchesne, R. (1994). A new finding: Impairment in shifting attention in autistic and cerebellar patients. In S. H. Broman and J. Grafman (eds.), *Atypical cognitive deficits in developmental disorders: Implications for brain function* (pp. 101-137). Hillsdale, NJ: Erlbaum.

Crews, W., Sanders, E., Hensley, L., Johnson, Y., Bonaventura, S., and Rhodes, R. (1995). An evaluation of facilitated communication in a group of nonverbal individuals with mental retardation. *Journal of autism and developmental disorders, 25,* pp. 205-213.

Crossley, R. (1994). *Facilitated communication training.* New York: Teachers College Press.

Damasio, A. R., and Maurer, R. G. (1978). A neurological model for childhood autism. *Archives of neurology, 35,* pp. 777-786.

Des Lauriers, A. M. (1978). The cognitive-affective dilemma in early infantile autism: The case of Clarence. *Journal of autism and childhood schizophrenia, 8,* pp. 219-232.

Duchan, J. F. (1998). Describing the unusual behavior of children with autism. *Journal of communication disorders, 31,* pp. 93-112.

Duchan, J., Calculator, S., Sonnenmeier, R., Diehl, S., and Cumley, G. (2001). A framework for managing controversial practices. *Language speech and hearing services in schools, 32,* pp. 133-141.

Eberlin, M., McConnachie, G., Ibel, S., and Volpe, L. (1993). "Facilitated communication": A failure to replicate the phenomenon. *Journal of autism and developmental disorders, 23,* pp. 507-529.

Emerson, A., Grayson, A., and Griffiths, A. (2001). Can't or won't? Evidence relating to authorship in facilitated communication. *International journal of language and communication disorders, 36* (suppl.), pp. 98-103.

Ferguson, P. (1994). *Abandoned to their fate.* Philadelphia: Temple University Press.

Fine, M. (1991). *Framing dropouts.* Albany: State University of New York Press.

Frith, U. (1989). *Autism: Explaining the enigma.* Cambridge, MA: Blackwell Publishers.

Frith, U. (1991). Asperger and his syndrome. In Uta Frith (ed.), *Autism and Asperger syndrome* (pp. 1-36). Cambridge: Cambridge University Press.

Gallagher, S. (1999). An exchange of gazes. In J. L. Kincheloe, S. R. Steinberg, and L. E. Villaverde (eds.), *Rethinking intelligence* (pp. 69-83). New York: Routledge.

Glaser, B., and Strauss, A. L. (1967). *The discovery of grounded theory.* Chicago: Aldine.

Goode, D. A. (1992). Who is Bobby?: Ideology and method in the discovery of a Down syndrome person's competence. In P.M. Ferguson, D. L. Ferguson, and S. J. Taylor (eds.), *Interpreting disability: A qualitative reader* (pp. 197-212). New York: Teachers College Press.

―――― (1994). *World without words.* Philadelphia: Temple University Press.

Grandin, T. (1995). *Thinking in pictures, and other reports from my life with autism.* New York: Doubleday.

Grandin, T., and Scariano, M. (1986). *Emergence: Labeled autistic.* Novato, CA: Arena.

Griffith, E. M., Pennington, B. F., Wehner, E. A., and Rogers, S. J. (1999). Executive functions in young children with autism. *Child development, 70,* pp. 817-832.

Happe, F. G. E. (1991) The autobiographical writings of three Asperger syndrome adults: Problems of interpretation and implications for theory. In U. Frith (ed.), *Autism and Asperger syndrome* (pp. 207-242). Cambridge: Cambridge University Press.

Harris, P. (2003). "Mom will do it." The organization and implementation of friendship work for children with disabilities. Unpublished doctoral diss., Syracuse University, Syracuse, New York.

Hashimoto, T., Tayama, M., Murakawa, K., Yoshimoto, T., Miyazaki, M., and Harada, M. (1995). Development of the brainstem and cerebellum in autistic patients. *Journal of autism and developmental disorders, 25,* pp. 1-18.

Hayman, R. L.(1998). *Smart culture.* New York: New York University Press.

Heimann, M., Nelson, K. E., Tjus, T., and Gillberg, C. (1995). Increasing reading and communication skills in children with autism through an interactive multimedia computer program. *Journal of autism and developmental disorders, 25,* pp. 459-480.

Jacobson, J. W., Mulick, J. A., and Schwartz, A. A. (1995). A history of facilitated communication: Science, pseudoscience, and antiscience. *American psychologist,* pp. 750-765.

Janzen-Wilde, M., Duchan, J., and Higginbotham, D. (1995). Successful use of facilitated communication with an oral child. *Journal of speech and hearing research, 38,* pp. 658-676.

Jolliffe, T., and Baron-Cohen, S.(1999). A test of central coherence theory: Linguistic processing in high-functioning adults with autism or Asperger syndrome: Is local coherence impaired? *Cognition, 71,* pp. 149-185.

Joseph, R. M., and Tager-Flusberg, H. (2004). The relationship of theory of mind and executive functions to symptom type and severity in children with autism. *Development and psychopathology, 16,* pp. 137-155.

Kanner, L. (1943/1985). Autistic disturbances of affective contact. In A. M. Donnellan (ed.), *Classic readings in autism* (pp. 11-50). New York: Teachers College Press.

Kasa-Hendrickson, C., Broderick, A., Biklen, D. (producers), and Gambell, J. (director) (2002). *Inside the edge.* Video documentary. Available from Syracuse University, 370 Huntington Hall, Syracuse, New York.

Klewe, L. (1993). An empirical evaluation of spelling boards as a means of communication for the multihandicapped. *Journal of autism and developmental disorders, 23,* pp. 559-566.

Kliewer, C. (1998). *Schooling children with Down syndrome.* New York: Teachers College Press.

Kliewer, C., and Biklen, D. (2001). "School's not really a place for reading": A research synthesis of the literate lives of students with severe disabilities. *JASH, 26,* pp. 1-12.

Kvale, S. (1995). The social construction of validity. *Qualitative inquiry, 1,* pp. 19-40.

Linneman, R. D. (2001). *Idiots: Stories about mindedness and mental retardation.* New York: Peter Lang.

Linton, S. (1998). *Claiming disability.* New York: New York University Press.

Lippard, L. R. (1998). *States of grace.* Hardwick, VT: G.R.A.C.E. (P.O. Box 960, Hardwick, VT 05843).

Mackay, R. (2003). "Tell them who I was": The social construction of aphasia. *Disability and society, 16,* pp. 811-826.

Mabrey, V. (producer/director) (2003). *Breaking the silence.* Documentary. *60 Minutes*

II (United States).

Marsiglio, W. (2004). When stepfathers claim stepchildren: A conceptual analysis. *Journal of marriage and family, 66,* pp. 22-39.

Matsuo, H. Garrow, S., and Koric, A. (2002). Resettlement process of refugee immigrants from Bosnia and Herzegovina in St. Louis: Finding material and emotional niches. Conference paper, International Sociological Association (ISA), Brisbane, Australia.

Michalko, R. (2001). Blindness enters the classroom. *Disability and society, 16,* pp. 349-360.

Mirenda, P. (2003). "He's not really a reader . . . ": Perspectives on supporting literacy development in individuals with autism. *Topics in language disorders, 23,* pp. 271-282.

Miyake, A., Friedman, N. P., Emerson, M. J., Witzki, A. H., Howerter, A., and Wager, T. D. (2000). The unity and diversity of executive function and their contributions to complex "frontal lobe" tasks: A latent variable analysis. *Cognitive psychology, 41,* pp. 49-100.

Montee, B., Miltenberger, R., and Wittrock, D. (1995). An experimental analysis of facilitated communication. *Journal of applied behaviour analysis, 28,* pp. 189-200.

Moore, S., Donovan, B., Hudson, A., Dykstra, J., and Lawrence, J. (1993). Brief report: Evaluation of eight case studies of facilitated communication. *Journal of autism and developmental disorders, 23,* pp. 541-552.

Morris, J. (1991). *Pride against prejudice.* Philadelphia: New Society Publishers.

Mostert, M. P. (2001). Facilitated communication since 1995: A review of published studies. *Journal of autism and developmental disorders, 31,* pp. 287-313.

Mukhopadhyay, T. R. (2000). *Beyond the silence: My life, the world and autism.* London: National Autistic Society.

Niemi, J., and Kärnä-Lin, E. (2002). Grammar and lexicon in facilitated communication: A linguistic authorship analysis of a Finnish case. *Mental retardation, 40,* pp. 347-357.

Oakes, M., and Lucas, F. (2001). How war affects daily life: Adjustments in Salvadoran social networks. *Journal of social work research and evaluation, 2,* pp. 143-155.

Oppenheim, R. (1974). *Effective teaching methods for autistic children.* Springfield, IL: Thomas.

Ozick, C. (2003). Doubting Helen Keller. *New Yorker, June 16 and 23,* pp. 188-196.

Park, C. C. (2001). *Exiting nirvana: A daughter's life with autism.* Boston: Little, Brown and Company.

Prusley-Crotteau, S. (2001). Perinatal crack users becoming temperant: The social psychological processes. *Health care for women international, 22,* pp. 1-2.

Rapin, I. (1997). Current concepts: Autism. *New England journal of medicine. 337,* pp. 97-104.

Regal, R., Rooney, J., and Wandas, T. (1994). Facilitated communication: An experimental evaluation. *Journal of autism and developmental disorders, 24,* pp. 345-355.

Rubin, S., Biklen, D., Kasa-Hendrickson, C., Kluth, P., Cardinal, D. N., and Broderick, A. (2001). Independence, participation, and the meaning of intellectual ability, *Disability and society, 16,* pp. 425-429.

Sacks, O. (1995) Foreword. In T. Grandin, *Thinking in pictures, and other reports from my life with autism* (pp. 11-16). New York: Doubleday.

Schwartz, S. (1964). *Gilligan's island.* Television series (United States).

Sellen, B. (with Johanson, C. J.) (2000). *Outsider, self taught, and folk art annotated bibliography.* Jefferson, NC: McFarland.

Shakespeare, Tom. (1996). Rules of engagement. *Disability and society, 11,* pp. 115-119.

Shane, H., and Kearns, K. (1994). An examination of the role of the facilitator in "facilitated communication." *American journal of speech-language pathology,* (September), pp. 48-54.

Sheehan, C., and Matuozzi, R. (1996). Investigation of the validity of facilitated communication through the disclosure of unknown information. *Mental re-*

tardation, 34, pp. 94-107.

Shore, S. (2003). *Beyond the wall.* 2nd ed. Shawnee Mission, KS: Autism and Asperger Publishing.

Smith, M., and Belcher, R. (1993). Brief report: Facilitated communication with adults with autism. *Journal of autism and developmental disorders, 23,* p. 175.

Spielberg, S. (producer/director) (1998). *Saving private Ryan.* Motion picture. Dreamworks (United States).

Spradley, J. P. (1980). *Participant observation.* Orlando, FL: Harcourt.

Stacey, P. (2003). *The boy who loved windows.* Boston: DeCapo Press.

Strauss, A. and Corbin, J. (1998) *Basics of qualitative research techniques and procedures for developing grounded theory.* 2nd ed. London: Sage Publications.

Szempruch, J., and Jacobson, J. (1993). Evaluating facilitated communications of people with developmental disabilities. *Research in developmental disabilities, 14,* pp. 253-264.

Terrill, C. (producer/director). (2000). *Inside story: Tito's story.* Documentary. London: BBC.

Thomson, R. G. (1997). *Extraordinary bodies: Figuring physical disability in American culture and literature.* New York: Columbia University Press.

Traustadottir, R. (1991a). The meaning of care in the lives of mothers of children with disabilities. In S. J. Taylor, R. Bogdan, and J. A. Racino (eds.), *Life in the community: Case studies of organizations supporting people with disabilities* (pp. 185-194). Baltimore: Paul H. Brookes.

――― (1991b). Mothers who care: Gender, disability, and family life. *Journal of family issues, 12,* pp. 211-228.

Trevarthen, C., Aitken, K., Papoudi, D., and Robarts, J. (1998). *Children with autism.* 2nd ed. London: Jessica Kingsley Publishers.

Tuzzi, A., Cemin, M., and Castagna, M. (2004). "Moved deeply I am": Autistic language in texts produced with FC. *Journées internationals d'analyse statistique des données textuelles, 7,* pp. 1-9.

Volkmar, F. R., and Cohen, D. J. (1985). The experience of infantile autism: A first-person account by Tony W. *Journal of autism and developmental disabilities, 15,* pp. 47-54.

Vryan, K. D., Adler, P. A., and Adler, P. (2003). Identity. In L. T. Reynolds and N. J. Herman-Kinney (eds.), *Handbook of symbolic interactionism* (pp. 367-390). Walnut Creek, CA: AltaMira.

Weiss, M., Wagner, S., and Bauman, M. (1996). A validated case study of facilitated communication. *Mental retardation, 34,* pp. 220.230.

Wells, H. G. (1911/1997). *Country of the blind and other science ficction stories.* Edited by M. Gardner. New York: Dover.

Welsh, M. C., and Pennington, B. F. (1988). Assessing frontal lobe functioning in children: Views from developmental psychology. *Developmental neuropsychology, 4,* pp. 199-230.

Whale, J. (director) (1933). *The invisible man.* Motion picture. Hollywood: Universal Studios.

Wheeler, D., Jacobson, J., Paglieri, R., and Schwartz, A. (1993). An experimental assessment of facilitated communication. *Mental retardation, 31,* pp. 49-60.

Williams, D. (1989). *Nobody nowhere.* Garden City, NY: Doubleday.

—— (1994). *Somebody somewhere.* New York: Times Books.

Willis, P. (2000). *The ethnographic imagination.* Malden, MA: Blackwell Publishers.

Wing, L. (2000). Foreword. In T. R. Mukhopadhyay, *Beyond the silence: My life, the world and autism* (pp. 1-3). London: National Autistic Society.

—— (2001). The autistic spectrum. Berkeley, CA: Ulysses Press.

Wing, L., and Gould, J. (1979). Severe impairments of social interaction and associated abnormalities in children: Epidemiology and classi.cation. *Journal of autism and childhood schizophrenia, 9,* pp. 11-29.

Wolff, T. (1989). *This boy's life: A memoir.* Boston: Atlantic Monthly Books.

Wordsworth, W. (1991). The prelude, book 1. In J. Wilson (ed.), *Lakeland poets* (p. 30). London: Grange Books.

Wurzburg, G. (producer/director) (2004). *Autism is a world.* Documentary. At-lanta: CNN.

Zanobini, M., and Scopesi, A. (2001). La comunicazione facilitata in un bambino autistico. *Psicologia clinica dello Sviluppo, 5,* pp. 395-421.

監訳者あとがき

鈴木真帆

　私が最初にダグラス・ビクレンと出会ったのは、2003年にシラキュース大学の博士課程に入った時のことでした。シラキュース大学やダグについて特別何か知識があったわけではなく、ただ様々な人の助けとアドバイスに導かれての恵まれた出会いでした。シラキュース大学でのもう1つの恵まれた出会いは、(FC ファシリテイティッド・コミュニケーション) を知ったこと。日本でいわゆる「障害児教育の専門家」として働いていた時には、FC について何も知らず、というより何も知ろうともせず、ひとりの傍観者としてただ疑惑的な視線と共に通り過ぎる、そんな感じでした。そんな私を変えてくれたのは、アメリカという異国の地でマイノリティとなり、それまでの多数派の位置からは見えなかった風景が見え始めていたこともあったけれど、ダグや、そして何よりも FC ユーザーたちとの出会いがありました。

　シラキュースで最初に友達になった FC ユーザーは、スリランカ出身のチャンディ。年齢が近かったことや、同じくシラキュースの新参者だったことなどもあって、彼と彼の家族とはすぐに仲良くなりました。今でも憶えているのは、初めてチャンディの家を訪れた日のこと。母親の指を支柱のようにして引き連れながら一文字一文字タイプするチャンディが、初対面の私に向かってこう言いました。「僕は彼女が欲しいんだ」と。

　そう言われた私は、驚いた顔をするわけにも同情的な顔をするわけにもいかず、ただ何となく神妙そうに聞いている風の表情を取り繕ったのを憶えています。でも心中、私はカルチャー・ショックを受けていました。チャンディが30台前半の男性であることを考えれば不思議でもなんともないこの言葉なのに、やはり私の中には「自閉症者」というイメージがあって,「彼女が欲しい」と語るに至ったチャンディの現実感との間に、大きな開きがあったのです。偏見的な自閉症イメージに縛られた私の想像力では、「自閉症者チャンディ」に

彼女ができることや、あるいはひとりの男性として結婚生活を夢見る彼の姿は、あまりにイメージし難く、違和感さえ感じさせられるものでした。

　チャンディは、そんな私を見透かしたように、ちょっと挑戦的な笑顔を浮かべて私を見返しました。

　このあとがきを書き始めた時はもっと違うことを書くつもりだったのに、書きながら以前の私の中にあったFCとか自閉症とか障害とかに対する後ろ向きな思い込みの記憶が思い出されたりして、なんとも言えない気分になっています。「障害に対する見方を変えなきゃいけない！」なんて偉そうに言いながら、まさにそんな自分の中に、相変わらず「色メガネ」で見ている自分を発見したりすると、本当に自己嫌悪に陥ってしまうのですが、でも今は、これは私に必要なリハビリだと思うことにしています。一つひとつ、これまで私の中に染み付いてしまった思い込みや偏見やせっかちでお節介な判断力を、リセットするためのリハビリだと。
　それはある意味、スー・ルビンがこの本の中で言った「幾重にも重なる層をはぎ取り、当然と感じられることよりも深く、無精でいることはやめて、物事や人を新しい観点から見てください。それは気楽なことではないかもしれませんが、少なくとも、その人の視野を広げてくれます」（第2章）、という呼びかけに応じることだろうとも思っています。スーが言う通り、確かに気楽なことではないけれど、私たち一人ひとりが、このリセットの旅に目をつぶらずオープンでいようとしない限り、世界はきっと変わらない。変わり得ない。だから、うん、無精でいることはやめよう、そう思うのです。

　ダグからは、本当にたくさんのことを学びました。この本を訳しながらも、世間の〈常識〉をくつがえすような存在に対して、いかに私たちの社会が慌てふためき、"有識者"も総出で強烈な拒絶反応を示してきたか、まだまだ私の知らない具体例が歴史の中にはいくらでもあるのだということを、また新たに学びました。例えば、日本でもよく知られ、ドナ・ウィリアムズと共に「自閉症当事者」の代名詞的存在ともいえるテンプル・グランディンの初期の著作が、いかに自閉症専門家の手により"他者の心を読めない自閉症者"ゆえの欠

陥の文章として分析・解釈され、はてにはテンプル本人が書いていないのではないか、という疑惑まで持ち出されていたという話。また同じく、社会の常識を超えた言語能力を現したヘレン・ケラーの言葉の真偽をめぐって専門家たちが大騒ぎした話など。この他にも、黒人、女性、ろう者など、社会の多数派が「低知能」と定義づけた存在が高い能力を現した際に、科学的・政治的権力を行使して、それら個人の可能性を社会が疑い否定した例がたくさんあります。つまり、「障害」という烙印が、そして特に「知的障害」という言葉が、どれだけ私たちの心に深くそして容易に入り込み、人を見る目を大きく変えてしまうか、ということ。そしてまた私たちが、「低知能」という専門家の見立てをいかに信じやすく、権威ある宣告として他者と関わる際の礎にしてしまうかということ。

　私がダグから学んだ一番大切なこと。それは、人の可能性を信じるということでした。確信のない希望を、目には見えないかもしれない希望を信じて、誰かの可能性に蓋をするという暴力的行為に手を染めずにいる勇気。たとえ権威をもつ何がしかが可能性を全否定しても、誰かが世界を感じているという可能性を、周囲に応答しているという可能性を、そして誰かが思い考えているという可能性を、恐れずに信じるということ。そう信じながら、〈話せぬ〉他者と生きる。そういう生き方を学びました。そしてそれは、この本の中でも『能力存在の前提』という表現で、幾度となく語られています。

　『能力存在の前提』という訴えは、何も「自閉症」といわれる人たちだけに適用されるべきことではありません。例えば、ダグが自身の考えと通ずると共感し、この本の中でも触れている研究者たち――『関係性に基づく内部者視点（emic perspective）』ということを言ったデイビッド・グッド、『心の有る無し（mindedness）』ということを論じたダニエル・リネマン、そして『人間である思想』を謳った篠原睦治――はいずれも、精神遅滞、知的障害、発達障害、ダウン症、重度重複障害などなど、〈話せるか否か〉で動物と人間を分け、そして人間の中にも、知性的・理性的・生産的人間とそうでない人間を階層的に序列化しようとする、そんな差別的な概念そのものに異議を申し立てた、いわば稀有の人たちでした。ダグ自身も、この本の中で次のような問いかけをしてい

ます。「もしも動きが必ずしも思考を反映しないのだとしたら、学者たちが作り上げた『精神遅滞』や『知能』の意味に対して、それはどのような疑問を投げかけるのでしょうか？『能力』とは何なのか？」（第1章）

　つまり、この本の共著者たちは、口で話せないばかりに、誤って「精神遅滞」のレッテルをはられただけで、本当は、知的障害者なんかじゃなかったんだ、と、言っているわけでは決してないのです。知的障害という、いわば人間の存在価値を測る尺度の最下層に位置づけられるグループから、これら共著者たちだけ、あるいは「自閉症」と呼ばれる人たちだけが逃れられる可能性について、高らかに啓発しようとする本ではないのです。むしろ、共著者たちの存在と言葉は、その尺度自体をくつがえすような問いかけを投げかけているのであり、「知的障害」という区分・概念そのものが崩壊し、今、新たな〈能力観〉に基づく多様な生の理論を、まさに多様な生を生きる人々自身から学び、紡がなければならない。そういう訴えと、その具体的な方向性と希望を、共著者たちとダグは語ってくれているのです。

　これまでのように生の価値を序列化しないような新たな〈能力観〉を追求する時、それは『能力存在の前提』、すなわち能力が〈ある〉という主張を越え、〈有る無し〉の議論そのものまでも超えた平野にたどり着く。ダグから学んだ『能力存在の前提』という構えを我が身の中枢に据えながら様々な人々と関わろうとしてきた、そのほんの数年の間にも、そんな新たなイメージが、実感と共に自分の中に湧き起こりつつあるのを感じています。体と体を密着させ、ひとりでは歩けないあの人と一緒に歩く時に、繋がった体から感じる彼女の意思と応答。発する言葉を私が聞き取れずにいるのを見ると、そのことに憤慨しながらも身振り手ぶりを交えて一生懸命伝えてくれ、そうするうちに私がようやく彼女の言葉の意味を聞き取れた時に彼女が見せた大きな笑顔を見ながら彼女の創意工夫の壮大さに打ちのめされ、またそこまで諦めずにいてくれた彼女に感謝せずにいられない。同じく、私が長らく発せられた言葉を聞き取れずにいる時に、逆に「オー・ノー」とおどけてその場を緩めてくれる別の女性の生きる技。時折本当は私にイラっときているだろうに、それでも私が窮地に追い込まれると躊躇せず助けに来てくれる彼女の優しさ。また普段喧嘩しいしいな同

僚に対して、彼の調子が悪ければ人一倍心配し、そして彼も含めた誰のことも「私は絶対に嫌わない」と宣言した彼女の強さ。「こだわり」と見られていた時計いじりが、実は予定時刻に物事が進まない現実世界で生きるための彼女なりの工夫だったことに遅ればせながら気づき、そのことを彼女もいる場で彼女の母に電話で伝えた時、必死にその会話に聞き耳を立てて、そして誇らしげな顔をしていた彼女。私が状況を飲み込めず不必要に彼女を「パニック」に追い込み、後で状況が分かった時に「ごめん」と謝った私の言葉を聞き入れ、晴れ晴れとした表情でスキップした彼女の悔しさとたくましさ。エトセトラ、エトセトラ、エトセトラ……

それは、一つひとつの固有の生が、それぞれが置かれた立ち位置と、それぞれが囲まれた関係性の中で紡いできた、他者と生きる主体としての意思と経験と知恵と優しさ。その輝きにこの上なく魅了され、彼女／彼たちがただそこに居てくれることが涙が出るほどにうれしくなる希望の時。

そしてそれこそが、ダグが言った『能力存在の前提』ということが本当に目指している世界ではないだろうかと、思うのです。

東田直樹さんという高校生作家さんが千葉県にいらっしゃいます。彼も、この本の共著者たちのように「自閉症」者と呼ばれ、文字を書いたり打つことで周囲とコミュニケートする人です。私はダグを通じて直樹君と知り合うことができました。彼も、そんな『能力存在の前提』の先に見える世界を希望します。「誰もが普通でいられること」、彼はその希望の世界をそのように表現しました。かつては社会の尺度に合わせて自分が"普通"になることを夢見ていたけれど、このままの尺度を置き去りにしてしまっては、自分だけではない多くの人が追い詰められることに気づき、直樹君は「この社会を作り直そう」と、私たちに呼びかけてくれるのです。最後に、その東田直樹さんが書いた詩をご紹介させていただき、彼の呼びかけに私自身の呼びかけも重ね、またこの本の翻訳プロジェクトに関わってくれたすべての人への感謝を込めて、あとがきを締めくくりたいと思います。

ずっと夢みてたこと

東田直樹

自分の体をバラバラにして
もう一度
作り直して欲しい

外見も
性格も
頭の悪さも
このままでいいから

思ったことが何でも言えて
やりたいことが何でもやれて
誰にも迷惑かけない
そんな自分になりたい

「ごめんなさい」
を僕は何度言ったのだろう

この思いをわかって欲しくて
僕の言葉を届けたくて
何度も
何度も
僕は頑張った

ずっと夢みていたこと
僕が普通になること
けれどもそれは
ありえない話

今夢みていること
誰もが普通でいられること
僕の体がバラバラになる前に
この社会を
作り直そう

編著者・共著者紹介

ダグラス・ビクレン　Douglas Biklen

米国ニューヨーク州のシラキュース大学教育学部（http://soeweb.syr.edu/）学部長。教育社会学コース（Cultural Foundations of Education）、およびティーチング・リーダーシップコース（Teaching and Leadership）所属の教授。また「障害学・法・ヒューマンポリシー研究センター」（Center on Disability Studies, Law and Human Policy http://disabilitystudies.syr.edu/）上席教員でもある。『Access to Academics（学びへのアクセス）』『Schooling without Labels（レッテルをはらない学校教育）』『Achieving the Complete School（完全な学校を目指して）』『Communication Unbound（解き放たれたコミュニケーション）』『Contested Words, Contested Science（疑われた言葉、疑われた科学）』等著作多数。New York Times Magazine、Newsweek、U.S. News and World Report、the Washington Post Magazine、CBS Evening News、NOW、Frontline Primetime Live（ABC放送）など多くのテレビ番組や新聞等で取り上げられ、研究が注目を浴びる。1992年アカデミー賞受賞作品『Educating Peter（ピーターの教育）』（HBO）の教育アドバイザーであり、CNNドキュメンタリー作品『Autism Is a World（自閉症という世界）』（2004）では共同プロデューサーを務めた。2008年11月「日本LD学会第17回大会」（於：広島大学）に招聘され、特別講演を行った。

リチャード・アトフィールド　Richard Attfield

英国在住。現在執筆活動に従事。これまでに数本の論文を出版している。15歳の時「若い作家コンテスト」（1993）で3万件の応募の中から選ばれ、初の文学賞を受賞。後に一般のカレッジに進学。そこでも執筆作品に対する賞と「個人業績・最優秀功労者賞」を複数受賞。

ラリー・ビショネット　Larry Bissonnette

米国バーモント州在住の画家。現在姉と同居。ニューヨーク市、バーモント州、ヨーロッパ等各地のギャラリーで作品を発表する。

編著者・共著者紹介　　391

ルーシー・ブラックマン　Lucy Blackman

オーストラリア、クイーンズランド在住。大学院生であり執筆活動にも従事する。自叙伝『*Lucy's Story: Autism and Other Adventure*（ルーシー物語：自閉症とその他の冒険）』（1999）等著作複数。

ジェイミー・バーク　Jamie Burke

米国ニューヨーク州、シラキュース市在住。現在シラキュース大学の3年生。本書掲載の文章執筆時は高校生だった。10代でタイピングからスピーキングの能力も現し、それに関し2001年出版の学術研究論文で取り上げられ、またドキュメンタリー・ビデオ作品『*Inside the Edge*（周縁の中）』ではナレーションの執筆と声を担当した。

アルベルト・フルゴーン　Alberto Frugone

イタリア、ゾアーリの地中海沿岸に母と養父と住む。インクルーシブな高校を卒業後イタリアの大学検定試験に合格。「自閉症」と呼ばれ口で話せない者としてイタリア初の大学生となった。

ティト・ラジャルシ・ムコパディヤイ　Tito Rajarshi Mukhopadhyay

インドで生まれる。母親、スピーチセラピスト、その他の様々な人間の密な支援の末、話すことと書くことを学んだ。11歳までに『*Beyond the Silence*（沈黙を越えて）』を執筆し、BBCドキュメンタリーにも出演。

スー・ルビン　Sue Rubin

米国カリフォルニア州南部で育ち、現在大学生。13歳まで「自閉症」かつ「重度の精神遅滞」と見なされ、学業は不可能であると考えられてきた。CNN Presents のドキュメンタリー作品『*Autism Is a World*（自閉症という世界）』（http://www.stateart.com/works.php?workId=27）で主演し、またナレーションの執筆も担当した。

監訳者・訳者紹介

鈴木真帆　Maho Suzuki

福島県出身　横浜市在住。筑波大学卒業後、つくば市で3年間職に就く。1999年、CWAJ（カレッジ・ウイメンズ・アソシエーション・オブ・ジャパン）奨学生として米国カンサス大学に留学後、2003年シラキュース大学博士課程へ。現在も同課程障害学／障害児教育専攻に在籍。博士論文研究に取り組むと共に、横浜市内の作業所やグループホームなど、〈共に働く〉〈共に暮らす〉現場で様々な人たちと出会い、日々学んでいる。アルバイト先の地域作業所・喫茶「カプカプ」では、HP作成のお手伝いもしている。（www.kapukapu.org）

金澤葉子　Yoko Kanazawa

津田塾大学英文学科卒業。医学系学会発表等の翻訳スタッフとして従事。現在は中・高校受験生の家庭教師を行っている。趣味は楽器演奏（ピアノ、バイオリン）で、小さな楽団でのボランティア活動として訪問演奏に参加。

日向佑子　Yuko Hyuga

立教大学法学部卒業、州立デラウエアー大学大学院政治学部で修士号を取得。保育士として病院内の児童病棟に9年間勤務。その後、国連機関の研究員などを経て、現在、執筆及び翻訳に従事しながら、児童の生活相談員としてさまざまな子どもの問題に取り組んでいる。著書に『生きているだけで満点』（夏目詳子名義　ポカラ出版）、『「自閉症」という名のトンネル ── 不安の国の萌音』（福音館書店）などがある。

表紙写真：ダグラス・ビクレン　表紙デザイン：中村有希　編集企画：鈴木敏子　DTP：根本 満

「自」らに「閉」じこもらない自閉症者たち
「話せない」7人の自閉症者が指で綴った物語

2009年6月15日　初版第1刷　発行

編著　ダグラス・ビクレン
著　リチャード・アトフィールド　　ラリー・ビショネット
　　ルーシー・ブラックマン　　　　ジェイミー・バーク
　　アルベルト・フルゴーン
　　ティト・ラジャルシ・ムコパディヤイ
　　スー・ルビン
監訳　鈴木真帆
訳　日向佑子　金澤葉子
発行者　鈴木弘二
発行所　株式会社エスコアール　出版部
　　　　千葉県木更津市畑沢 2-36-3
電話　編集　0438-30-3092
　　　販売　0438-30-3090　FAX　0438-30-3091
URL．　http://escor.co.jp
印刷所　モリモト印刷株式会社

Printed in JAPAN　ISBN978-4-900851-53-5
落丁、乱丁本は弊社出版部にてお取り替えいたします。